ARRÊTONS DE VIEILLIR

Auteur : Pierre Boutron

Directrice éditoriale : Elvire Nérin
Editeur : Priscille Tremblais

Conception graphique et réalisation : Sophie Peyrucq (Biarritz)
Imprimé sur les presses de Beta à Barcelone (Espagne)
Dépôt légal : 1er trimestre 2007

ISBN 978-2-916878-00-3

REMERCIEMENTS

Je remercie Thierry Souccar, journaliste à *Sciences et Avenir*, pour m'avoir suggéré d'écrire ce livre, et pour m'avoir encouragé à continuer, alors que je lui donnais à lire chaque chapitre au fur et à mesure qu'ils étaient écrits. Il m'avait interviewé pour *Sciences et Avenir* en 1998, puis en 2004. C'est à la suite de sa première interview, puis de la parution de son livre " Le Programme de Longue Vie " aux éditions du Seuil en 1999, que j'ai su son intérêt pour les anti-âges et pour la lutte contre le vieillissement. Je n'aurais sans doute jamais écrit ce livre s'il ne me l'avait pas conseillé.

Je remercie mes collègues et la direction du laboratoire Louis Néel du CNRS pour avoir pu utiliser les services de ce laboratoire lors de la rédaction de ce livre. Autrement, je n'aurais pas pu faire l'importante recherche bibliographique dont j'avais absolument besoin pour la partie scientifique du livre, en particulier en utilisant Medline. Je remercie mon collègue de bureau Gérard Fillion pour avoir mis son ordinateur à ma disposition et pour m'avoir aidé pour la partie informatique. J'ai pu, dans une très bonne ambiance, travailler dans la sérénité sur mon manuscrit. Je remercie aussi le Centre de Recherches sur les Très Basses Températures.

Je remercie Philippe Huber, chercheur CEA, pour d'importantes informations en biologie, et Francis Hartmann pour une lecture critique des chapitres scientifiques. Je remercie tous ceux qui m'ont encouragé dans ce travail.

Je remercie enfin mon collègue cryobiologiste américain Gregory Fahy pour l'important échange d'informations par internet relativement à mon manuscrit au cours de sa rédaction.

SOMMAIRE

INTRODUCTION

Aujourd'hui nous commençons à savoir freiner le vieillissement, demain nous saurons rajeunir et un jour peut-être nous serons immortels...

Depuis 200 ans, la durée de vie moyenne des gens a considérablement augmenté, particulièrement dans les pays développés, grâce à l'augmentation du niveau de vie, aux progrès de l'hygiène, de la médecine et de l'alimentation. Plus récemment, la longévité a aussi augmenté parce qu'on sait de mieux en mieux soigner les maladies et les handicaps dus au vieillissement, et aussi maintenir en vie les gens très âgés malgré leurs handicaps. Mais jusqu'à une date récente, on ne s'était encore jamais attaqué au processus du vieillissement lui-même.

Heureusement, ces dernières décennies, certains mécanismes du vieillissement ont commencé à être élucidés et des théories du vieillissement ont été élaborées. Connaissant ces mécanismes, on a étudié comment on pourrait artificiellement en modifier le cours. Non seulement on commence à savoir pallier les conséquences du vieillissement, mais on commence aussi à savoir comment agir sur les causes : **freiner le vieillissement** lui-même. Ceci est beaucoup plus intéressant, car cela laisse espérer qu'on va pouvoir rester jeune plus longtemps et vivre bien plus longtemps qu'avant en bonne santé et en possession de tous ses moyens.

Les progrès de la science laissent donc entrevoir la possibilité de vieillir beaucoup moins vite qu'aujourd'hui, et de vivre bien au delà des limites fixées par la nature, voire même plus tard de rajeunir, de vivre indéfiniment, de devenir immortels et éternellement jeunes si nous ne mourrons pas accidentellement.

L'immortalité ne doit pas être impossible, puisqu'elle existe dans la nature. Cela semble être le cas des cellules cancéreuses.

Dans la première partie de ce livre, je décrirai les principales théories du vieillissement, qui se complètent car elles en montrent les différents aspects.

Je parlerai ensuite de ce que l'on peut faire maintenant. On a découvert des produits qui ont permis de rallonger la vie des souris ou des rats, de réduire la mortalité humaine et d'augmenter le nombre de doublements de cellules humaines en culture. Il s'agit par exemple de certains antioxydants, de produits dont la concentration naturelle dans notre sang décroît avec l'âge, etc. On appelle ces produits des anti-âges. Leurs bénéfices sur notre santé sont connus et si nous ne sommes pas absolument sûrs que ces produits puissent augmenter notre espérance de vie, c'est en tout cas hautement probable.

L'alimentation contient déjà certains de ces produits et il est possible d'optimiser leurs quantités par une alimentation adaptée. Malheureusement même en optimisant son alimentation, on ne pourra jamais dépasser une certaine limite d'âge, la longévité maximale imposée à chacun de nous par la nature. Aucun régime ne permettra jamais de vivre jusqu'à 150 ans par exemple. Or, ce que je souhaite, c'est aller **contre la nature** pour dépasser les limites naturelles.

COMMENT FAIRE MIEUX QUE LA NATURE ?

L'idée selon laquelle on ne pourra jamais faire mieux que par le meilleur régime naturel est très répandue. Ce dogme est très pessimiste. A mon avis, il est répandu par des gens qui ne veulent pas qu'on rallonge trop la vie. Je combats ce dogme. Par une comparaison systématique avec les quantités d'anti-âges qu'on trouve dans l'alimentation, je montrerai qu'on doit pouvoir consommer des quantités plus efficaces par des supplémentations, et donc ainsi prolonger davantage sa vie, artificiellement, que par le meilleur régime possible. On ne peut pas le démontrer d'une façon parfaitement rigoureuse, mais de très nombreux arguments le suggèrent fortement. Je ne cherche pas à faire de la publicité. Je me placerai du point de vue du consommateur que nous sommes, avec les interrogations que nous nous sommes posées, sans oublier de parler des effets secondaires possibles. Je fais **le pari des anti-âges**. Je ne suggère pas de consommer le plus possible d'anti-âges, je suggère d'en consommer des quantités modérées quoique supérieures à celles qu'on trouve dans l'alimentation. Les anti-âges ne sont pas des produits miracles, mais vivre en bonne santé quelques années de plus, voire dix, ou même vingt ans supplémentaires si les effets des différents anti-âges se cumulent, serait déjà très intéressant.

Il y a beaucoup d'autres pistes pour ralentir le vieillissement, comme par exemple les modifications génétiques. On a déjà pu allonger substantiellement la vie de souris ainsi. Nous parlerons des recherches qui pourraient être faites dans le futur et devraient peut-être permettre de vivre pendant des siècles, voire indéfiniment, et de trouver la jeunesse éternelle. Dans ce cas qui sait ? Les années supplémentaires gagnées avec les anti-âges nous permettront peut-être de profiter plus tard des nouvelles découvertes.

SE FAIRE CRYOPRÉSERVER EN ATTENDANT L'IMMORTALITÉ

Pour nous qui vivons maintenant, les connaissances actuelles et celles du proche avenir ont malheureusement beaucoup de chances de ne pouvoir que repousser la mort et non l'empêcher. Je parlerai donc très brièvement des connaissances en cryobiologie et des espoirs de pouvoir un jour conserver un être humain à très basse température sans dégâts. Pourra-t-on faire un voyage dans le temps pour attendre l'avènement de l'immortalité ? Je le souhaite.

L'IMMORTALITÉ ENTRAÎNERA LE BONHEUR DE L'HUMANITÉ

Si on parle avec enthousiasme dans les médias des découvertes qui devront permettre de rallonger la vie, dès qu'il s'agit de commenter ces progrès d'un point de vue philosophique ou moral, il s'élève tout un concert de voix pour expliquer que c'est très bien de mourir quand on a « fait son temps », c'est-à-dire quand on s'est reproduit et qu'on a élevé ses enfants. Ces gens veulent bien qu'on reste en bonne santé plus longtemps, mais ne veulent pas d'allongement important de la durée de vie. C'est très à la mode de considérer que c'est vieillir et non mourir qui est un mal, et qu'il vaut mieux mourir que souffrir, malgré le proverbe ancien qui disait : « mieux vaut souffrir que mourir ». Comme la mort a existé depuis des millions d'années et que jusqu'ici elle a été inéluctable, on a trouvé un tas de raisons pour la justifier et être ainsi moins malheureux. En général, les gens justifient la mort par leur croyance en un au-delà, par l'évolution, par la crainte de la surpopulation, de ne plus avoir de place pour avoir des enfants, etc. Il y a aussi ceux qui croient qu'il ne sera jamais possible de rallonger la vie indéfiniment.

Je suis en désaccord total avec ce point de vue. Les pressions pour que tout le monde pense qu'il ne faut pas trop prolonger la vie sont considérables. Je ne suis pas d'accord avec ce qui serait une politique de la pensée unique, pas plus dans ce domaine que par exemple en politique ou en religion.

Ce livre, qui se veut militant, a pour but de montrer que prolonger la vie en bonne santé le plus possible, voire indéfiniment, est souhaitable pour les individus, même si cela pose de formidables problèmes pratiques, bouleverserait le fonctionnement de la société, et remettrait en cause certains de ses principes moraux. Je soutiens que c'est très bien moralement de prolonger la vie le plus possible, quels que soient les problèmes que cela pose, et qu'un maximum d'efforts doit être fait dans ce sens.

Je désire convaincre les gens de l'intérêt de prolonger la vie le plus possible pour que plus de recherches soient faites pour y arriver. Alors, non seulement nos descendants, mais nous-mêmes aurons plus de chances de prolonger considérablement notre vie grâce à de nouvelles découvertes, avant qu'il soit trop tard pour nous.

Dans la dernière partie, je passerai en revue les arguments des « mortalistes », ceux qui prétendent que c'est très bien de mourir une fois nos enfants élevés. Je contrerai systématiquement leurs arguments, quitte à ébranler quelques tabous.

PREMIÈRE PARTIE

POURQUOI NOUS VIEILLISSONS

NOTRE CORPS ATTEINT SON APOGÉE ET SON MAXIMUM DE POSSIBILITÉS quand nous venons d'atteindre l'âge adulte. Puis, il se transforme petit à petit, à notre désavantage.

Notre peau devient moins élastique. Des rides apparaissent sur notre visage. Le collagène, qui est la principale composante des fibres de nos tissus, se détériore, en particulier par des pontages entre les chaînes moléculaires qui le constituent. Nos cheveux blanchissent et s'éclaircissent. Nos yeux peuvent de moins en moins accommoder : nous devenons presbytes. Notre système nerveux perd ses neurones : nous perdons environ 100 000 neurones par jour dès 20 ans. Nos forces diminuent, car la masse musculaire diminue avec l'âge. Notre cœur perd de son élasticité et de sa contractilité. Nous sommes de moins en moins résistants aux maladies, etc.

Pourquoi cette déchéance ? Le vieillissement est dû à de multiples causes. Plusieurs théories du vieillissement ont été proposées. Elles décrivent chacune un des aspects ou une des causes du vieillissement. Elles sont étayées par diverses observations expérimentales. Elles ne s'opposent pas mais se complètent.

TROIS GRANDS TYPES DE THÉORIES

Le premier type est celui du vieillisement dû à des erreurs. La première de ces théories fut celle d'Orgel, selon laquelle l'organisme se trompe parfois lorsqu'il recopie des informations. Une trop grande accululation d'erreurs finit par nous être fatale. En outre, nous avons tendance à « rouiller » : notre organisme est détérioré par oxydation. Par exemple, des protéines oxydées ne peuvent plus jouer leur rôle normalement, l'oxydation abîme les parois de nos cellules. C'est la théorie des radicaux libres oxydants. Ceux-ci causent des erreurs en bombardant les cellules. Nous vieillissons parce que nous nous usons, comme les objets que nous possédons.

Le deuxième type est celui du vieillissement programmé. Les concentrations de molécules vitales, comme les enzymes ou les hormones, varient défavorablement avec l'âge, les équilibres partent à la dérive, comme si c'était programmé, ou comme si la nature avait « oublié » la fin du programme, qui après la période de croissance donnerait l'ordre de stabiliser notre état dans les conditions optimales atteintes au début de l'âge adulte.

A ces théories s'ajoute la théorie évolutionniste du vieillissement. Celle-ci s'attache à comprendre comment l'évolution a favorisé des longévités plus ou moins grandes selon les espèces.

Les deux premiers types de théories qui concernent le vieillissement au niveau moléculaire et cellulaire sont décrits dans cette partie. La théorie évolutionniste ainsi que l'influence des gènes, seront décrits dans la troisième.

LES ETATS-UNIS EN TÊTE DE LA RECHERCHE

Même si l'on peut saluer la création récente à l'initiative du Pr Baulieu de l'Institut de la Longévité et du Vieillissement, force est de constater que peu de recherches sur les causes du vieillissement ont été menées en France jusqu'à présent. Heureusement, il n'en est pas de même dans d'autres pays, en particulier aux Etats-Unis. Parmi les grands noms de la recherche qui ont travaillé sur la lutte contre le vieillissement, on peut citer Leonard Hayflick, professeur d'anatomie à l'Université de Californie à San Francisco, le premier à avoir observé le vieillissement de cellules en culture en 1961, ayant encore publié un livre sur ce sujet en 1994 (*How and why we age*, Ballantine Books) et des articles scientifiques en 2005, Lenny Guarente, au MIT (*Massachussett Institute of Technology*, à Boston), travaillant sur les théories du vieillissement et ayant étudié l'influence des gènes chez la levure, Denham Harman, père de la théorie des radicaux libres sur laquelle il a travaillé à partir de 1955 à Berkeley en Californie, et ayant fait les premières observations sur l'effet des antioxydants dont la vitamine E, Richard Cutler à Baltimore dans le Maryland sur la théorie du taux de vie et l'influence du taux d'antioxydants, Mickael Rose, ayant travaillé sur la longévité des mouches à l'université d'Irvine en Californie, et Roy Walford sur la restriction calorique.

La plus grande partie des articles scientifiques cités dans ce livre ont été écrits par des Américains.

LA LIMITE DE HAYFLICK

Nos cellules ne peuvent pas se multiplier indéfiniment. Elles se répliquent un nombre limité de fois, c'est ce que Hayflick a démontré. Il ne s'agit pas d'une théorie mais d'expériences très importantes sur le vieillissement des cellules. Nous aurons par la suite à les mentionner de nombreuses fois, ainsi que des expériences similaires.

Leonard Hayflick voulait savoir si le vieillissement existait au niveau des cellules elles-mêmes, ou s'il résultait seulement d'une détérioration au niveau supérieur correspondant à l'organisation entre cellules. Aussi, en 1961 il cultiva des fibroblastes de poumon d'embryon humain de trois mois et d'autres tissus embryonnaires [1]. Les fibroblastes sont d'une façon générale les éléments structuraux majeurs de presque tous les tissus et organes. C'est le type usuel de cellules capables de se diviser pendant de longues périodes lorsqu'elles sont cultivées en laboratoire [2]. Hayflick observa que les cellules de poumon se divisaient une cinquantaine de fois puis mouraient. Lorsque la limite des 50 doublements approchait, les cellules se divisaient de plus en plus lentement. Observées au microscope, elles n'avaient plus du tout le même aspect que lors des premiers doublements. Une étude plus fine montra que plusieurs des changements observés étaient identiques à ceux qu'ont subi des fibroblastes de sujets âgés : les fibroblastes vieillissent en se divisant [3]. Tout se passe comme si une horloge comptait le nombre de doublements. S'il congelait les cellules, même pendant plusieurs années, elles se souvenaient du nombre de doublements effectués avant et les complétaient à 50 avant de mourir.

En transplantant des noyaux de fibroblastes âgés (résultant de beaucoup de doublements) dans des cellules jeunes énucléées et vice versa, Hayflick montra que « l'horloge » se trouvait dans le noyau [3].

LA LIMITE DE HAYFLICK VARIE EN FONCTION...

... du type de cellules

Les fibroblastes des poumons et de la peau se divisent plus de fois que ceux des muscles, du rein ou du cœur [1,2].

... de l'âge du donneur

Les fibroblastes de poumons d'adultes humains étudiés par Hayflick ne se divisaient en moyenne qu'une vingtaine de fois au lieu de 50 fois pour ceux d'embryons. Ceci est logique puisque les fibroblastes se sont divisés plusieurs fois dans l'individu depuis qu'il était un embryon.

... du donneur lui-même

Pour un même âge, il y a une forte variabilité du nombre de doublements d'un donneur à l'autre [2]. Mais une étude sur un très grand nombre de cultures de fibroblastes de la peau d'individus d'âges variant de 0 à 90 ans a montré que plus l'âge du donneur est élevé, plus la valeur moyenne du nombre de doublements est petite. Elle décroît linéairement avec l'âge. Cependant, les individus meurent avant que la capacité de doublements de leurs fibroblastes soit épuisée. A âge égal, les fibroblastes d'individus atteints du syndrome de Werner, une maladie caractérisée par un vieillissement accéléré, se divisent beaucoup moins de fois [4].

... de l'espèce

Des expériences ont montré que la capacité de réplication de fibroblastes de foetus de divers animaux est à peu près proportionnelle à la longévité de l'espèce [(3)]. De 14 à 28 doublements ont été observés avec des cultures de cellules d'embryons de souris, alors que 112 et 130 doublements ont été observés avec des cultures de cellules de peau de deux jeunes tortues géantes des Galapagos (4-6 ans) qui peuvent vivre jusqu'à 175 ans [2]. L'expérience montre que les types de cellules qui se divisent peu ou ne se divisent pas, vieillissent aussi.

Paradoxalement, ce sont des cellules qui sont considérées comme anormales, comme contenant des erreurs, les cellules cancéreuses, qui font exception. Elles peuvent se diviser **indéfiniment**. Nous en reparlerons plus loin. Si dans une culture, des cellules normales se transforment en cellules cancéreuses, le nombre de doublements devient indéfini. En général, ces cellules peuvent induire des tumeurs après transplantation, alors que les cellules qui ne se divisent qu'un nombre limité de fois n'en induisent pas. Les cellules de souris se transforment beaucoup plus souvent en culture que les cellules humaines, en accord avec la grande fréquence des cancers chez ces animaux [2].

Il serait tentant de penser que des erreurs se produisent à chaque doublement et que les cellules meurent lorsqu'il y a trop d'erreurs. Mais les expériences de Hayflick seules ne permettent pas de trancher. D'ailleurs, il serait difficile de comprendre pourquoi les cellules cancéreuses ne commettraient pas d'erreurs en se divisant. La seule façon de savoir s'il y a des erreurs est de les voir.

LE VIEILLISSEMENT DÛ À DES ERREURS

LA THÉORIE DE L'ACCUMULATION CATASTROPHIQUE D'ERREURS D'ORGEL

Ce fut la première théorie du vieillissement par des erreurs. Pour comprendre cette théorie, ainsi que celles qui suivront, un rappel sur le fonctionnement de la cellule est nécessaire (lire encadré).

Orgel postula que des erreurs se produisent au hasard lorsque l'ADN est recopié et lors de la traduction pour faire des protéines. Dans une copie de l'ADN, de temps en temps, une base serait remplacée par une autre : il y aurait une « faute d'orthographe ». C'est ce qu'on appelle une mutation. Lors de la traduction, parfois un acide aminé serait remplacé par erreur par un autre, soit à cause d'une faute sur l'ADN, soit parce que la machine à traduire se serait trompée. Si ces protéines erronées, à leur tour, font partie du système de traduction, encore plus d'erreurs se produiront. Au-dessus d'un certain niveau, le nombre d'erreurs serait amplifié jusqu'à ce qu'une « catastrophe » se produise. L'organisme serait de plus en plus désorganisé jusqu'à ce qu'il ne puisse plus fonctionner et que mort s'en suive [5,6]. Nous mourrions parce que nous avons fait trop d'erreurs, trop de fautes d'orthographe !

IL ÉTAIT UNE FOIS L'ADN

Dans les chromosomes qui sont dans les noyaux de chaque cellule, la très longue molécule d'ADN (acide désoxyribonucléique) porte toutes les informations nécessaires pour construire et faire fonctionner tout l'être vivant dont elle fait partie. Toutefois, lorsque la cellule s'est spécialisée, seule l'information nécessaire à son fonctionnement peut s'exprimer. Les autres informations sont dites réprimées et ne peuvent plus s'exprimer. Cette information est portée par ce qu'on appelle des gènes, sortes de mots disposés tout le long de cette immense molécule. L'ADN est une longue double hélice dont chaque brin est constitué par une chaîne d'éléments appelés nucléotides. Chaque nucléotide contient une molécule de ribose, un groupement triphosphate et un groupement d'atomes appelé base. Il y a quatre bases, les mêmes chez tous les êtres vivants : l'adénine (A), la guanine (G), la thymine (T) et la cytosine (C). C'est seulement l'ordre dans lequel ces bases sont disposées qui détermine la nature de l'être vivant : c'est un alphabet universel. Sur chaque barreau de l'échelle reliant les deux brins, la base est reliée à sa base complémentaire : l'adénine est toujours reliée à la thymine et la guanine à la cytosine, sauf s'il y a une erreur. L'ADN code pour fabriquer les protéines dont notre organisme a besoin. Il existe des protéines de structure et des protéines qu'on appelle des enzymes. Les enzymes catalysent les réactions chimiques utiles à notre organisme : leur présence permet à ces réactions d'être beaucoup plus rapides. Les protéines possèdent un autre alphabet, celui des 20 acides aminés qui les constituent, dans un ordre parfaitement déterminé pour chaque espèce de protéine. Cet alphabet est aussi le même pour tous les êtres vivants.

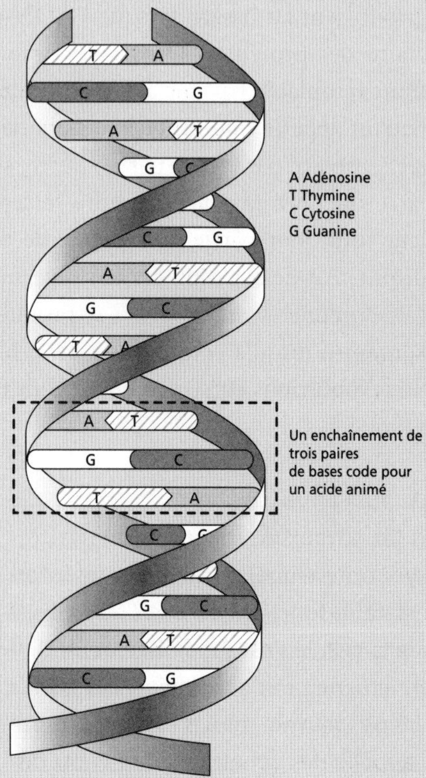

Figure 1 : *molécule d'ADN, nucléotides*

On appelle gène une suite de bases de l'ADN qui codent pour une protéine. Dans cette suite, chaque enchaînement de trois bases successives code pour un des acides aminés. C'est ainsi que se fait la correspondance entre les deux alphabets. A côté des gènes, il existe aussi une sorte de ponctuation. Mais la plus grande partie de l'ADN, appelée partie non codante, ne sert à rien, ce qui n'est pas surprenant puisque l'apparition de la vie est due au hasard. Quand c'est utile (il y a tout un système de régulation que nous ne mentionnerons pas ici), une copie d'un gène est faite sous forme d'ARN messager. Lorsque celui-ci passe dans la machine à traduire de la cellule, qu'on appelle le ribosome, elle assemble une protéine. Lorsqu'une cellule se divise pour en faire deux, les deux brins de la double hélice se séparent et de nouveaux brins complémentaires se forment le long de chaque ancien brin : une copie haute fidélité de l'ADN est ainsi faite et l'on obtient deux cellules filles identiques à la cellule mère.

En fait, comme nous en parlerons par la suite, on a découvert qu'il existe heureusement un système de corrections extrêmement efficace. Les erreurs se produisent surtout en aval du système de traduction, après la formation des protéines, mais peu d'erreurs au niveau de l'ADN peuvent parfois suffire pour avoir des conséquences catastrophiques.

LE VIEILLISSEMENT PAR OXYDATION

On a pris l'habitude d'appeler cette théorie du vieillissement, la « théorie des radicaux libres », mais « théorie du vieillissement par oxydation » [7] semble mieux convenir. Avec le temps, nous nous oxydons, nous « rouillons », comme les objets en fer que nous possédons.

Pour vivre, l'organisme a besoin d'énergie. Il brûle des sucres et des corps gras. Le « feu » est là dans nos cellules pour nous chauffer et nous permettre de bouger, indispensable à la vie. Mais il est dangereux de jouer avec le feu ! Il faut qu'il ne brûle que ce qu'il faut quand il faut. Malheureusement, il a parfois tendance à brûler ou à roussir ce qu'il ne devrait pas toucher.

QU'EST-CE QU'UN RADICAL LIBRE ?

Dans une molécule stable, les électrons qui tournent autour des atomes, ou de deux atomes à la fois (ceux qui participent aux liaisons chimiques entre les atomes de la molécule) sont tous groupés deux par deux. Dans un radical libre, qu'on peut considérer comme un morceau de molécule, un des électrons est tout seul. On dit aussi qu'il y a un électron libre ou un électron célibataire. Tout se passe comme s'il « n'était pas content d'être tout seul ». Il cherche à s'emparer d'un autre électron pour faire un nouveau couple. Si cet autre électron faisait partie d'un couple, son partenaire sera laissé seul à son tour et un nouveau radical libre apparaîtra. La chaîne de réactions peut continuer jusqu'à ce que deux radicaux libres se rencontrent et se neutralisent. Ces réactions désorganisent les molécules et les transforment, ce qui est très gênant quand elles participent à la vie.

Un exemple de radical libre est le radical • OH, où le point représente l'électron célibataire. On peut le considérer comme un morceau de la molécule d'eau H_2O.

• OH se comporte comme un puissant oxydant. On dit que c'est un **radical libre oxydant**. Les molécules contenant trop d'oxygène, comme le peroxyde d'hydrogène H_2O_2, communément appelé eau oxygénée, peuvent aussi être de puissants oxydants. L'oxygène libre O_2 est le plus connu d'entre eux. Ce gaz est à la fois vital, car nous ne pourrions pas vivre sans lui, et toxique. Mais ce n'est pas le plus puissant oxydant à la température ambiante.

On a observé que des radicaux libres oxydants et d'autres molécules très oxydantes se forment accidentellement ou « exprès » dans les cellules.

En 1956, Denham Harman émit l'hypothèse que l'organisme produisait des radicaux libres oxydants et des molécules très oxydantes qui occasionnaient des dégâts responsables du vieillissement et de la mort naturelle [8,9]. Cette hypothèse a été confirmée par la suite.

Les cellules contiennent des organites appelés **mitochondries**, qui fournissent l'énergie nécessaire aux cellules. Dans ces organites ont lieu une suite de réactions très compliquées, qui sont parfaitement connues aujourd'hui. Le bilan de ces réactions revient à la combustion du glucose et des acides gras transformés en eau et gaz carbonique, qui libère de l'énergie, et à l'utilisation de cette énergie pour transformer la molécule d'ADP (adénosine diphosphate) en ATP (adénosine triphosphate), le transporteur universel d'énergie chez tous les êtres vivants. L'énergie libérée par la transformation ultérieure de l'ATP en ADP permet par exemple à nos muscles de se contracter. Malheureusement, la chaîne de réactions de nos mitochondries est imparfaite, et une partie de l'énergie se perd avec la formation du radical O_2^-. (Le trait en haut à droite signifie que ce radical est porteur d'une charge électrique négative).

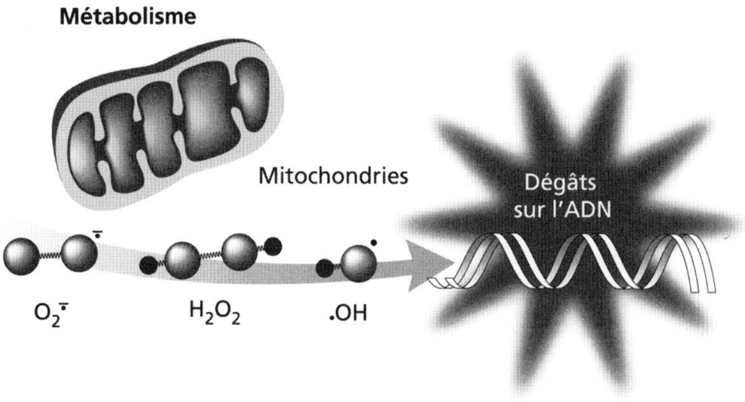

FIGURE 2 : *formation de molécules et radicaux oxydants*

On a pu mesurer les quantités de O_2^-. et de H_2O_2 qui se forment dans les mitochondries[8].

Des radicaux libres oxydants et H_2O_2 se forment aussi à la suite d'autres réactions chimiques dans d'autres parties des cellules [8].

Les métaux que l'on appelle métaux de transition, comme le fer ou le cuivre, favorisent la formation du radical libre •OH [8].

Enfin si la plupart des radicaux libres se forment accidentellement, il arrive que le corps en fabrique pour ses propres besoins. Lors de leur combat contre les microbes, certains globules blancs « attaquent » entre autres en libérant « exprès » un mélange de radicaux libres et d'oxydants, incluant O_2^-., H_2O_2, NO• et de l'hypochlorite (le principe actif de l'eau de Javel !) [8]. La nature a eu l'idée de tuer les microbes à coups d'eau oxygénée et d'eau de Javel bien avant l'homme !

LES RADICAUX LIBRES CAUSENT ...

... des dégâts aux lipides

Le rancissement du beurre résulte d'une réaction d'oxydation. Dans l'organisme, il se produit la même chose au niveau de chacune des membranes de nos cellules car ces dernières sont constituées principalement de graisses (phospholipides) et de cholestérol. Les molécules de cholestérol se trouvent également dans le sang entourées d'une enveloppe de lipoprotéines. C'est cet ensemble qui est communément appelé « cholestérol ». Grâce à cette enveloppe, le cholestérol, insoluble dans le plasma sanguin, est transporté dans le sang. Le cholestérol LDL (*Low Density Lipoproteins*), lorsqu'il est trop concentré, se dépose sur les parois des artères par un processus assez complexe. C'est ce qu'on appelle l'athérosclérose, qui entraîne l'obstruction progressive ou brutale d'une artère. Le cholestérol LDL se dépose d'autant plus facilement que les lipoprotéines sont oxydées [10].

... des dégâts aux acides nucléiques

On a observé que les radicaux et molécules oxydants coupent parfois un des brins ou même les deux brins de l'ADN et qu'ils accrochent des morceaux de molécules ou des molécules entières sur les bases de l'ADN [8]. Cela peut causer des erreurs lors de la division cellulaire ou de la fabrication d'ARN messager. Par exemple, la guanine peut réagir avec le radical .OH. Lors d'une transcription, le composé obtenu peut s'apparier avec une autre base que la cytosine : une erreur est apparue [10]. Les protéines fabriquées par ce nouveau gène vont être elles aussi erronées. Les radicaux libres oxygénés sont ainsi responsables d'environ 10 000 modifications de bases de l'ADN par cellule et par jour ! [11,12].

Il y a aussi de l'ADN dans les mitochondries. Des dégâts particulièrement importants ont été observés dans des mitochondries de foie de rats et de diverses régions du cerveau humain [13]. Ceci n'est pas surprenant puisque l'ADN des mitochondries est juste à côté de la principale source de radicaux libres de la cellule.

... des dégâts aux protéines

Curieusement, si l'on n'a pas pu observer de défauts de fabrication des protéines liés à l'âge dans les cellules [11], on a en revanche observé que la proportion de protéines oxydées croît avec l'âge [7,11]. Il a été estimé que dans les cellules, elle serait en moyenne de l'ordre de 10 % chez les individus jeunes et de 40 à 50 % chez les individus âgés [11].

Comment expliquer cela ? En fait, les protéines se renouvellent en permanence. Les protéines les plus anciennes, après avoir subi des dégâts à l'usage, finissent par être oxydées. Ces protéines « usées » et oxydées sont alors coupées en morceaux par des enzymes spécialisées et remplacées par de nouvelles protéines. La proportion de protéines oxydées serait indépendante de l'âge si la vitesse de renouvellement et la vitesse d'oxydation étaient constantes, ce qui n'est pas le cas [11,17]. D'une part, la vitesse de renouvellement décroît avec l'âge cela est dû à une autre cause de vieillissement. D'autre part, la vitesse d'oxydation semble croître avec l'âge à cause d'une diminution de l'efficacité des systèmes de protection contre l'oxydation, dont nous parlerons plus loin.

Les protéines oxydées catalysent moins bien les réactions chimiques. Elles remplissent mal leur fonction et cela fait du tort à l'organisme. Les diverses altérations sont plus importantes sur les protéines renouvelées lentement, comme les collagènes, que sur les autres [7].

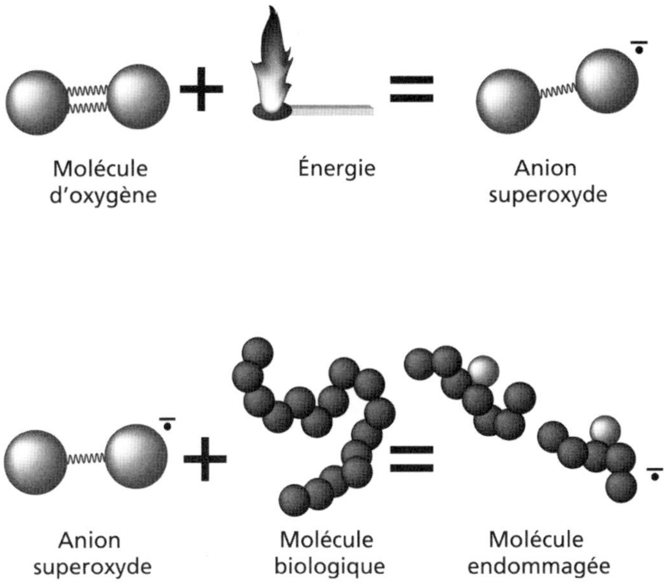

Figure 3 : *dégâts moléculaires causés par le radical O2-.*

L'organisme possède des mécanismes de défense contre l'oxydation

La première découverte de ces mécanismes de défense fut celle de l'enzyme superoxyde-dismutase en 1969 [14,15] qui donna plus de crédibilité à la théorie des radicaux libres oxydants : si la nature a inventé des moyens de défense, c'est bien parce que ces radicaux sont nuisibles [8]. La superoxyde-dismutase accélère la réaction faisant disparaître le radical O_2^-. avec formation d'eau oxygénée (H_2O_2), puis la catalase et la glutathion-peroxydase font disparaître H_2O_2 avec formation d'eau.

[15] *renvoie à un complément d'information en fin d'ouvrage.*

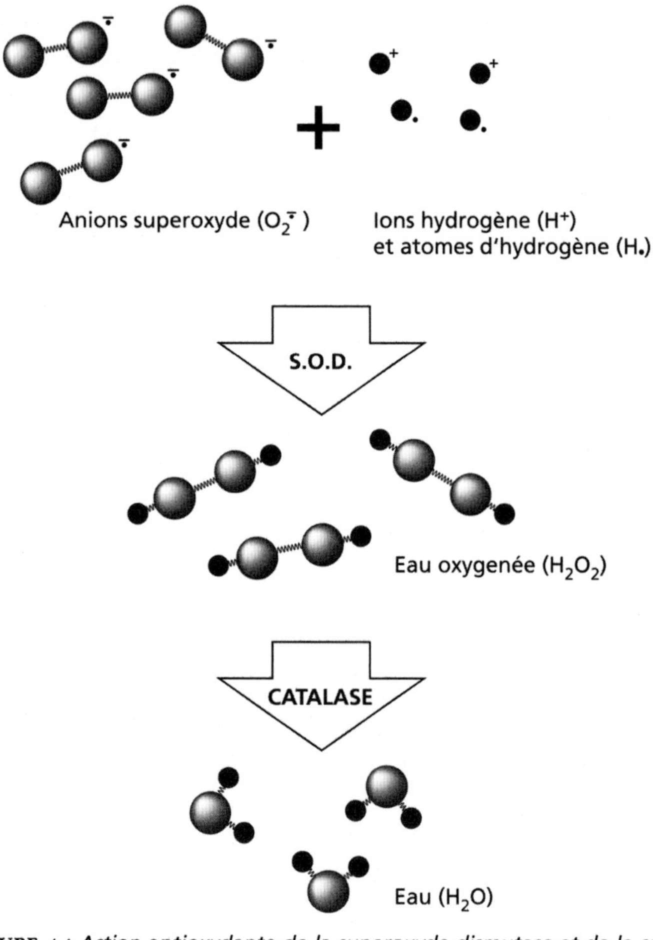

FIGURE 4 : *Action antioxydante de la superoxyde-dismutase et de la catalase*

La cellule utilise aussi des éboueurs de radicaux venant de l'alimentation, en particulier des fruits et végétaux, dont certains sont hydrophiles (ont de l'affinité pour l'eau), comme l'acide ascorbique (la vitamine C), l'urate (sel de l'acide urique que l'on retrouve dans les urines), le glutathion, et d'autres sont lipophiles (ont de l'affinité pour les graisses), comme les tocophérols, dont l'alpha tocophérol ou vitamine E, des flavonoïdes, comme les polyphénols du raisin, des caroténoïdes, comme le bêta-carotène que l'on trouve entre autres dans les carottes, et l'ubiquinone ou coenzyme Q10. Elle utilise encore d'autres moyens de défense [8].

LES PRINCIPAUX ANTIOXYDANTS DE L'ALIMENTATION

La vitamine C
L'urate
Le glutathion
La vitamine E
Les flavonoïdes
Les caroténoïdes
La coenzyme Q10

Les cellules possèdent des systèmes très efficaces de réparation, mais quelques erreurs subsistent.

Si grâce aux mécanismes de défense des cellules, la plus grande partie des radicaux libres oxydants et de l'eau oxygénée est interceptée et détruite, il en subsiste toujours qui atteignent leurs cibles et y font des dégâts. Pour parer à ces attaques, entrent en jeu alors des systèmes de réparation. Une partie des protéines et des lipides oxydés est réparée. Les bases oxydées de l'ADN sont enlevées[8]. Les erreurs survenues sur l'ADN lors de la réplication ou à la suite d'attaques par des oxydants ou des radiations ionisantes (mutations) sont corrigées. Ce dernier système de correction est très efficace. Il rajoute les bases manquantes et remplace les bases erronées par des bases correctes.

Il n'y a pas de raisons de penser que les erreurs survenues lors de la réplication sont toujours dues aux oxydants : il arrive parfois tout simplement que la cellule se trompe.

UNE REPRODUCTION TRÈS HAUTE FIDÉLITÉ

L'ADN du noyau de la cellule contient trois milliards de paires de nucléotides. A chaque duplication, ce sont donc six milliards de nucléotides qu'il faut recopier, si possible sans se tromper ! J'ai calculé que pour certaines données expérimentales ces six milliards de « lettres » étaient recopiées sans erreur dans plus de 43 % des cas[16]. C'est une reproduction très haute fidélité ! Une telle précision doit être indispensable à la vie.

TROP D'ERREURS ET LE CANCER MENACE

Lorsque l'on calcule la fréquence des erreurs, celle-ci parait très faible (lire encadré) mais à y regarder de plus près, on s'aperçoit que même quelques erreurs aussi rares soient-elles peuvent avoir des conséquences catastrophiques.

Une quinzaine à une vingtaine de mutations mal placées peuvent suffire pour faire une cellule cancéreuse [17] ! Sur les cent mille milliards de cellules de notre corps, la probabilité pour que certaines aient une vingtaine de mutations mal placées et soient cancéreuses est très élevée ! Elle est d'autant plus élevée que si par malheur le gène qui code pour la protéine appelée p53 est muté, la cellule négligera par la suite de corriger les autres mutations accidentelles. En effet, ce gène commande tout le système de réparation. C'est le talon d'Achille des cellules. Et une seule cellule peut suffire pour faire un cancer en se multipliant un nombre de fois assez petit. En 30 doublements, cela fait déjà un cancer d'un milliard soixante-dix millions de cellules [2,30] ! Et les cellules cancéreuses peuvent se multiplier indéfiniment ! Heureusement, quand notre système immunitaire fonctionne bien, il détruit rapidement les cellules cancéreuses dès le début.

CES ERREURS NOUS FONT-ELLES VIEILLIR ?

Il a été montré qu'il est difficile, sinon impossible, d'expliquer théoriquement le vieillissement des cellules uniquement par l'accumulation des mutations, car cela nécessiterait un taux de mutations très supérieur à celui qui est observé. Mais ces mutations y contribuent [18,19]. Le principal inconvénient de ces mutations doit être « seulement » de nous exposer de plus en plus au cancer avec l'âge.

Chez les mammifères, la longévité augmente avec l'efficacité du système de réparation d'erreurs sur l'ADN. Hart et Setlow [20,21] prélevèrent des échantillons de peau d'animaux ayant un âge égal au vingtième de leur espérance de vie. C'étaient des musaraignes, des souris, des rats, des hamsters dorés, des vaches, des éléphants et des humains, d'espérance de vie de respectivement 1,5 ; 2 ; 3,5 ; 4 ; 30 ; 70 et 95 ans (pour la définition choisie des espérances de vie et leur évaluation, voir les articles cités dans la ref. 20). Ils irradièrent ces échantillons avec de la lumière ultraviolette. La proportion d'ADN réparé était à peu près proportionnelle à l'espérance de vie de l'espèce. Plus tard, Cortopassi et Wang firent une comparaison pour un plus grand nombre d'animaux (Fig.5). Malgré une certaine dispersion, on observe toujours la même tendance. Cela montre clairement que les mutations accidentelles de l'ADN sont nuisibles et que le système de réparation est utile pour la vie. Plus on vit longtemps, et plus le nombre de divisions des cellules est grand, plus il ya d'erreurs qui doivent être corrigées plus efficacement.

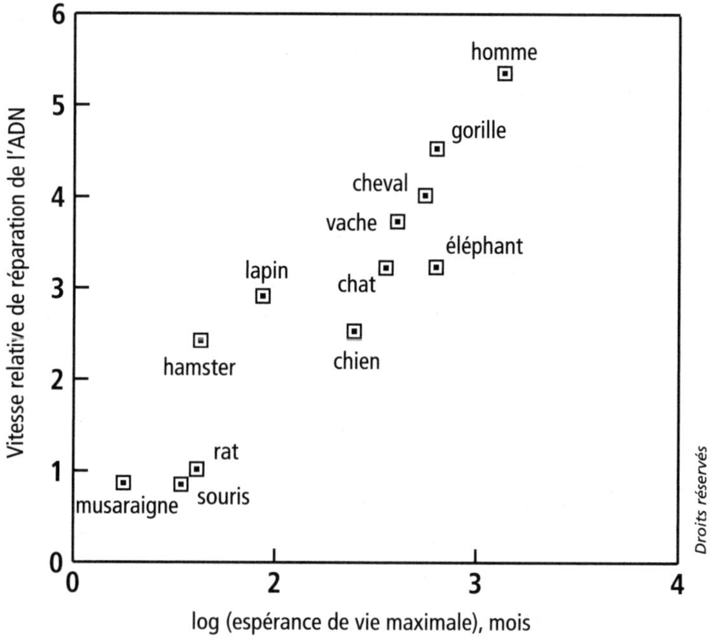

FIGURE 5 : *Comparaison entre la vitesse relative de réparation de l'ADN, par rapport à celle du rat prise pour unité, pour différentes espèces d'animaux, et l'espérance de vie maximale* [22].

LA THÉORIE DU TAUX DE VIE

D'après cette théorie, chaque individu disposerait pour toute sa vie d'une quantité d'énergie imposée à l'avance dès la conception. Il mourrait quand elle a été toute utilisée. Il en résulterait que plus on vit intensément, donc plus vite on brûle son énergie vitale, plus la vie serait courte.

En outre, la quantité d'énergie utilisée pendant toute la vie par unité de poids corporel (par exemple par gramme) serait comparable d'un individu à l'autre, et aussi d'une espèce à l'autre. C'est cette quantité d'énergie qui est appelée taux de vie.

Cette théorie semble logique, puisque plus on consomme d'énergie (plus on brûle de combustible), plus on produit de radicaux libre oxydants.

La comparaison avec l'expérience montre que cette théorie n'est que très approximative. Mais elle rend assez bien compte des différences de longévité dans une majorité de cas. On peut expliquer les écarts à la théorie.

En 1908, Max Rubner montra que, malgré leurs tailles et leur longévités très différentes, les cobayes, les chats, les chiens, les vaches et les chevaux consomment à peu près la même quantité d'énergie par gramme au cours de leur vie [23]. Plus tard, Richard Cutler compara cette quantité avec la durée de vie au bout de laquelle 90 % de mortalité a eu lieu (10 % de survivants) chez un très grand nombre d'espèces animales [10, 24] (Fig.6).

Beaucoup d'animaux de tailles et de longévités très différentes consomment environ 200 kilocalories par gramme au cours de leur vie. L'éléphant,qui peut vivre plus de 60 ans, ne consomme pas plus d'énergie par gramme au cours de toute sa vie que la souris qui vit rarement plus de 3 ans. Ces deux espèces ont un nombre comparable de battements de cœur au cours de leur vie [23]. Plus les animaux dont le taux de vie est comparable, par exemple de 200 kcal/g (Fig.6), sont gros, plus ils vivent longtemps. Les petits s'agitent davantage. Comme le rapport de leur surface à leur volume est plus grand chez les petits animaux que chez les grands, il leur faut plus d'énergie par gramme et par seconde pour maintenir leur corps à 37 °C. Leur durée de vie est inversement proportionnelle à la vitesse à laquelle ils consomment de l'énergie. Tous ces animaux consomment des quantités comparables d'oxygène par gramme au cours de leur vie. Leurs cellules sont donc bombardées par des quantités comparables de radicaux libres pendant leur vie.

On note cependant sur la figure 6 que pour le groupe constituant la majorité des mammifères, la consommation d'énergie varie entre environ 150 et 300 kcal/g. Certains animaux dont la plupart des singes sont plus chanceux, avec une consommation variant autour de 500 kcal/g. Enfin, les plus gâtés sont l'homme et trois autres espèces de primates qui consomment environ 800 kcal/g au cours de leur vie. Il est amusant de penser que nous vivons un peu plus longtemps que les éléphants bien qu'étant beaucoup plus petits.

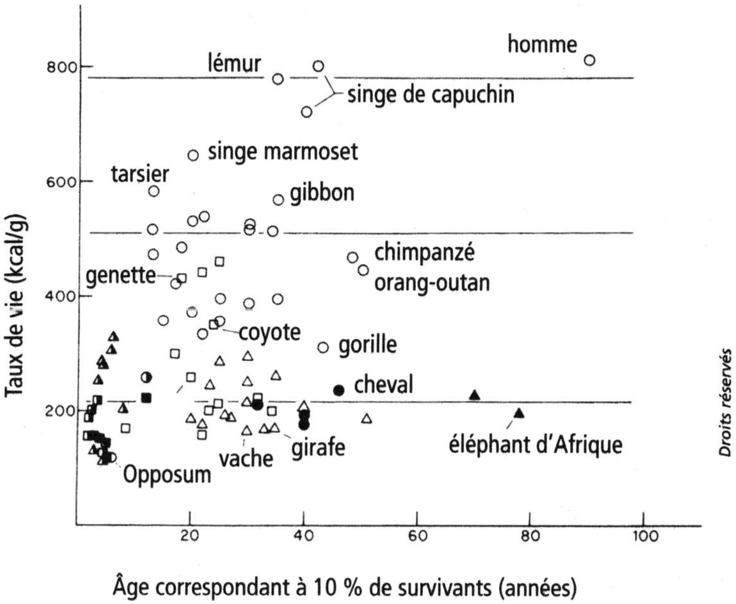

FIGURE 6 : *Energies consommées par gramme de poids corporel au cours de la vie (taux de vie) par différentes espèces de mammifères, en fonction de la durée au bout de laquelle il reste 10 % de survivants* [24].

COMMENT L'HOMME PEUT-IL SE PERMETTRE DE CONSOMMER PLUS D'ÉNERGIE AU COURS DE SA VIE ?

En se défendant mieux contre l'oxydation. En comparant l'homme et plusieurs autres primates, Cutler a montré que l'énergie consommée au cours de la vie est à peu près proportionnelle à la concentration de superoxyde-dismutase dans le foie (Fig.7). De telles corrélations ont aussi été observées pour les concentrations de vitamine E (alpha-tocophérol), de caroténoïdes et d'urate dans le plasma sanguin et de vitamine C dans le cerveau, avec toutefois une certaine dispersion [25]. Pour toutes ces substances, l'homme est loin devant tous les animaux auxquels il a été comparé.

Pour pouvoir vivre à la fois intensément et longtemps, il faut avoir la chance de posséder de bonnes défenses contre les espèces oxydantes !

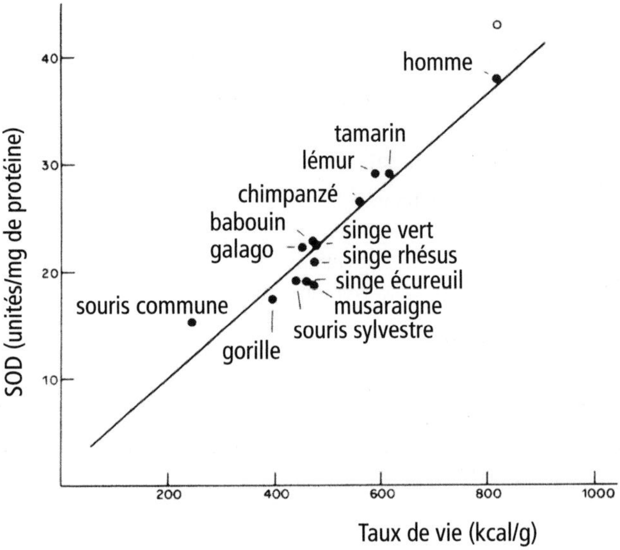

FIGURE 7 : *Concentration de superoxyde-dismutase dans le foie et taux de vie de souris, de différents primates et de l'homme* [24].

Le cas des oiseaux

Les animaux qui volent consomment beaucoup plus d'énergie par gramme que les autres animaux à sang chaud. C'est le cas des chauves-souris et des oiseaux qui savent voler. A poids égal, ils consomment beaucoup plus d'énergie et vivent beaucoup plus longtemps que les animaux qui restent à terre [23]. Certaines chauves-souris, de la taille d'une souris, peuvent vivre 30 ans, soit environ 10 fois plus longtemps que les souris. On a interprété cette différence de longévité en remarquant que les animaux qui volent, vivent dans un environnement moins dangereux que ceux qui restent à terre : ils peuvent échapper aux prédateurs en s'envolant !

Chez les animaux qui restent à terre, la nature a favorisé les individus qui deviennent adultes et se reproduisent rapidement, avant d'avoir eu le temps d'être mangés, quitte à ce qu'ils vieillissent plus vite et vivent moins longtemps même s'ils ne sont pas mangés. Ceci vaut aussi pour les carnivores. Leurs petits ont intérêt à grandir rapidement avant d'être mangés par d'autres carnivores.

Chez les animaux qui peuvent échapper au danger en s'envolant, la nature a moins favorisé ceux qui deviennent adultes rapidement. Il est donc doublement avantageux pour une espèce de vivre dans un milieu sûr, puisque non seulement les individus risquent moins de mourir prématurément accidentellement, mais encore ils meurent de vieillesse plus tard !

Les primates, dont l'homme, bénéficient aussi de cet avantage. Les singes vivent dans un milieu moins dangereux en grimpant aux arbres. L'homme est protégé par son intelligence. Il a tué presque tous ses prédateurs.

Dernière remarque concernant les oiseaux, bien qu'ils consomment, à poids égal, beaucoup plus d'énergie que les animaux qui restent à terre, il se forme beaucoup moins de radical $O_2^{-}\bullet$ dans leurs mitochondries. Ceci s'explique par la plus grande concentration de coenzyme Q10 dans ces organites. Mais paradoxalement, ils ont moins d'activité antioxydante à l'extérieur des mitochondries que les rongeurs.

Le cas des animaux à sang froid

Ces animaux vivent au ralenti et plus longtemps, lorsqu'il fait froid. Lorsqu'on est pêcheur, on peut constater qu'on peut conserver beaucoup plus longtemps les asticots au réfrigérateur qu'à la température ambiante. Leurs mouvements sont ralentis, mais il leur faut environ un mois contre quelques jours pour passer à l'état de nymphes puis de mouches. Les puces aquatiques Daphnia vivent beaucoup plus longtemps quand il fait froid, mais le nombre de leurs pulsations cardiaques est à peu près indépendant de la température [23].

LONGÉVITÉ MOYENNE, LONGÉVITÉ MAXIMALE

La longévité moyenne est la moyenne arithmétique des longévités. Soient l_1, l_2,...ln les longévités de n individus. La longévité moyenne de ces individus est (l_1,+l_2...+l_n)(1/n). La longévité maximale est celle de l'individu qui a vécu le plus longtemps.

Si la longévité moyenne d'une espèce dépend de ses conditions de vie, la longévité maximale en dépend beaucoup moins. Depuis le début du XIXe siècle, la longévité moyenne de l'homme a doublé. On pense qu'une des raisons de l'allongement de notre longévité est que notre corps dépense moins d'énergie qu'autrefois. Nos maisons sont bien chauffées et dans le travail les efforts physiques sont moindres. En conséquence, nous avons tendance à moins manger [10].

EN CONSÉQUENCE POUR NOUS, HUMAINS

Pour vivre longtemps, il ne faut pas trop travailler

Le travail n'est pas toujours la santé, particulièrement dans les mitochondries. On a même fait des théories selon lesquelles les paresseux vivent plus longtemps que les autres ! En physique, le travail, c'est une dépense d'énergie et nous l'avons vu, qui dit dépense d'énergie dit formation de radicaux libres. Soulever un poids, faire un exercice physique, c'est travailler au sens de la physique. Il ne faut pas faire de sport à outrance. La plupart des coureurs qui ont gagné le Tour de France sont morts jeunes. Les travailleurs manuels ne vivent pas longtemps. Mais l'expérience montre qu'il n'est pas bon non plus de ne pas faire de sport du tout. Il faut en faire, mais avec modération, avoir une activité physique moyenne. Cultiver son jardin est un exercice très sain. Le cerveau dépense de l'énergie quand nous faisons un travail intellectuel. Il est bon de le faire travailler, mais sans s'abrutir, et de s'arrêter dès qu'il est fatigué. Le stress et trop de travail ne sont pas bons. Il vaut mieux avoir un emploi stable. Le mieux est d'être fonctionnaire. Ce sont eux qui vivent le plus longtemps. Qui veut voyager loin (dans le temps) ménage sa monture.

Pour vivre longtemps, il ne faut pas trop manger

Il ne faut pas mettre trop de combustible dans la chaudière, sinon elle risque de s'emballer et de s'abîmer plus vite.

Si la quantité de radicaux libres produits par la cellule est proportionnelle à la quantité d'énergie qu'elle consomme, il vaut mieux qu'elle en consomme peu. Pour cela il vaut mieux ne lui apporter que la quantité de combustible indispensable à nos activités. Il faut manger juste ce qui nous est nécessaire, et s'arrêter dès que nous n'avons plus faim. Il est des gens qui sont bien « autorégulés ». Ils cessent d'avoir faim quand ils ont mangé juste ce qui est nécessaire. Ce sont souvent des gens qui n'ont que peu ou pas tendance à grossir avec l'âge. Ceux-là doivent seulement veiller à ne pas manger par gourmandise plus que ce qui correspond à leur appétit pour ne pas fatiguer leur organisme. Ceux qui sont mal « auto-régulés » peuvent avoir intérêt à peser ce qu'ils mangent. Attention aux grosses parts servies dans les restaurants et les selfs. Il ne faut pas hésiter à en laisser s'il y en a trop. Même si on est pressé, il vaut mieux éviter les fast foods et leurs gros hamburgers pleins de graisse, qui n'ont même pas bon goût. Les frites, c'est bon, mais attention aux énormes portions. Quand on fait ses courses, il vaut mieux acheter juste ce qui est nécessaire, surtout pour ce qui ne se conserve que peu de temps et éviter ce qui est vendu en lot trop important. Sinon on aura tendance à trop manger. Pour l'alimentation comme pour le reste, la société de consommation est là avec sa publicité qui nous pousse à acheter à profusion, jusqu'à l'indigestion pour dépenser le plus possible.

Pour vivre longtemps, pédale douce sur le sucre

Le sucre est le combustible par excellence. Il en faut donc au moins un minimum pour faire marcher la machine, que ce soient des sucres simples, comme le glucose, ou, à un moindre degré, le saccharose (le sucre de cuisine), ou des sucres complexes, comme l'amidon, que l'on trouve par exemple dans le pain et les pommes de terre. Mais il vaut mieux n'en consommer que le strict nécessaire. Le Dr. Jean-Paul Curtay et Thierry Souccar se sont longuement étendus sur les méfaits d'un excès de sucre [26]. Lorsque le sucre issu de l'alimentation arrive dans le sang, une partie est stockée dans le foie sous forme de glycogène. Le foie sert donc de réservoir de carburant. Mais en outre cela fait sécréter de l'insuline par le pancréas, qui par cet intermédiaire donne l'ordre aux cellules de brûler le sucre. Si une avalanche de sucre leur parvient, les cellules brûleront plus de combustible que ce qui est nécessaire et produiront des radicaux libres inutilement. Si l'on mange souvent beaucoup de sucre, les cellules vont de plus en plus mal réagir à l'insuline et le pancréas libérera de plus en plus d'insuline pour forcer les cellules à brûler le sucre. Finalement, les cellules réagissant de moins en moins bien, la concentration en sucre dans le sang va rester élevée. C'est ce processus qui se produit chez les gens lorsqu'ils deviennent diabétiques. Il a aussi tendance à se produire à un moindre degré chez beaucoup de gens chez qui avec l'âge, le taux d'insuline dans le sang croît jusqu'à devenir trop élevé.

Toutefois, la tolérance au sucre varie d'un individu à l'autre. Il n'est pas nécessaire de suivre un régime « anti-diabète » quand on n'a pas tendance à avoir un taux de sucre dans le sang trop élevé et quand on n'a pas de diabétiques dans sa famille. Pour ma part, bien que je sois né fin 1938, mon taux d'insuline est resté très bas, à la limite inférieure de la normale. Certes, depuis longtemps je ne mange pratiquement jamais de sucreries en dehors des repas pour préserver mes dents, mais je mets encore le matin un morceau de sucre dans mon lait. Si l'on mange les aliments énergétiques avec modération et si l'on n'est pas diabétique, à mon avis il ne doit pas être nécessaire de ne plus rien sucrer.

Quand on prend de l'âge, le mieux est sans doute de faire mesurer son taux d'insuline pour savoir dans quelle mesure il faut se priver de sucre.

L'autre raison pour laquelle il faut se méfier du sucre, c'est qu 'il favorise la glycation.

LE VIEILLISSEMENT PAR GLYCATION

La glycation est une réaction d'addition des sucres sur les protéines avec élimination d'une molécule d'eau entre une fonction amine (groupement NH_2) de la protéine et la fonction aldéhyde (HC=O) qui termine une molécule de sucre, suivie éventuellement de réarrangements. Certaines de ces réactions d'addition sont normales. Elles sont « voulues », catalysées et contrôlées par des enzymes pour faire des glycoprotéines, comme celles qui se trouvent normalement dans les membranes des cellules [27]. Mais les sucres s'accrochent aussi parfois spontanément à n'importe quelle protéine, sans intervention d'enzymes. Ces réactions sont nocives. La glycation qui en résulte est un processus de vieillissement complètement différent du vieillissement par oxydation et qui semble se produire indépendamment de ce dernier.

La réaction d'addition d'un sucre sur une protéine s'appelle réaction de Maillard, du nom du chimiste qui la découvrit en 1912. Mais ce n'est que vers le milieu des années 1970 que l'on réalisa que ces réactions pouvaient se produire dans l'organisme. C'est cette réaction qui cause le brunissement de la viande lorsqu'on la garde trop longtemps ou lors de la cuisson. Dans ce dernier cas, la chaleur accélère considérablement la réaction [28].

QUAND ON PREND DE L'ÂGE, ON PREND DES AGES !

Les produits de la glycation peuvent être oxydés dans l'organisme pour donner des produits dits de glycoxydation ou glycosylation : Les AGEs (*Advanced Glycosylation End Products*). Ces produits de glycosylation s'accumulent chez les diabétiques et les personnes âgées. Et cela a des conséquences directes en terme de vieillissement. Le pontage du collagène, par exemple celui de la peau, des tendons, contribue à la rigidité et à la perte d'élasticité de ces tissus. Cela contribue à nous donner l'air vieux. Ce pontage contribue à l'épaississement et à une perte d'élasticité des parois des artères et des capillaires, qui deviennent plus rigides [28]. En outre, les AGEs modifient les composantes du cholestérol LDL. La glycation amplifie l'effet de l'oxydation sur ces molécules en favorisant d'autant plus leur dépôt sur les parois des artères et donc l'athérosclérose [28]. Les changements dus à la glycation ont lieu surtout dans les tissus dont les cellules ne se renouvellent que lentement ou pas du tout, contrairement aux changements dus aux erreurs de duplication des cellules. Aussi, ce sont ces mêmes tissus qui subiront les premières modifications liées à l'âge ou au diabète. Les protéines de notre cristallin ne se renouvellent pas. Lorsqu'elles font l'objet d'une glycation, la **cataracte** apparaît.

Les protéines du sérum sanguin, constamment exposées au glucose, sont elles aussi particulièrement sensibles à la glycation, qui augmente avec la concentration de glucose dans le sang chez les diabétiques et certaines personnes âgées [28]. Toutefois, lorsque le taux sanguin de sucre est bien régulé, la glycation doit être peu dépendante de la quantité de sucre consommé, si c'est avec modération, du fait de cette régulation.

COMMENT SE PROTÉGER DE LA GLYCATION ?

Curieusement, la glycémie moyenne (la concentration moyenne sur 24 heures en glucose dans le sang) n'est pas corrélée à la longévité des espèces. Elle est comparable chez tous les mammifères et, paradoxalement, elle atteint de très hautes valeurs chez certains oiseaux, comme certaines perruches, dont la longévité est comparable à celle des humains [29]. Il doit donc y avoir des mécanismes de protection. La destruction des protéines ayant subi la glycation peut en être un.

- On a observé que l'aminoguanidine, une molécule contenant plusieurs fonctions amine, inhibe *in vitro* (c'est-à-dire dans des expériences faites en dehors de l'organisme, par exemple dans un tube à essais), la formation des AGEs et le pontage des protéines, par exemple dans le collagène. On a observé les mêmes effets sur des aortes et des reins de rats diabétiques [29]. Mais l'aminoguanidine a l'inconvénient d'avoir un certain degré de toxicité, en particulier pour le foie et elle inhibe certaines réactions enzymatiques [28]. Elle a aussi l'inconvénient de ne pouvoir intervenir qu'aux stages précoces de formation des AGEs.

- La pyridoxamine, un dérivé de la vitamine B6 (ou pyridoxine) et le pyrophosphate de thiamine, un dérivé de la vitamine B1 (ou thiamine) peuvent inhiber même les derniers stades de formation des AGEs in vitro. Mais les concentrations nécessaires pour l'inhibition in vitro sont très supérieures à celles que l'on rencontre *in vivo* (dans l'organisme)[30]. On ne sait donc pas encore si prendre des suppléments de vitamines B1 ou B6 permet de limiter la glycation.

- Des analgésiques tels que l'aspirine, le paracétamol et l'ibuprofen seraient capables de limiter la formation des AGEs. Ils bloquent partiellement la liaison des sucres aux protéines. Par ailleurs ils neutralisent les radicaux libres oxygène et gênent le pontage des protéines [28].

LA BOTTE SECRÈTE CONTRE LA GLYCATION : LA CARNOSINE

Un mécanisme naturel de protection contre la glycation a été découvert récemment. L'agent protecteur dont se sert la nature est la carnosine. C'est une molécule très simple : un dipeptide constitué de deux acides aminés, la bêta-alanine et l'histidine liés l'un à l'autre. Elle est présente naturellement dans les tissus des vertébrés[31]. Des concentrations musculaires en carnosine ont été mesurées chez la souris, le lapin, le chat, le mouton, le cochon, l'âne, la vache, le cheval et l'homme[32]. Sur cette série de mesures, la concentration musculaire en carnosine croît en général avec la longévité maximale de l'espèce. Toutefois, on a trouvé autant de carnosine chez le cochon qui vit une vingtaine d'années, que chez l'âne qui vit presque 40 ans. La valeur mesurée est **20 fois** plus grande chez l'homme que chez la souris (20 mM contre 1 mM, mM = millimole/litre)[33]. La carnosine est particulièrement sensible à la glycation. Elle protège les autres molécules en se « sacrifiant ». Il semblerait que non seulement la carnosine est capable de diminuer la formation de nouveaux AGEs, mais elle est aussi capable de réduire leur nombre, car l'addition de carnosine à une culture de vieilles cellules a un effet rajeunissant : les cellules perdent leur caractère sénescent ![33]. Enfin la carnosine est un agent anti-glycation mais aussi un antioxydant. Elle neutralise également les effets nocifs des métaux lourds en formant des complexes avec eux. La carnosine est donc triplement intéressante dans la lutte contre le vieillissement.

ET QUAND ON DONNE UN COUP DE POUCE À LA NATURE ?

L'effet d'un supplément de 100 mg/kg de poids corporel et par jour de carnosine a été étudié d'abord sur des souris qui vieillissent prématurément, puis sur des souris de durée de vie normale [31,34]. Dans les deux cas, la carnosine atténue le développement d'un aspect sénile. Elle allonge la durée de vie moyenne des souris. Ces effets sont un peu moins marqués avec les souris normales. Pour ces dernières, il y avait environ 40 % de plus de survivantes à 14 mois avec que sans carnosine. Des cellules ont été cultivées avec 20 mM ou plus de carnosine ou sans carnosine. 20mM de carnosine ont permis d'obtenir environ 10 doublements supplémentaires [33,34]. Cela montre que cette concentration qui est celle des muscles d'un homme jeune nous offre une grande protection. Dans ces expériences, accroître davantage la quantité de carnosine ne semblait pas avoir augmenté le nombre de doublements. Mais malheureusement notre concentration naturelle en carnosine baisse avec l'âge. Dans nos muscles, elle baisse de 63 % entre 10 et 70 ans. Chez le rat, elle baisse de 37 % du 3ème au 23ème mois [35]. Chez nous, humains, il y a fort à parier que des suppléments de carnosine puissent nous être utiles quand nous vieillissons. Nous verrons cela en détail dans un prochain chapitre (lire page 99).

LES CELLULES CANCÉREUSES N'AIMENT PAS LA CARNOSINE

Curieusement, la carnosine est toxique pour les cellules cancéreuses et les tue (sauf en présence de suffisamment de pyruvate) [36]. Comment agit-elle ? Les cellules peuvent trouver de l'énergie à partir du glucose par deux voies biochimiques : soit en le brûlant, soit par glycolyse (transformation du glucose en acide lactique). Les cellules cancéreuses utilisent beaucoup la glycolyse. Or, la carnosine a tendance à bloquer ce mécanisme (à l'inverse du pyruvate qui lui, le « débloque »). Cela pourrait expliquer pourquoi les cellules humaines se transforment beaucoup moins facilement en cellules cancéreuses que les cellules de souris [36]. Le fait que la carnosine peut dans certains cas tuer les cellules cancéreuses est évidemment très intéressant.

LE VIEILLISSEMENT PAR IRRADIATION

L'exposition à des radiations ionisantes provoque des changements qui ressemblent à ceux qu'on observe lors d'un vieillissement normal et elle raccourcit l'espérance de vie[37]. Ces radiations agissent en particulier en dissociant les molécules d'eau en radicaux libres. Cette similarité avait contribué à suggérer à Denham Harman que les radicaux libres pouvaient être une cause de vieillissement[9]. Toutefois des différences sont observées. Les radicaux libres endogènes (produits par le métabolisme normal) se forment surtout dans les mitochondries, alors que ces radiations se répartissent plus uniformément et peuvent attaquer plus facilement l'ADN même en présence de fortes concentrations d'antioxydants.

Hormis les radiations créées artificiellement par l'homme, dans les réacteurs nucléaires par exemple, les radiations ionisantes existent dans la nature. Les êtres vivants sont exposés aux rayons cosmiques, à la radioactivité du sol, particulièrement dans les régions granitiques. La réparation naturelle des erreurs de l'ADN est utile contre les méfaits de ces radiations. Ce mécanisme de réparation est rapidement dépassé au-delà d'un certain seuil de radioactivité.

LE VIEILLISSEMENT « PROGRAMMÉ »

On parle de vieillissement « programmé » dans la mesure où on pense qu'il dépend du génome. Mais en réalité il ne semble pas qu'il y ait un véritable programme, comme un programme informatique, qui en se déroulant mènerait inexorablement au vieillissement puis à la mort, après la période de croissance et l'apogée au début de l'âge adulte. Seulement, la vitesse du vieillissement dépend de la constitution du génome [38].

Le fonctionnement de l'organisme se détraque petit à petit et on meurt à petit feu. Les équilibres dérivent et s'éloignent de l'optimum nécessaire à la vie, comme si leur réglage n'était pas suffisamment bien fait pour se maintenir indéfiniment. Le métabolisme ralentit, comme si l'organisme était fatigué par le poids des années, et les concentrations d'hormones dans le sang décroissent avec le temps. Aux extrémités de nos chromosomes, les télomères raccourcissent comme une peau de chagrin.

Nous nous attacherons dans ce chapitre à décrire les changements qui s'opèrent. Nous parlerons plus loin de l'influence des gènes.

LES ÉQUILIBRES PARTENT À LA DÉRIVE

LE CONTRÔLE DES GÈNES SE FAIT MOINS BIEN

Un des mécanismes de contrôle de l'activité des gènes est la méthylation : l'addition d'un groupement méthyle CH_3 à une extrémité d'un gène. Lorsqu'un gène est méthylé, il ne s'exprime plus [39]. Au cours du développement de l'embryon et de la croissance des jeunes, des gènes sont méthylés ou dé-méthylés au fur et à mesures des besoins de l'individu. Mais ce délicat processus a tendance à se dérégler quand on vieillit. Dans les tissus vieillissants, on observe dans certaines parties de l'ADN une hypométhylation et dans d'autres une hyperméthylation, qui ont toutes deux des effets nuisibles [39]. Par exemple l'hyperméthylation pourrait être une des causes de la baisse de la synthèse des protéines avec l'âge [7]. Lorsque l'individu a atteint l'âge adulte, il est nécessaire de ralentir la production de protéines pour qu'il ne grandisse plus [7]. Mais une fois ce processus de ralentissement mis en route, il ne serait plus capable de s'arrêter complètement.

Il ne semble pas qu'on connaisse actuellement des parades à ce mécanisme de vieillissement.

LES ARTÈRES SE CALCIFIENT...

Les artères sont constituées, de l'intérieur vers l'extérieur, d'un endothélium ou peau intérieure, d'un mésothélium ou media, musculaire et élastique contenant entre les cellules un tissu riche en protéines de longue durée de vie comme le collagène et les fibres d'élastine, qui confèrent aux artères leur élasticité, et un épithélium, ou peau extérieure.

A mesure qu'on vieillit, non seulement des dépôts graisseux se forment à l'intérieur des artères, constituant la plaque d'athérome, mais du calcium se dépose dans cette plaque [40] et aussi à l'intérieur des artères, dans les fibres élastiques du mésothélium. Cela a pour conséquence de rigidifier les artères : c'est **l'artériosclérose** [41]. Des recherches sur ce sujet ont été faites dès le début du XXe siècle [42]. Plus les artères sont rigides, plus le cœur doit faire d'efforts pour faire circuler le sang, ce qui le fatigue. En particulier, l'aorte a de plus en plus de mal à se dilater et se contracter à chaque afflux de sang correspondant à chaque battement de cœur. Cela s'ajoute à la gêne due aux rétrécissements par la plaque d'athérome. Certains tissus peuvent être moins bien irrigués. Les artères rigides et encombrées de plaques d'athérome peuvent se casser [40]. Une rupture de l'aorte peut entraîner une mort subite. On dit souvent qu'on a l'âge de ses artères. C'est un peu vrai. Avoir une tuyauterie en bon état, c'est très important !

D'après certains chercheurs, la calcification du mésothélium, donc l'artériosclérose, favorise et précède la formation de la plaque d'athérome, et donc l'athérosclérose. D'après cette étude, la concentration en calcium dans les spécimens de mésothélium mentionnés était 30 à 40 fois plus élevée à 90 ans qu'à 20 ans. L'artériosclérose est un phénomène qui progresse à peu près linéairement avec le temps. La vitesse de dépôt de calcium est à peu près constante, comme si elle était « programmée » [43]. Le calcium se dépose aussi dans d'autres tissus mous, mais curieusement, il ne semble pas se déposer dans les veines [41].

...ET LES OS SE DÉCALCIFIENT

Pendant que le calcium se dépose là où il ne faut pas, les os perdent leur calcium et se fragilisent. Avec l'âge, la nature, perverse, fait tout ce qu'il ne faut pas faire, comme si elle faisait exprès de nous faire du tort. L'ostéoporose touche surtout les femmes après la ménopause.

Puisque la perte de calcium dans les os s'accompagne de la calcification des artères chez les mêmes malades, cela suggère qu'aucun des deux processus n'est dû à un manque ou à un excès de calcium dans le sang [40].

Comment expliquer alors la concommitance de ces deux phénomènes ? Il a été supposé que des protéines oxydées, en particulier celles qu'on peut trouver dans les particules de cholestérol LDL, d'une part favorisent la calcification par les cellules des artères et d'autre part ralentissent la calcification par les cellules osseuses, par un mécanisme complexe [40,41]. C'est ce qui est observé en cultivant de telles cellules [40].

Les radicaux libres oxydants doivent donc être pour une part directement responsables de l'ostéoporose et de la calcification des artères.

Mais la calcification et la décalcification dépendent aussi de la concentration sanguine de vitamine D. La calcification des os, mais aussi celle des artères, augmente avec la concentration de vitamine D. Un excès de cette vitamine abîme le squelette par hypercalcification et cause des dégâts au système cardiovasculaire par calcification [44].

La calcification et la décalcification sont aussi sous contrôle hormonal. C'est pourquoi un traitement hormonal substitutif avec des oestrogènes freine la perte progressive de calcium dans les os chez les femmes ménopausées [44]. Nous allons y revenir plus loin.

EN VIEILLISSANT, LA GLANDE PINÉALE SE CALCIFIE AUSSI

La glande pinéale ou épiphyse se trouve dans le cerveau. Elle produit de la **mélatonine**, une hormone dont le rôle semble très important, comme nous le verrons plus loin. Cette production est maximale la nuit. Avec l'âge, la glande pinéale se calcifie. Des chercheurs ont observé qu'en moyenne la quantité de calcium déposé augmente fortement avec l'âge [45,46] alors que la production de mélatonine, elle, diminue. Cette décroissance a été observée chez l'homme, ainsi que chez le rat, le hamster et la gerbille[47]. Il semble que la production de mélatonine est d'autant plus petite que la calcification de la glande pinéale est importante[57]. Le calcium intervient dans la synthèse de la mélatonine[47]. La présence de mélatonine contribue à réduire sa synthèse de façon réversible, par un processus normal de régulation, comme il en existe de très nombreux dans l'organisme. Mais par un processus assez complexe, la synthèse de la mélatonine contribuerait aussi à la calcification de la glande pinéale, ce qui causerait une diminution irréversible de cette synthèse avec le temps, créant ainsi un cercle vicieux[47].

LA GLANDE PINÉALE, UNE HORLOGE DU VIEILLISSEMENT ?

La glande pinéale a parfois été considérée comme une horloge du vieillissement, dans la mesure où la mélatonine influe sur la production d'autres hormones et où sa raréfaction nuirait gravement à l'ensemble de l'organisme. Kloeden, biologiste de l'université de Tübingen (Allemagne) a comparé la glande pinéale à un sablier, faisant l'analogie entre le dépôt de sable dans la partie inférieure d'un sablier et le dépôt de calcium dans cette glande, la quantité de calcium pouvant être encore déposée mesurant le temps qu'il resterait à vivre[48]. En fait, les cellules normales n'ont malheureusement pas besoin d'un signal extérieur pour vieillir, puisque Hayflick a montré que des cellules identiques issues par division d'une seule cellule vieillissent en culture. S'il existe des horloges du vieillissement, il doit y en avoir plusieurs.

La diminution de la quantité de mélatonine avec l'âge contribuerait à l'ostéoporose. D'après Sandyk la ménopause est associée à une décroissance substantielle de sécrétion de mélatonine et à un accroissement de la vitesse de calcification de la glande pinéale[49]. Par quels mécanismes cette diminution contribuerait-elle à l'ostéoporose ? Pour en parler, il est nécessaire de rappeler comment fonctionne le système hormonal. C'est ce que nous allons faire dans la partie ci-dessous consacrée au vieillissement par dérèglement de la régulation des concentrations hormonales. Les différents mécanismes de vieillissement sont trop imbriqués pour qu'on puisse en parler complètement séparément.

LES HORMONES BAISSENT AVEC L'ÂGE

Les principales glandes fabriquant des hormones sont représentées Fig.8. L'hypothalamus fait partie du cerveau. Il contient des neurones spéciaux qui, tout en étant connectés au reste du système nerveux, sécrètent des hormones. Leur sécrétion dépend alors des besoins environnementaux, signalés par l'intermédiaire des nerfs. C'est dans l'hypothalamus que se trouve le thermostat qui régule notre température à 37 °C. La glande pituitaire ou hypophyse est juste à côté. Elle sécrète l'hormone de croissance. La glande pinéale, juste en dessous,

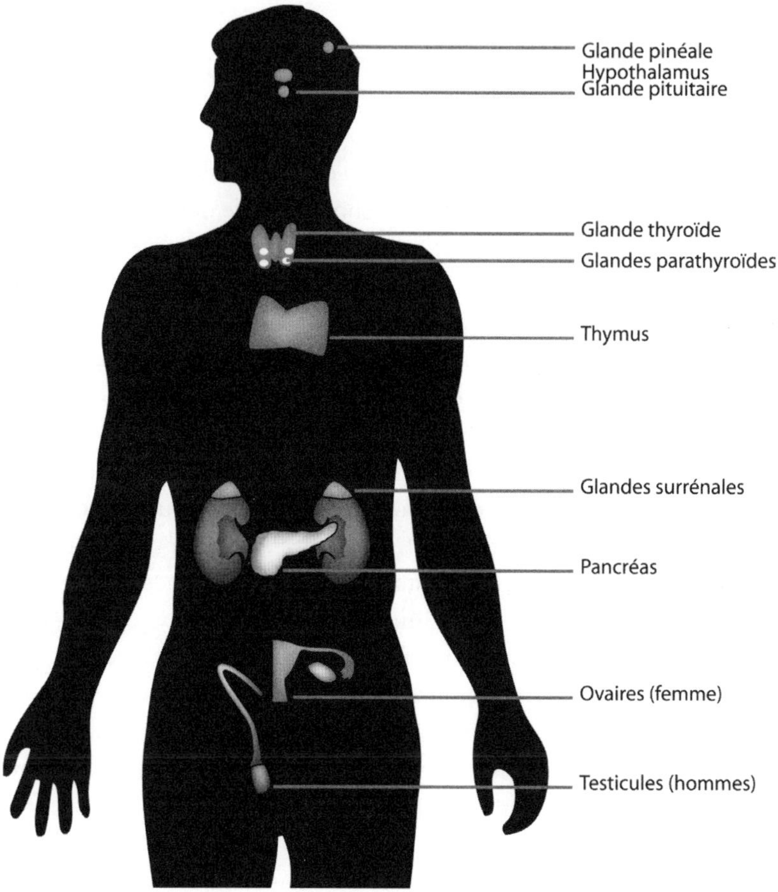

FIGURE 8 : *Répartition des principales glandes endocrines chez l'homme* [51].

sécrète la mélatonine. C'est notre horloge biologique. Elle nous fait vivre au gré du jour et de la nuit et des saisons. On pense que cette glande influence directement ou indirectement plusieurs organes : le thymus, et par lui le système immunitaire, la glande thyroïde, l'hypophyse et l'hypothalamus [50].

Le pancréas sécrète des hormones qui contrôlent le taux de glucose dans le sang. Quand il y en a trop, il libère de l'insuline qui stimule l'absorption du sucre par les cellules et aussi la transformation du glucose en glycogène par le foie. Quand il en manque, il libère du glucagon, qui favorise l'hydrolyse du glycogène en glucose.

LA MÉLATONINE

Nous avons déjà mentionné que la glande pinéale ou épiphyse produit la mélatonine, à partir de la sérotonine et du tryptophane, ainsi que d'autres hormones. Elle est sécrétée surtout pendant la nuit, quand on est dans le noir. Un pic de sécrétion apparaît au début de la période d'obscurité, au moment où nous nous endormons. Elle a un effet apaisant et donne envie de dormir. C'est le somnifère naturel de l'organisme. En outre, elle a des propriétés antioxydantes [52,53].

La mélatonine baisse avec l'âge

Le niveau maximal de production nocturne, ainsi que la durée de la phase de production, décroîtraient inexorablement avec l'avance en âge à partir de l'adolescence [28,52]. Sur la Fig. 9 sont représentées des valeurs de la concentration nocturne maximale de mélatonine dans le sérum sanguin de 367 sujets de tous les âges, de 3 jours à 90 ans. Après un maximum vers 3 ans, la valeur **moyenne** de cette concentration diminue d'environ 80 % pendant l'enfance, puis encore d'après les auteurs d'environ 10 % supplémentaires de la jeunesse à la vieillesse, surtout pendant la sénescence, soit une diminution relative d'environ 50 % entre le début et la fin de l'âge adulte. Toutefois, on note que certains adultes de 70 ans ont plus de mélatonine que certains enfants de 7 ans, d'autres 50 fois moins. Peut-on penser que les gens âgés qui ont beaucoup de mélatonine vivent plus longtemps ? Non, pour l'instant, on ne sait pas répondre à cette question.

Une autre étude a comparé le taux moyen de mélatonine de personnes âgées (plus de 65 ans) et de jeunes (18 à 30 ans). Elle n'a pas trouvé de différence [54]. Mais les chercheurs n'ont choisi que des personnes âgées ou jeunes en parfaite santé, dormant bien, ne fumant pas, ne buvant pas, ne prenant pas de café et ne prenant pas de médicaments. Or, les personnes âgées sont plus souvent malades que les jeunes, et il se peut que ce soit justement ceux qui sont malades qui ont le moins de mélatonine. Ceci pourrait expliquer la différence entre les résultats des deux études.

Nous avons déjà mentionné que la décroissance du taux de mélatonine a aussi été observée chez plusieurs espèces animales[47].

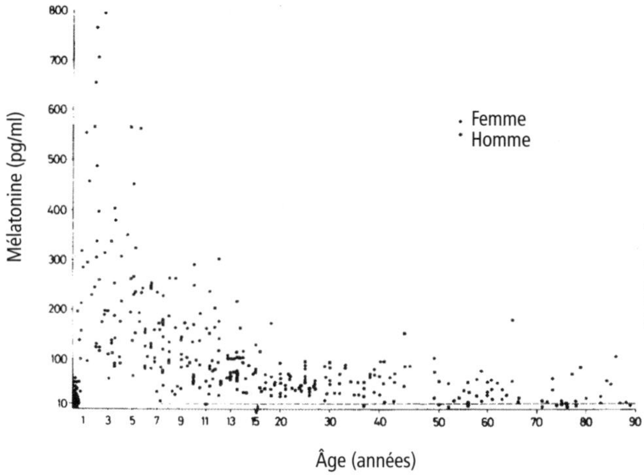

FIGURE 9 : *Concentrations nocturnes de mélatonine dans le sérum sanguin en picogramme/ml de 367 sujets âgés de 3 jours à 90 ans.* [55]

DE LA MÉLATONINE CONTRE L'INSOMNIE

La mélatonine est très efficace contre l'insomnie liée au décalage horaire après un voyage en avion. Lorsque nous en prenons la nuit suivante au moment de nous coucher, elle met notre horloge biologique à l'heure locale. Je l'ai moi-même expérimenté. C'est très agréable de commencer son séjour sans avoir à attendre plusieurs jours pour se remettre de la fatigue causée par le décalage horaire, particulièrement quand on va vers l'Est et qu'il faut se coucher et se lever beaucoup plus tôt.

Chez les personnes âgées, on pense que le manque naturel de mélatonine est une cause d'insomnie. Des études comparatives ont montré qu'en moyenne celles qui ont du mal à dormir ont moins de mélatonine dans leur sang que les autres. La prise de mélatonine permet à ces personnes de mieux s'endormir [55].

L'HORMONE DE CROISSANCE

Cette hormone est sécrétée par la glande pituitaire. C'est elle qui fait grandir les enfants. Lorsque sa production est déficiente, les enfants ne grandissent pas assez et deviennent des adultes nains. Lorsqu'elle est trop importante, ils deviennent au contraire des adultes immenses. L'hormone de croissance agit à la fois directement et indirectement en stimulant la production d'autres facteurs de croissance. En particulier, elle stimule la production par le foie de l'IGF-1 (de l'anglais *Insuline like Growth Factor*). Ces deux hormones stimulent la synthèse des protéines [51]. Elles stimulent la croissance des os et du cartilage.

L'hormone de croissance baisse avec l'âge

La sécrétion d'hormone de croissance varie au cours de la journée, avec un maximum pendant la nuit, comme pour la mélatonine. Ce maximum décroît avec l'âge, et la courbe journalière de sécrétion se décale toute entière vers le bas lors du vieillissement [56]. Il en résulte une baisse de la valeur moyenne de la concentration sanguine d'IGF-1, qui, elle, ne varie pas au cours de la journée. (Fig.10).

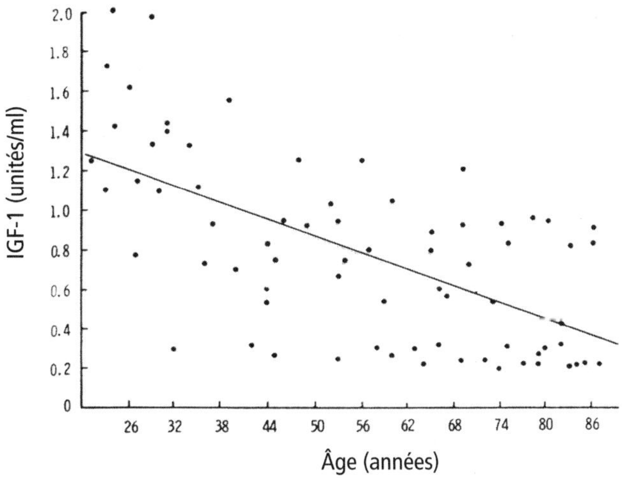

FIGURE 10 : *Variation de la concentration d'IGF-1) avec l'âge* [56]*.*
Malgré la forte dispersion des points, la décroissance de la valeur moyenne avec l'âge ne fait aucun doute. A âge égal, ce sont les personnes en surpoids qui ont le moins d'IGF-1. Dans une représentation à trois dimensions (dans l'espace) en fonction de l'embonpoint et de l'âge, la dispersion des points est beaucoup moins grande [56]*.*

Il existe un lien entre l'hormone de croissance et la proportion de graisses et de muscles dans le corps.

Le vieillissement de l'homme s'accompagne d'une déminéralisation osseuse et d'une perte de masse musculaire. Un homme de 75 ans peut perdre jusqu'à 35 voire 40 % des muscles qu'il avait à 20 ans. Parallèlement, le plus souvent la masse grasse augmente, parfois jusqu'à représenter le double de la masse musculaire perdue. Dans ce cas, la silhouette s'empâte, on grossit.

On ne sait pas aujourd'hui avec certitude si la baisse du taux d'hormone de croissance et d'IGF-1 est bien une cause et non une conséquence des changements de composition du corps avec l'âge. Mais l'effet bénéfique d'un apport artificiel modéré de ces hormones sur la composition corporelle le suggère fortement [57].

Que se passe-t-il quand on donne de l'hormone de croissance ?

L'administration pendant longtemps de faibles doses de cette hormone a pu allonger la vie de souris [58,59]. L'administration d'hormone de croissance à des personnes âgées a augmenté leur concentration d'IGF-1, leur masse musculaire et l'épaisseur de leur peau et diminué la quantité de graisse. Cette supplémentation a amélioré les capacités du cœur. Elle pourrait restaurer en partie l'immunité et retarder l'ostéoporose[60]. L'hormone de croissance a pu ainsi inverser des effets du vieillissement.

Toutefois, les effets anti-âge de cette hormone n'ont été observés chez l'homme qu'après des traitements de courte durée de patients ayant des taux d'hormone bas.

A noter que l'exercice physique augmente la sécrétion d'hormone de croissance. Ce serait une des causes de l'effet bénéfique d'un exercice modéré[58].

L'hormone de croissance : une arme à double tranchant

Des taux chroniquement trop élevés d'hormone de croissance augmentent l'incidence du cancer, des maladies des reins et des maladies cardiovasculaires. Ils s'accompagnent d'un raccourcissement de la durée de vie[61]. Chez des personnes âgées initialement en bonne santé, on a montré que l'administration de cette hormone favorise le développement de diabètes et l'intolérance au glucose. Chez les gens déjà malades, elle augmente la morbidité et la mortalité [61]. Autre constatation : les souris et les drosophiles mutantes qui sont déficientes en hormone de croissance ou en IGF-1 sont naines certes, mais elles vivent beaucoup plus longtemps que les autres[61].

On pourrait penser qu'en accélérant la production de nouvelles protéines (donc des protéines non oxydées), l'hormone de croissance diminue la proportion de protéines oxydées et freine le vieillissement. Sa raréfaction avec l'âge devrait alors au contraire contribuer au vieillissement. Or pour fabriquer des protéines, il faut consommer de l'énergie, ce qui produit des radicaux libres. Il y a là un cercle vicieux. L'hormone de croissance accélère le métabolisme et contribue ainsi à l'user plus vite. C'est une arme à double tranchant.

CE QUE VOUS DEVEZ SAVOIR AVANT DE PRENDRE DE L'HORMONE DE CROISSANCE

Avant de prendre des suppléments pour lutter contre le vieillissement, il faudrait absolument savoir quel est notre taux d'hormone de croissance dans le sang, ou au moins celui d'IGF-1, plus facile à mesurer du fait de sa constance dans la journée. Et il faudrait également savoir avec exactitude s'il existe une concentration optimale pour la longévité. Ceci étant, à mon avis, pour avoir moins de protéines oxydées, il doit être beaucoup plus sûr de prendre des antıoxydants.

LES HORMONES THYROÏDIENNES T3 ET T4

La glande thyroïde, située à la base du cou, fabrique deux hormones, la triiodothyronine (T_3) dont la molécule contient trois atomes d'iode et la thyroxine (T_4) dont la molécule contient quatre atomes d'iode. Ces deux hormones ont les mêmes effets, mais chez les mammifères, l'hormone T_3 est en général la plus active[51]. La glande thyroïde joue un rôle crucial dans le développement de l'homme et des animaux. Elle régule le métabolisme. L'hyperthyroïdie, ou sécrétion excessive d'hormones thyroïdiennes, cause une température du corps élevée, des sueurs, une perte de poids, de l'irritabilité et de l'hypertension. L'hypothyroïdie cause chez l'adulte un gain de poids, de la léthargie et une intolérance au froid. La sécrétion des hormones thyroïdiennes est contrôlée par l'hypothalamus et la glande pituitaire.

Les hormones des glandes thyroïde et parathyroïde contribuent au contrôle de la calcification et de la décalcification.

Des chercheurs ont mesuré les concentrations d'hormones T_3 et T_4 (Fig.11) dans le sérum sanguin de 80 personnes bien portantes [62]. On observe une assez grande dispersion. Mais il apparaît indubitablement que les valeurs moyennes des concentrations de ces deux hormones décroissent avec l'âge. La courbe de décroissance de l'hormone T_3 avec l'âge est comparable à celle de T_4[62].

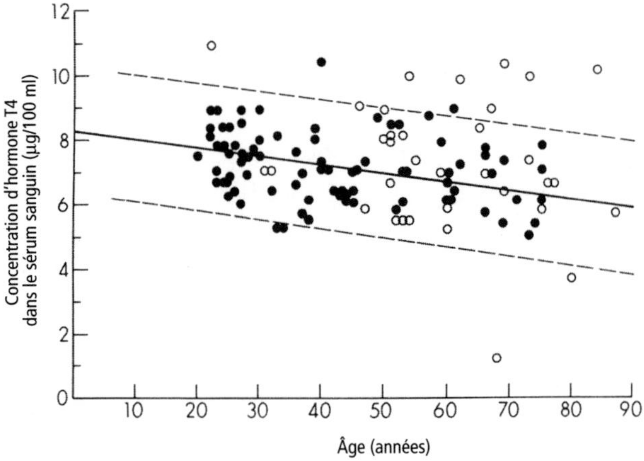

FIGURE 11 : *Relation entre la concentration en hormone thyroïdienne T_4 et l'âge* [62].

LA DHEA

La DHEA (déhydroépiandrostérone) est sécrétée par les glandes surrénales [1]. Elle est synthétisée à partir du cholestérol, en passant par la prégnénolone [63]. La DHEA est un précurseur des hormones sexuelles mâles et femelles [63,64]. De petites quantités de DHEA sont aussi synthétisées par le cerveau et par les glandes sexuelles [63].

Dans le sang circulent la DHEA (dehydroepiandrosterone) et son sulfate (sDHEA). La concentration dans le sang de sulfate de DHEA est environ 500 à 1 000 fois plus grande que celle de DHEA [63,64]. Ils sont mutuellement interconvertibles et jouent le même rôle. Le sDHEA est de loin l'hormone la plus abondante dans le sang. Sa concentration est plus de 10 à 20 fois plus élevée que celle de toute autre hormone [63,65]. La DHEA est utilisée par l'organisme pour faire des œstrogènes (les hormones femelles) et des androgènes (les hormones mâles) dont la testostérone. La concentration de DHEA et de sDHEA est plus grande chez l'homme que chez la femme.

La DHEA baisse avec l'âge

Après un maximum avec une valeur moyenne d'environ 3,5 mg/l chez l'homme et de 2,3 mg/l chez la femme vers 20 ans, la concentration de sDHEA dans le sérum sanguin décroît avec l'âge pour ne plus avoir respectivement que les valeurs moyennes de 1 mg/l et 0,5 mg/l vers 60 ans[66]. Celle de DHEA dans le plasma sanguin décroît d'environ 5 microg/l entre 25 et 34 ans à environ 3 microg/l entre 55 et 64 ans[67]. La figure 12 représente la variation des concentrations en sDHEA dans le sérum sanguin avec l'âge chez des hommes en bonne santé. Pour la DHEA et son sulfate aussi, la variabilité individuelle est grande, mais moins que pour la mélatonine ou l'IGF-1. On voit que la baisse de la valeur moyenne avec l'âge est importante.

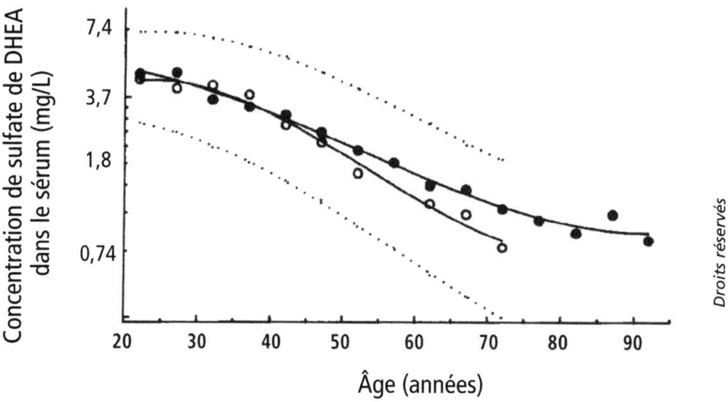

FIGURE 12 : *Concentration de sulfate de DHEA dans le sérum sanguin en fonction de l'âge chez les hommes en bonne santé [68]. Les cercles pleins et creux sont des moyennes correspondant à deux études et définitions différentes.*

Puisque certains conservent des taux d'hormones élevés en vieillissant, on peut se demander si cela a un impact positif. Cela permet-il de vivre plus longtemps et en meilleure santé ? Eh bien en ce qui concerne la DHEA, la réponse est oui.

Des chercheurs de l'INSERM ont suivi avec le Professeur Baulieu 622 volontaires du Sud-Ouest de la France qui avaient déjà au départ plus de 65 ans[69]. Une plus forte mortalité a été observée chez les hommes ayant naturellement une faible concentration sanguine en sDHEA que chez ceux qui en ont une forte concentration, particulièrement entre 65 et 69 ans. La fréquence des maladies cardiovasculaires était d'autant plus grande que la concentration naturelle en sDHEA était petite. Mais ces deux relations n'ont pas été observées chez les femmes.

On ne connaît pas encore de façon précise comment l'organisme utilise la DHEA, hormis son rôle de précurseur des hormones sexuelles [63]. Mais de nombreuses études montrent qu'elle a aussi d'autres rôles, et que sa raréfaction avec l'âge doit être nuisible. L'étude ci-dessus l'a montré.

Que se passe-t-il quand on donne de la DHEA ?

L'étude en double aveugle faite sur un an sur des personnes de 60 à 79 ans par le professeur Baulieu a montré qu'une supplémentation de 50 mg par jour de DHEA a apporté une amélioration de l'état des os et de la peau, plus particulièrement chez les femmes, dont la libido a été augmentée [70]. D'après d'autres études, la DHEA augmente la sensation de bien-être [63]. Chez l'animal, on a observé un effet préventif de fortes doses de DHEA contre le développement de diverses maladies [63,64]. On a observé qu'une supplémentation de 50 mg de DHEA par jour augmente d'environ 10 % le taux d'IGF-1 et augmente les fonctions immunitaires d'hommes âgés et de femmes ménopausées [63]. Enfin, on a observé que la DHEA, également synthétisée dans le cerveau, a des effets sur les capacités cognitives. En particulier, des expériences ont montré qu'elle augmente la mémoire des souris et de vieux rats. Son précurseur, la prégnénolone, est encore plus efficace. Ces produits semblent avoir des effets similaires chez les humains [71].

LES HORMONES SEXUELLES

Les hormones sexuelles, la testostérone chez l'homme, les oestrogènes, comme l'oestradiol et la progestérone chez la femme, sont produites dans les testicules chez les mâles et les ovaires chez les femelles.

La concentration sanguine de sDHEA est chez l'homme adulte 100 à 500 fois plus élevée que celle de testostérone, et chez la femme adulte 1 000 à 10 000 fois plus élevée que celle d'oestradiol. Cela constitue un grand réservoir de substrat pour faire des androgènes et des oestrogènes. Pourtant, avec l'âge, la diminution de la production de DHEA par les glandes surrénales s'accompagne d'une chute de la formation d'androgènes et d'oestrogènes [72].

Pourquoi les taux de ces différentes hormones diminuent-ils avec l'âge ?
La calcification de la glande pinéale peut y contribuer par l'intermédiaire de ses interactions avec les autres glandes. Une certaine calcification des autres glandes peut aussi y contribuer. L'oxydation et la glycation les fait vieillir. Leur production peut être ralentie par une méthylation inopportune. Les glandes vieillissent comme le reste du corps. Enfin la baisse de la concentration des hormones contribue à détraquer l'organisme et peut ainsi contribuer à une nouvelle baisse de leur production, en un cercle vicieux. La baisse des taux des différentes hormones doit être à la fois une **conséquence** et une **cause** du vieillissement.

LES TÉLOMÈRES OU LA PEAU DE CHAGRIN

A l'extrémité de nos chromosomes se trouvent des séquences de nucléotides qui sont répétées un grand nombre de fois comme dans un polymère artificiel, et ne veulent rien dire (la séquence qui se répète jusqu'à plusieurs milliers d'exemplaires est la suite de 6 nucléotides TTAGGG chez les mammifères [73]. Ces extrémités, appelées télomères, forment une coiffe protectrice au bout de nos chromosomes [74]. La longueur des télomères varie d'un chromosome à l'autre, d'une variété de cellules à une autre et d'une espèce à l'autre.

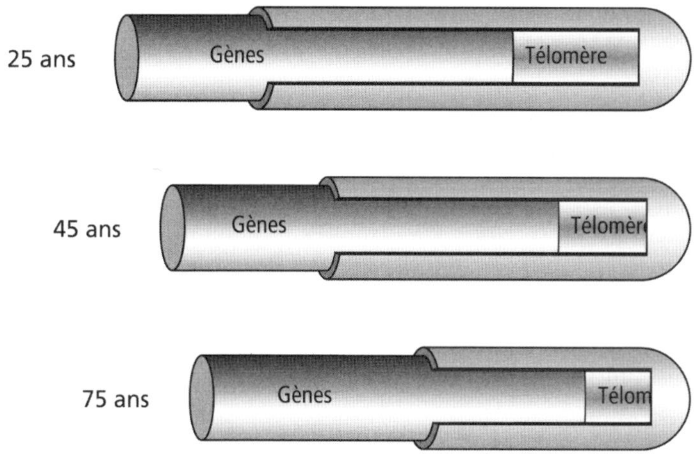

FIGURE 13 : *Les télomères*

On s'est d'abord aperçu que les télomères étaient plus longs dans les cellules germinales (les spermatozoïdes, les ovules et leurs précurseurs) que dans celles des autres tissus [74]. Puis, on a observé que les télomères raccourcissaient à chaque division de fibroblastes humains en culture, comme une peau de chagrin [75]. On a aussi observé que plus nous sommes vieux, plus nos télomères sont courts [73,74]. Ceci est gênant parce qu'on pense que les télomères stabilisent les chromosomes et qu'une fois que tout le télomère est supprimé, ce sont des gènes qui peuvent à leur tour être supprimés. Cela peut contribuer au vieillissement et à la mort des cellules.

LES TÉLOMÈRES, UNE HORLOGE DU VIEILLISSEMENT ?

L'expérience semble montrer que le raccourcissement des télomères n'est pas la seule cause de vieillissement. En culture, les cellules humaines deviennent sénescentes et cessent de se diviser alors qu'elles ont encore des télomères résiduels aussi longs que des cellules en pleine santé d'autres espèces. Les télomères des souris sont trois fois plus longs que les nôtres et pourtant elles vivent moins de trois ans. En culture, leurs cellules se divisent moins de fois que celles de l'homme quand elles restent normales [74].

Une horloge qui se remonte

Les télomères raccourcissent à chaque division parce que l'enzyme qui sert à recopier l'ADN (l'ADN polymérase) n'est pas capable de commencer juste au début [73].

Pourtant, il existe heureusement une enzyme, **la télomérase**, qui est capable de remettre de nouveaux morceaux à la place de ceux qui n'ont pas été recopiés. Elle est présente dans les cellules germinales (les cellules sexuelles) et aussi dans les cellules cancéreuses. C'est un des facteurs qui permettent à ces dernières de pouvoir se diviser indéfiniment. La télomérase est aussi présente dans nos cellules souches. Ces cellules se divisent un grand nombre de fois au cours de la vie pour donner d'autres cellules souches et des cellules différenciées. Par exemple, les cellules souches de la moelle osseuse sont à l'origine des différentes cellules du sang.

Un chercheur anglais, Malcolm Goyns, pense que si la plupart des cellules humaines, comme les fibroblastes, n'expriment pas la télomérase, c'est parce qu'elles n'en ont pas besoin. Non seulement en culture il leur reste des télomères lorsqu'elles atteignent la limite de Hayflick, mais à la fin de notre vie il reste encore aux fibroblastes 40 à 70 % de leur capacité de réplication définie par cette limite [75]. Il est curieux de constater que quand notre organisme dans son ensemble est tellement usé que nous en mourons, nos fibroblastes, eux, pris isolément en culture, sont assez peu usés pour être encore capables d'un assez grand nombre de divisions. Cela peut être lié au fait que pour une cellule, contribuer à la marche d'un organisme demande plus de perfection, et donc un meilleur état, que pour vivre seule. En outre, d'autres cellules peuvent être plus usées que les fibroblastes.

LA TÉLOMÉRASE, UNE DES CLÉS DE L'IMMORTALITÉ ?

Si on force des cellules normales à exprimer la télomérase, elles peuvent se diviser plus de fois. Des chercheurs ont introduit un gène codant pour la télomérase dans des cellules humaines : des cellules épithéliales de la rétine et des cellules du prépuce [76]. Les premières ont pu effectuer une vingtaine de doublements supplémentaires et les deuxièmes environ 25 doublements de plus. Mieux, une autre équipe a pu par cette méthode faire **se diviser plus de 280 fois** des cellules de prépuce ! [77]. (Les auteurs ne précisent pas si ce nombre n'a pas été dépassé parce que les cellules ne pouvaient plus se diviser ou parce qu'ils n'ont pas continué à les cultiver). Cependant, ces cellules n'étaient pas devenues cancéreuses [77]. Conclusion : puisque la télomérase permet d'augmenter le nombre de divisions, cela montre que le raccourcissement des télomères contribue à faire vieillir les cellules et à en limiter le nombre de doublements, au moins chez les humains. Lorsque la limite de Hayflick est atteinte, ce qui reste de télomère est donc trop court, même si c'est une longueur suffisante pour d'autres espèces.

Chez la souris curieusement, non seulement les télomères sont trois fois plus longs que les nôtres, mais la télomérase est exprimée dans la plupart de leurs tissus. Ceci est en accord avec le fait que leurs cellules deviennent beaucoup plus souvent cancéreuses en culture et que les souris attrapent beaucoup plus souvent des cancers que nous. On a fait artificiellement des souris dont les cellules ne font pas de télomérase. Elles étaient normales. Leurs télomères raccourcissaient avec l'âge et aussi au passage d'une génération à la suivante. Jusqu'à la cinquième génération les souris se développaient normalement. C'est seulement à la sixième génération que leur ADN commençait à être altéré[73]. Pourtant, les fibroblastes de souris sont capables de beaucoup moins de doublements en culture que les nôtres quand par chance ils restent normaux. Cela montre que dans le cas des souris le nombre de doublements est limité par un autre facteur avant que les télomères soient trop courts.

Si on considère que la longueur des télomères est une des horloges du vieillissement, c'est par chance **une horloge que l'on peut remonter** grâce à la télomérase. Pourra-t-on un jour utiliser la télomérase pour allonger notre vie, en sachant judicieusement utiliser cette arme à double tranchant qui peut aussi donner le cancer ? Si réellement au cours de notre vie le raccourcissement des télomères n'a pas eu le temps de contribuer à notre vieillissement, si cette horloge retarde par rapport aux autres, la télomérase ne sera utile pour vivre plus longtemps que quand nous aurons déjà allongé substantiellement notre vie par d'autres moyens jusqu'à un âge où ce raccourcissement commencera à nous nuire.

DEUXIÈME PARTIE

COMMENT FREINER LE VIEILLISSEMENT ET ALLONGER LA VIE MAINTENANT

LA NATURE A FAIT DES PRODIGES EN RÉALISANT DES MACHINES aussi compliquées que nos corps. En outre, elle réussit à faire marcher ces machines pendant des durées approchant le siècle, alors que nous ne sommes pas capables de faire durer une automobile, machine infiniment plus simple, plus d'une dizaine d'années. Comment espérer alors être capables de faire mieux que la nature pour nous-mêmes ?

D'abord, nous savons depuis longtemps que notre longévité dépend de nos conditions de vie. Grâce à l'élévation de notre niveau de vie, à l'hygiène, à la médecine, à l'amélioration de la qualité de notre alimentation, notre durée de vie moyenne a doublé depuis le début du XIXe siècle. Donc nous savons que nous pouvons modifier notre longévité. Mais comment prétendre pouvoir **freiner le vieillissement ?**

- Nous avons vu que la nature a déjà mis en place des systèmes très sophistiqués de protection contre le vieillissement. Ces systèmes sont particulièrement efficaces chez l'homme, qui est le mammifère qui vit le plus longtemps et qui fait partie, avec les singes, de ceux qui ont le taux de vie le plus élevé.

- La théorie évolutionniste montre que, du fait de la sélection naturelle, la nature a beaucoup plus favorisé les espèces que les individus. (Ceci étant, la nature n'a pas non plus toujours favorisé les espèces ; beaucoup d'entre elles ont disparu). Nous sommes maintenant en présence d'espèces particulièrement favorisées, puisqu'elles sont issues des lignées qui ont toujours été sélectionnées pendant les trois milliards d'années qui se sont écoulées depuis l'apparition de la vie. Paradoxalement, le fait que la longévité des individus ait été peu favorisée par la nature nous donne de l'espoir. La nature a certes réalisé des prodiges, mais puisqu'elle ne nous a pas spécialement favorisés, nous, pauvres individus, on peut dire : « **peut mieux faire !** » Il ne doit pas être impossible de faire encore mieux que la nature !

Nous sommes les mammifères les plus gâtés, ou plutôt les moins délaissés.

Peut-on quand même faire mieux ? On peut penser que oui, puisque les oiseaux sont encore mieux protégés que nous contre le vieillissement. Leur taux de vie est 2,5 fois plus élevé que le nôtre. Si l'on parvient à se protéger aussi bien qu'eux, on devrait pouvoir raisonnablement espérer ainsi dans un premier temps vivre 2,5 fois plus longtemps, soit environ **200 ans** !

Compte tenu de l'extrême complexité des êtres vivants, on ne peut pas partir de zéro et imaginer dans l'absolu, à partir des propriétés des atomes et des molécules, comment faire mieux que la nature. Il faut donc chercher dans la nature elle-même les armes pour se battre contre elle.

On ne pourra espérer vivre plus de 120 ans qu'en utilisant des moyens artificiels, non naturels, en allant « **contre la nature** ». On ne pourra espérer vivre plus de 120 ans qu'en faisant des choses contre nature mais bénéfiques pour nous, individus. D'ailleurs depuis bien longtemps, c'est ce que fait la médecine. Est-il naturel d'opérer quelqu'un de l'appendicite ? Après avoir agi « contre la nature » pour soigner d'autres maladies, il s'agit de le faire pour soigner la maladie du vieillissement, la plus grave de toutes, à l'origine de la plupart des autres maladies.

METTONS TOUTES LES CHANCES DE NOTRE CÔTÉ

Il y a cependant intérêt d'abord à profiter au mieux de la nature pour que les moyens naturels contribuent au mieux à notre longévité. Il faut vivre sainement, optimiser la quantité d'exercice physique, éviter les stress trop intenses dans la mesure du possible, avoir une vie heureuse. Il faut manger ce qui convient le mieux pour vivre le plus longtemps possible. Mais il ne doit pas être bien bon de ne choisir ses menus que par des considérations diététiques. Il faut tenir compte aussi du plaisir que procure la nourriture. Le plaisir et le bonheur sont des buts de la vie, et sont bien agréables. En outre, le plaisir doit contribuer à notre santé. Nous avons déjà mentionné qu'il vaut mieux ne pas trop manger, ne pas trop manger de sucres rapides, comme le sucre de cuisine, ni même de sucres lents, comme l'amidon, et dans une moindre mesure, ne pas manger trop gras [1]. Il ne faut consommer les laitages qu'avec modération : paradoxalement, malgré le calcium qu'il contient, le lait, au moins en grandes quantités, a tendance à faire fuir le calcium des os à cause de son acidité [1]. Il faut consommer une quantité suffisante de fruits et de légumes.

Nous ne nions pas l'intérêt des régimes, que ce soient les recommandations générales pour vivre le plus longtemps possible, ou les régimes particuliers à chaque individu en fonction de sa santé ou des risques qu'il court, par exemple les risques dus à un excès de cholestérol. Mais de nombreux ouvrages y sont consacrés, et ce n'est donc pas le sujet de ce livre. Nous mentionnerons quand même le régime crétois avec les bénéfices des acides gras oméga-3 et 6, dont on parle beaucoup actuellement. Il serait dommage de ne pas l'évoquer dans un ouvrage ayant pour but d'allonger la vie. Il vaut mieux mettre toutes les chances de son côté.

BIEN MANGER POUR BIEN VIEILLIR

De nombreux livres proposent des régimes amaigrissants et des régimes pour bien vieillir. C'est le cas par exemple du livre du Dr Jean-Paul Curtay et de Thierry Souccar [2]. Je n'en parlerai donc pas à mon tour. Mais je trouve que ces régimes sont très contraignants. Il serait dommage de ne pas choisir aussi ses aliments en fonction du plaisir qu'ils nous procurent. Qu'il est bon le péché de gourmandise ! Ce serait bien dommage si c'était toujours un péché mortel ! Je pense qu'il ne faut pas bannir systématiquement les aliments les plus énergétiques. En effet si on est bien régulé, plus les aliments sont énergétiques, plus petites seront les portions qu'on aura envie de manger. Il n'est pas nécessaire de suivre un régime amaigrissant quand on n'a pas tendance à grossir.

FAUT-IL MANGER PRÉHISTORIQUE ?

Certains pensent que les changements intervenus dans notre alimentation depuis la préhistoire sont nocifs, la sélection naturelle ayant favorisé les humains les mieux adaptés à la nourriture alors disponible. On peut inversement penser que cette nourriture était la plus adaptée aux humains qui avaient eu la chance d'être sélectionnés, et donc aussi à nous-mêmes qui en sommes issus. Cette sélection ne favorisait pas ceux qui vivaient le plus longtemps, mais ceux qui perpétuaient le mieux l'espèce. A la préhistoire, les gens vivaient beaucoup moins longtemps que nous.

Cette théorie est donc au moins en partie contestable. Toutefois, les comparaisons avec le régime de nos ancêtres peuvent nous apporter des indices intéressants. Certains pensent que pour la plupart d'entre nous, l'organisme est peu adapté à une grande consommation de laitages, car c'est un régime très récent, et la sélection naturelle n'a pas éliminé ceux qui y étaient peu adaptés [1]. Nos ancêtres consommaient peu de sucres, simples ou complexes, et beaucoup de fibres. C'est ce que les diététiciens nous recommandent. Leur nourriture contenait plus de potassium et moins de sodium que la nôtre. C'est aussi ce qui est préconisé par les nutritionnistes [3]. Les os se déminéralisent moins et la sécrétion d'hormone de croissance diminue moins avec l'âge.

Il ne fait cependant pas de doute à mon avis que globalement nous mangeons plus sainement que nos ancêtres et que cela contribue à ce que nous vivions plus longtemps. Si aujourd'hui nous mangeons souvent trop, la plupart de nos ancêtres en revanche étaient très pauvres et ne mangeaient pas assez. Depuis l'apparition de la réfrigération, notre nourriture est plus saine, plus fraîche. Il est facile de nous procurer une alimentation variée. De plus, des contrôles sanitaires stricts sont effectués sur les aliments et sur l'eau.

Il est indéniable que les progrès de l'hygiène, de la médecine combinés à l'augmentation du niveau de vie, ont contribué à l'allongement de la longévité.

POURQUOI ON PEUT ESPÉRER PROLONGER SA VIE EN PRENANT DES ANTI-ÂGES

NOUS AVONS DÉCRIT PRÉCÉDEMMENT DIFFÉRENTS PROCESSUS qui sont impliqués dans le vieillissement, et il semble qu'à l'heure actuelle, nous ne pouvons chercher à lutter que sur trois fronts.

- Nous pouvons essayer de limiter l'effet nocif des espèces oxydantes en consommant des antioxydants,
- nous pouvons essayer de lutter contre la glycation en consommant des produits antiglycation comme la carnosine,
- nous pouvons freiner le déclin de certaines de nos hormones en prenant des suppléments.

On appelle **anti-âges** des substances dont on pense qu'elles freinent le vieillissement lui-même, de l'anglais *anti-aging drugs* : *to age* = vieillir, *anti-aging drugs* = médicaments anti-vieillissement. A l'opposé, d'autres produits n'agissent qu'en palliant les effets néfastes du vieillissement. Les antioxydants, les produits antiglycation et les suppléments d'hormones peuvent être considérés comme des anti-âges, s'ils freinent effectivement le vieillissement lui-même.

POUR OU CONTRE LA SUPPLÉMENTATION ?

Il y a déjà des antioxydants dans notre nourriture naturelle. On peut augmenter la quantité d'antioxydants par des régimes adaptés. Par exemple, on peut manger plus de fruits pour avoir plus de vitamine C. On peut manger beaucoup de carottes pour augmenter ses apports en bêta-carotène, du germe de blé pour augmenter ses apports en vitamine E, etc. Peut-on considérer a priori que les meilleurs régimes contiennent forcément les quantités optimales d'antioxydants et qu'il est inutile de prendre des suppléments ? Je pense que la réponse est dans la théorie évolutionniste du vieillissement. Il est naturel de vieillir et de mourir. On peut certes chercher à profiter au maximum des possibilités offertes par la nature par des

conditions de vie et un régime optimisé. Mais jamais cela ne nous permettra de vivre 130 ans. La sélection naturelle a favorisé les gens les mieux adaptés à la nourriture disponible. Donc ce que l'on trouve dans la nature est particulièrement bien adapté à l'homme. Mais c'est seulement bien adapté pour que nous nous reproduisions dans les meilleures conditions, et non pas pour que nous vivions le plus longtemps possible.
Il est à noter que certains préconisent des suppléments de vitamines et de minéraux pour une autre raison [2]. Nos dépenses physiques ont diminué en raison du progrès technologique. Le travail, souvent dans un bureau, ne nécessite que peu ou pas de dépenses physiques. Nous utilisons un moyen de transport pour y aller. A la maison, une bonne partie du travail physique est effectuée par les appareils électroménagers. Aussi, nous consommons moins de calories que ceux de nos ancêtres qui mangeaient à leur faim. Si on admet que la quantité de vitamines et de minéraux consommée par nos ancêtres était optimale pour eux du fait de la sélection naturelle, et donc serait aussi optimale pour nous, alors, ce que nous mangeons ne nous en apporte pas assez. Il faut donc prendre des suppléments [2].

Si on veut prendre des anti-âges, quels produits choisir, et en quelle quantité ? Si certains nutritionnistes déconseillent de prendre des suppléments, à l'opposé, les marchands de produits anti-âge veulent faire croire qu'il faut consommer en quantité importante un nombre considérable de produits. Smart City au Luxembourg en propose plus de 300 sur son catalogue d'août 2006 ! La société de consommation est là, comme partout ! Nous ne passerons en revue que les principaux produits, ceux dont on parle dans la plupart des ouvrages et qui sont souvent mentionnés dans les théories du vieillissement. Le corps s'en sert naturellement pour lutter contre le vieillissement, et leurs effets semblent les mieux établis.

COMMENT ÊTRE SÛR QU'UN ANTI-ÂGE EST EFFICACE ?

La seule façon de le savoir avec certitude c'est de faire une étude en double aveugle sur un très grand nombre de personnes pendant un grand nombre d'années. Les personnes sélectionnées pour l'étude doivent être réparties de manière aléatoire en deux groupes : le premier groupe reçoit l'anti-âge, tandis que le second reçoit un placebo. Ni les médecins ni les patients ne connaissent la nature du traitement administré. Ces études sont généralement considérées comme la méthode scientifique la plus rigoureuse en recherche médicale. Malheureusement elles sont difficiles à réaliser, très longues et très coûteuses. Alors sur quoi peut-on se baser ? Nous disposons de quelques études chez l'homme mais il ne semble pas que des études systématiques, testant plusieurs concentrations, aient été menées pour chaque produit aux vertus anti-âge supposées.

Nous nous sommes particulièrement intéressés aux études sur les animaux : *quels sont les effets d'un anti-âge sur leur longévité ?* et sur le nombre de doublements de cellules humaines en culture. Un produit peut-il repousser la limite de Hayflick ? Les études de longévité d'animaux portent le plus souvent sur des souris ou des rats. Nous avons vu que leur taux de vie (l'énergie consommée par gramme au cours de leur vie) est moindre que le nôtre. Ils sont moins bien protégés naturellement contre les radicaux libres que nous. Toutefois on peut penser que si un produit freine le vieillissement d'une souris, il freinera aussi le nôtre, même si c'est dans une moindre mesure. Quant au nombre de doublements de cellules humaines en culture, il est directement lié à notre longévité. Malheureusement, peu de produits ont été testés pour leurs effets sur la limite de Hayflick. Pour chaque produit, nous avons mentionné les valeurs des suppléments donnés aux rongeurs quand de telles expériences ont été faites et celles proposés pour l'homme dans différents ouvrages.

Remarque

Les produits supposés freiner un des mécanismes du vieillissement, par exemple l'oxydation, ont en même temps d'autres propriétés très utiles à la vie. Par exemple, les vitamines sont des molécules indispensables parce qu'elles participent à des réactions biochimiques du métabolisme qui ne peuvent avoir lieu sans elles et parce que notre organisme est incapable de les synthétiser. Au delà d'une certaine quantité, il doit y en avoir assez pour toutes les réactions chimiques qui en ont besoin. L'apport de plus de vitamine ne doit donc plus être utile pour ces réactions.

Si une vitamine venait à manquer dans notre alimentation, on mourrait. Si une vitamine n'était utile que par sa participation au métabolisme, la durée de vie ne devrait plus croître en fonction de la quantité de vitamine au-delà d'une certaine valeur suffisante pour les réactions auxquelles elle participe. Elle peut même décroître pour les apports trop élevés en raison d'effets nuisibles. Il s'agit de distinguer l'effet anti-âge des autres effets utiles. Le besoin vital de vitamines doit être satisfait quand on en consomme suffisamment pour rester en bonne santé au moins jusqu'à l'âge adulte. Si une quantité supérieure allonge l'espérance de vie, on peut penser que c'est à cause d'un pouvoir anti-âge, par exemple d'un pouvoir antioxydant.

LES ANTIOXYDANTS AU BANC D'ESSAI

J'AI FAIT SUR INTERNET, AVEC MEDLINE, UNE RECHERCHE systématique d'articles scientifiques sur l'effet des anti-âges sur la durée de vie des animaux et sur le nombre de doublements de cellules humaines en culture. Quand je ne dis rien sur les animaux ou sur la limite de Hayflick, c'est parce que je n'ai rien trouvé.

LA VITAMINE E

C'est un antioxydant lipophile c'est-à-dire qu'elle a beaucoup d'affinités pour les lipides. Elle est insoluble dans l'eau [4] et de ce fait protège surtout les graisses contre l'oxydation. Le terme de vitamine E recouvre huit composés : quatre tocophérols (alpha, bêta, gamma et delta) et quatre tocotriénols (alpha, bêta, gamma et delta) [4,5]. La forme la plus connue est l'alpha-tocophérol. Cette forme est prédominante dans les tissus animaux [5]. Elle existe sous forme de deux isomères dont les molécules sont symétriques l'une de l'autre, d et l (elles sont l'image l'une de l'autre dans un miroir). La vitamine E naturelle, ou d-alpha-tocophérol, ne contient que l'isomère d. La vitamine E synthétique, ou dl-alpha-tocophérol, contient 50 % de chaque isomère : c'est ce qu'on appelle un mélange racémique. Pendant longtemps, c'est seulement l'alpha-tocophérol qui a été étudié. Dans beaucoup de graines de plantes, on trouve la vitamine E le plus souvent sous forme de gamma-tocophérol. C'est donc logiquement cette vitamine qui est dominante dans la nourriture consommée. C'est du moins le cas aux Etats-Unis [5] et peut-être aussi en France. Les effets des différentes formes de tocophérols n'ont été étudiés que depuis les années 1990.

Les preuves dont on dispose

Les études sur le nombre de doublements de cellules en culture et sur la durée de vie de rongeurs sont anciennes et n'ont été faites qu'avec l'alpha-tocophérol.

La vitamine E repousse la limite de Hayflick

Lester Packer et James Smith obtinrent 35 doublements de fibroblastes de plus avec 0,1 g/l de dl-alpha-tocophérol. La limite de Hayflick de leurs cellules fut repoussée de 65 à 100. Avec 0,01 g/l, ils obtinrent 25 doublements de plus [6]. L'augmentation du nombre de doublements qu'ils obtenaient était donc assez considérable. Mais il semble que ces expériences, déjà anciennes, datant de 1974, n'ont jamais été refaites.

La vitamine E allonge la vie des souris et des rats

L'américain Denham Harman prolongea la vie de souris de 7 % mais il s'agissait de souris déficientes qui développent spontanément des maladies auto-immunes [7]. Les expériences de Porta sur 376 rats Wistar avec du dl-alpha-tocophérol sont les plus complètes [8]. Les régimes avec ou sans vitamine E étaient commencés dès le sevrage. Ils contenaient tous le même nombre de calories par gramme. Les rats mangeaient et buvaient autant qu'ils voulaient. Les suppléments de vitamine E étaient de 0,2 g pour 100 g de nourriture. Pour un homme mangeant 600 g par jour, cela correspondrait à 1,2 g / jour, ce qui est une dose très élevée. A ces doses, on pourrait craindre des effets secondaires. L'effet de la vitamine E dépendait du régime de base auquel elle était ajoutée. Les régimes différaient par la nature de leur huile. L'un renfermait de l'huile de noix de coco (une huile saturée), l'autre de l'huile de carthame (une huile hautement insaturée). La longévité des rats sans suppléments de vitamine E ne dépendait pas du régime de base. La vitamine E ne rallongeait la vie des rats que si elle était ajoutée au régime contenant l'huile hautement insaturée. Leur durée de vie moyenne était alors augmentée d'environ 9 %. Ce pourcentage correspondrait pour l'homme à 7 années de vie supplémentaires, ce qui serait considérable.

Elle allonge la vie de l'homme

Enstrom et Pauling étudièrent sur six ans la mortalité d'un groupe de 479 Californiens âgés. La mortalité était environ deux fois plus faible chez ceux qui prenaient des suppléments de 100 à 500 UI par jour de vitamine E que chez les autres (voir l'encadré pour la définition de l'UI). Ceux qui prenaient 1 000 UI ou plus par jour avaient une mortalité comparable à ceux qui ne prenaient pas de suppléments [9]. Cette dernière dose doit donc être trop élevée bien qu'elle soit comparable à celle donnée aux rats.

On pense que la vitamine E a une action préventive contre le cancer [10]. Et le gamma tocophérol apporterait une protection plus grande que l'alpha tocophérol [5].

L'alpha tocophérol ne semble pas prévenir les maladies cardiovasculaires [5], à l'inverse du gamma-tocophérol. Une étude de 7 ans sur près de 35 000 femmes ménopausées a montré qu'une supplémentation en gamma tocophérol diminuait le risque de mourir de maladies cardio-vasculaires [5].

Quant aux tocotriénols, ils diminuent la production de cholestérol, et agissent contre l'athérosclérose.

Quelles doses ont été conseillées dans la littérature ?

En dehors de toute recherche pour freiner le vieillissement, les doses de vitamine E nécessaires simplement pour rester en bonne santé sont mal connues. En France, la dose quotidienne recommandée dans l'alimentation est de 12 mg d'alpha-tocophérol par jour. Mais 30 mg par jour semblent plus indiqués pour la santé [4]. Pour donner un ordre d'idée, aux Etats-Unis, la nourriture apporte en moyenne de l'ordre de 8 mg par jour [4].

MILLIGRAMMES OU UI ?

Les quantités de vitamine E sont données soit en mg, soit en UI (unité internationale) soit en alpha-TE (alpha-tocophérol équivalents)

1 mg acétate dl-alpha-tocophérol (forme synthétique la plus utilisée)	= 1 UI	= 0,67 alpha-TE
1 mg dl-alpha-tocophérol	= 1,1 UI	= 0,74 alpha-TE
1 mg d-alpha-tocophérol (ou RRR-alpha-tocophérol, forme naturelle la plus active)	= 1,49 UI	= 1 alpha-TE

Pour vivre longtemps, Thierry Souccar et Jean-Paul Curtay proposent dans leur livre *Le programme de longue vie* [2] un supplément de 100 à 200 mg/jour de vitamine E naturelle (d-alpha tocophérol). Roy Walford proposait 600 UI et Durk Pearson et Sandy Shaw 6 g, soit 3 000 UI de vitamine E synthétique (dl-alpha-tocophérol) [11]. Dans plusieurs études, des mégadoses, jusqu'à 800 UI par jour pendant plusieurs mois, n'ont pas provoqué d'effets secondaires [4].

Quoi qu'il en soit, puisque d'après les expériences d'Enstrom et Pauling, 1 000 UI (670 mg de d-alpha-tocophérol) par jour n'accroissent plus la longévité de l'homme, contrairement à des doses inférieures (100 à 500 UI), cela veut dire que de telles doses sont trop fortes, et que des effets secondaires doivent contrebalancer les effets bénéfiques. Il vaut donc mieux se placer dans l'intervalle de 100 à 500 UI c'est-à-dire entre 67 et 335 mg de d-alpha-tocophérol par jour. Si l'on envisage de prendre de la vitamine E pendant des décennies, il est sans doute plus prudent de se limiter à 100 voire 200 mg/jour maximum.

Remarque : les valeurs données par Thierry Souccar et Jean-Paul Curtay pour la vitamine E comme pour les autres vitamines et minéraux sont évaluées aussi pour tenir compte du fait que nous avons moins besoin de calories que nos ancêtres et avons tendance à moins manger, ce qui peut causer un manque de vitamines et de minéraux.

Les contre-indications de la vitamine E

- Des mégadoses de vitamine E favorisent la fluidité du sang, ce qui peut être un avantage dans certains cas mais gênant dans d'autres comme avant une opération chirurgicale [4].
- La vitamine E peut avoir des effets néfastes en augmentant les effets secondaires d'autres médicaments. En effet, des études biochimiques très récentes ont montré qu'elle interfère avec le système de détoxication des médicaments et autres drogues présent dans le foie [12]. Elle interfère en particulier avec le métabolisme des statines utilisées contre le cholestérol. Une étude en double aveugle de trois ans a été faite sur des sujets prenant de la simvastatine et un cocktail d'antioxydants comprenant 800 UI de d-alpha-tocophérol (et 1 000 mg de vitamine C, 25 mg de bêta-carotène et 100 mg de sélénium) par jour. Le médicament augmentait moins le bon cholestérol (HDL), l'artère coronaire était plus sclérosée, le nombre d'attaques, d'infarctus et de décès étaient augmentés [12]. On ne peut pas être sûr que cet effet néfaste ait été dû à la vitamine E plutôt qu'aux autres composés du cocktail, mais les études biochimiques suggèrent que c'est très probablement elle la coupable. 800 UI (537 mg) est une dose très élevée. Il est à mon avis plus prudent, quand on prend des statines ou d'autres médicaments pouvant avoir des effets secondaires importants, de réduire ou d'arrêter sa consommation de

vitamine E, particulièrement quand ces effets secondaires commencent à se manifester.

La vitamine E Roche contient le mélange racémique des deux isomères (50 % de chacun) de l'alpha-tocophérol, alors que la vitamine E naturelle ne contient que l'isomère d. L'isomère l serait inutilisable par l'organisme [13]. C'est pourquoi la vitamine E naturelle semble préférable. On peut trouver de la vitamine E naturelle dans les magasins de diététique.

LE SÉLÉNIUM

C'est la coenzyme de la glutathion peroxydase, enzyme naturelle de protection contre le vieillissement qui détruit des radicaux libres oxydants [10,2]. L'effet protecteur de cette enzyme face au stress oxydatif est supérieur à celui des autres enzymes de protection, comme la superoxyde dismutase. Lorsque l'on bloque l'action de cette enzyme, on aboutit à la mort cellulaire [14]. La glutathion peroxydase atteint son efficacité optimum s'il y a suffisamment de sélénium. Il n'en faut pas trop non plus, sinon il est toxique.

Le sélénium allonge la vie des rats

Le sélénium, sous forme de sélénate de sodium, a allongé la durée de vie moyenne des rats [15]. Sous forme de sélénite de sodium en revanche, il est très toxique, même à des doses comparables. La survie de rats supplémentés avec 2 ppm (2 parties par million) de sélénium a été comparée avec celle de rats non supplémentés. L'âge auquel 50 % de rats vivaient encore était augmenté de 109 jours (soit 13 % de plus) chez les mâles et de 142 jours (soit 16 % de plus) chez les femelles. La plus vieille femelle avait atteint l'âge record de 5 ans. 2 ppm correspondraient, pour un homme mangeant 600 g/jour, à 1,2 mg/jour, ce qui est une forte dose. Dans d'autres expériences, des doses comparables de sélénium avaient considérablement diminué le taux de cancers chez des souris [16]. Cela a dû allonger leur durée de vie, le cancer étant la principale cause de mortalité chez ces animaux. Mais dans le cas des rats, la forte dose de sélénate favorisait le cancer chez les animaux âgés.

Quelles doses ont été conseillées ?

Thierry Souccar propose [2] un supplément de 75 à 200 µg (microgrammes) (millionièmes de grammes) de sélénium / jour. Roy Walford proposait un supplément de 160 µg [17] et Durk Pearson et Sandy Shaw de 1 mg [11]. D'après Frédéric Le Cren (spécialiste de la physiologie du vieillissement, université du Québec), un apport total de 200 µg de sélénium par jour est sans danger [18]. D'après l'Afssa (l'Agence française de sécurité sanitaire des aliments), la dose nécessaire pour un adulte se situe entre 50 et 80 µg par jour (pour information, l'alimentation en France en apporte environ 50 µg par jour, 40 µg pour les Parisiens). Correctement dosé, le sélénium a un effet préventif contre le cancer [10,19]. En cas de carence et à fortes doses c'est le contraire [10]. Une supplémentation de 200 µg/jour de sélénium dans des régions américaines pauvres en sélénium a pu faire baisser de 37 % l'incidence des cancers [18].

Dans l'alimentation, la toxicité du sélénium devient inacceptable au delà de 3 parties par million, soit, pour 600 g de nourriture par jour, 1 800 µg = 1,8 mg/jour [20]. Nous ne pouvons pas vivre sans sélénium, mais 1 g de ce produit est un poison violent.

LE BÊTA-CAROTÈNE

On trouve du bêta-carotène dans les carottes auxquelles il donne leur couleur orange, d'où son nom. Cette molécule est un précurseur de la vitamine A. Elle peut se transformer en rétinaldéhyde puis en vitamine A [4]. D'autres molécules proches du bêta-carotène, qu'on appelle, comme celui-ci, des caroténoïdes, peuvent aussi se transformer en vitamine A. La vitamine A est indispensable à la vue. Un manque de vitamine A et de caroténoïdes peut causer de graves problèmes de vision.

Le bêta-carotène semble prévenir plutôt les cancers de la partie supérieure du système digestif (la vitamine E ceux de la partie inférieure) [19].

Un antioxydant qui ne prolonge peut-être pas la vie...

Je n'ai trouvé qu'un article sur l'effet du bêta-carotène sur la longévité des souris [21]. Les chercheurs ont donné des suppléments de bêta-carotène à des souris soit à partir de l'âge de 29 jours, soit à partir de celui de 608 jours (environ 20 mois). Pour un homme mangeant 600 g/jour, la quantité de bêta-carotène donnée aux souris correspondrait à l'énorme dose de 3 g/jour. Mais ça n'a pas été toxique pour les souris. Dans le premier cas, la durée de vie moyenne a augmenté de 5 %, dans le deuxième cas, elle a diminué de 11,5 %. Mais ces différences n'étaient pas significatives (on ne pouvait pas savoir si elles étaient dues au hasard ou au bêta-carotène). A noter que la supplémentation augmentait la concentration de bêta-carotène dans le plasma sanguin mais n'avait pas d'effet sur la concentration dans le cœur, le foie ou les reins. On peut penser toutefois qu'il serait très utile de faire d'autres expériences, plus précises et avec plusieurs dosages.

Quelles doses ont été conseillées ?

Thierry Souccar propose un supplément de 6 à 15 mg/jour de bêta-carotène [2]. Durk Pearson en proposait 25 mg [11]. A titre de comparaison, 100 g de carottes contiennent de 2 à 10 mg de carotènes [22]. La concentration en carotènes varie beaucoup d'une carotte à l'autre [13].

Le Phénoro Roche, qui n'est malheureusement plus en vente maintenant, contenait 10 mg de bêta-carotène par gélule. D'après la notice, la posologie pouvait être de une à plusieurs gélules par jour. D'après cette notice, les effets secondaires dus à un excès de bêta-carotène pouvaient être des nausées, des vomissements, de la diarrhée, une coloration des selles, des larmes. L'effet secondaire le plus important pouvait être une atteinte de la rétine, avec des troubles de la vision. Aussi, il était recommandé de ne pas dépasser deux mois d'utilisation par an, sauf avis du médecin. Mais on peut penser qu'il n'est pas nocif de manger deux ou trois carottes par jour. Aussi, il est probable que prendre 10 à 15 mg de bêta-carotène par jour est sans danger, au moins si on ne mange pas trop de carottes en plus.

LA VITAMINE B5, OU ACIDE PANTHOTHÉNIQUE

Cet acide entre dans la composition de la coenzyme A. Cette dernière intervient dans la combustion des glucides, des graisses et de certains acides aminés des protéines dans les mitochondries de nos cellules. Cet acide est donc indispensable à la vie (comme d'ailleurs toutes les vitamines).

La vitamine B5 serait indirectement un antioxydant. Elle protégerait indirectement les lipides des cellules et de leurs mitochondries en augmentant le taux de glutathion [18].

La vitamine B5 prolonge peut-être la vie des souris...

Dans certaines expériences, la vitamine B5 a rallongé de 20 % la vie des souris [17, 23, 24]. La dose quotidienne donnée aux souris correspondrait à 700 mg/jour pour un homme de 70 kg [23] si on compare proportionnellement au poids et à 36,6 mg/jour si on compare proportionnellement à la puissance 2/3 du poids (lire page 202). Mais d'après Gregory Fahy (un éminent cryobiologiste américain), d'autres expériences auraient été moins concluantes.

Quelles doses ont été conseillées ?

Nous n'avons pas trouvé de suggestions de valeurs précises de supplémentations pour vivre longtemps. On trouve en France, en pharmacie du Bépanthène (produit prescrit contre la chute des cheveux) qui renferme du dexpanthénol (ou panthénol) qui est la forme synthétique de la vitamine B5. La dose thérapeutique proposée est de 300 mg/jour. (Pour donner un ordre de grandeur, l'alimentation apporte en moyenne de 5 à 20 mg d'acide pantothénique par jour [4]).

Roy Walford a pris (au moins à une époque) 1 gramme de vitamine B5 par jour.

Des athlètes ayant reçu 2 g/jour d'acide pantothénique pendant 2 semaines ont vu leurs performances augmentées [4]

On pense que la vitamine B5 peut être considérée comme non toxique. Des personnes ayant pris jusqu'à 2 g d'acide pantothénique par jour pendant 6 mois n'ont été gênés par aucun symptôme [4]. On pourrait même supporter 10 g/jour pendant 6 semaines [17,6].

BÉPANTHÈNE OU GELÉE ROYALE : SEUL LE PRIX FAIT LA DIFFÉRENCE

L'acide pantothénique est la principale composante active de la gelée royale des abeilles [17]. Il y a 0,2 mg d'acide pantothénique par gramme de gelée royale.

Une cure de gelée royale est couramment de 5 g (ou un peu plus) en tout pour le total de la cure, soit 1 mg d'acide pantothénique en tout, réparti sur un ou deux mois.

Quand nous avons noté les prix, une boîte de Bépanthène coûtait 8,55 euros. Elle contient 60 comprimés, contenant chacun 0,1 gr de vitamine B5. Cela fait (8,55 / 60) x10 = 8,55 / 6 = 1,42 euros le gramme de vitamine

B5. Une gelée royale coûtait 0,81 euro le gramme (810 euros le kilo), soit 0,81 euro pour 0,2 mg de vitamine B5. 1 g de vitamine B5 coûtait (0,81 / 0,2) x 1000 = (0,81 / 2) x 10000 = 4050 euros, soit 2850 3000 fois plus cher !

LA VITAMINE C

La vitamine C, ou acide ascorbique, est un antioxydant hydrophile (il a de l'affinité pour l'eau). Elle est soluble dans l'eau. On trouve de la vitamine C en concentrations variables dans les fruits et les légumes frais, en particulier dans les oranges et les citrons.

La cuisson fait disparaître la plus grande partie de cette vitamine.

La vitamine C a une action protectrice contre le rhume. Plus généralement, la vitamine C accroît les défenses immunitaires. Elle protège aussi contre le cancer [4,25].

Les preuves dont on dispose

Je n'ai trouvé aucune étude sur l'effet de la vitamine C sur la limite de Hayflick et sur la longévité des souris et des rats. Ce désintérêt à ce sujet paraît surprenant compte tenu de l'importance de la vitamine C pour la santé et de son caractère antioxydant. Mais plusieurs études ont été faites sur l'homme lui-même. Contrairement au cas de la vitamine E, Enstrom et Pauling n'avaient pas trouvé de différence significative de mortalité dans leur étude portant sur 479 Californiens âgés, entre ceux qui prenaient des suppléments de 100 à 2 000 mg/jour de vitamine C et les autres, [9]. Plus tard, l'équipe de Enstrom a analysé la mortalité de 11 348 adultes [4, 26, 27]. Cette étude montra que ceux qui recevaient une quantité raisonnable de vitamine C dans leur alimentation (en moyenne de l'ordre de 130 mg/jour) vivaient plus longtemps que ceux qui en recevaient moins de 50 mg (en moyenne environ 20 mg/jour). Ceci n'est pas surprenant : ces derniers étaient en état de carence de vitamine C. Plus intéressant, ceux qui prenaient régulièrement des suppléments de vitamine C vivaient encore plus longtemps. L'effet de la prise de vitamine C était plus marqué chez les hommes que chez les femmes. Chez les hommes, la mortalité était en moyenne respectivement de 108, 89 et 56 % de la moyenne générale (comparée pour des âges égaux) de la population pour ceux qui manquaient de vitamine C, ceux dont l'alimentation en contenait assez et ceux qui prenaient une supplémentation modérée. Elle n'était plus que d'environ 40 % chez ceux qui consommaient 750 mg de vitamine C par jour [27]. Cet avantage correspondrait à 6 ans de plus de durée de vie [4]. Cette étude suggère donc un effet bénéfique d'une supplémentation, même si l'alimentation contient une quantité raisonnable de vitamine C.

QUELS SONT NOS BESOINS EN VITAMINE C ?

En France, il est conseillé un apport alimentaire quotidien de vitamine C compris entre 60 et 100 mg/jour, ce qui nécessite de manger un minimum de fruits, et de légumes peu transformés. Une carence apparaît au-dessous de cet apport, et le scorbut apparaît au-dessous de 10 mg/jour. Thierry Souccar pense que des doses sensiblement plus élevées sont souhaitables (500 mg à 1 g/jour)[2]. La protection contre le rhume croît avec la concentration jusqu'à au moins 1 g/jour. La protection contre le cancer croît avec l'apport quand celui-ci augmente de 60 mg à au moins 380 mg/jour [4].

LES POLYPHÉNOLS

On pense qu'une consommation modérée de vin rouge est bonne pour la santé. On a remarqué que les Français et les Italiens, vivant dans les deux principaux pays producteurs de vin, présentent les mêmes facteurs de risque cardiovasculaire (même fréquence du tabagisme, du diabète, de l'hypertension artérielle, mêmes habitudes alimentaires nocives pour le cœur – les Français mangent beaucoup de viande et de charcuteries) et pourtant ils souffrent moins d'infarctus que les pays d'Amérique du Nord et du nord de l'Europe, où le vin n'est pas consommé régulièrement. C'est ce qu'on a appelé le « paradoxe français ».

Les polyphénols seraient les principaux responsables de certains bienfaits du jus de raisin rouge et du vin rouge, qui, à dose modérée, protégeraient entre autres contre les infarctus et le cancer. Toutefois, par rapport au jus de raisin, le vin contient des polyphénols supplémentaires qui proviennent des pépins et de la peau. Le raisin et le vin blancs contiennent très peu de polyphénols.

Les preuves dont on dispose

Il est établi que les polyphénols sont de puissants antioxydants.

Par ailleurs, nous verrons dans la partie suivante qu'un de ces polyphénols, le resvératrol, allonge la durée de vie moyenne des levures de 70 % en activant le gène Sir2 (lire page 169).

Mais, à part le cas des levures, je ne connais aucune étude indiquant que les polyphénols allongent la vie.

Quelle dose prendre

Frédéric Le Cren, dans son livre sur les antioxydants, propose des doses quotidiennes de 150 à 200 mg/jour de polyphénols. Ils n'auraient aucun effet toxique, même à des doses plus de 100 fois plus élevées [18].

On peut envisager de prendre des polyphénols venant du raisin en buvant du vin, du jus de raisin ou des gélules contenant des polyphénols du raisin. Mais il est bien connu que le vin doit être consommé avec modération, l'abus d'alcool étant dangereux pour la santé. Si on prend des polyphénols sous forme de vin, le facteur limitatif n'est donc pas la quantité de polyphénols, mais celle d'alcool. On peut boire autant de jus de raisin qu'on veut, si on n'a pas de diabète. Si on craint à la fois l'alcool et le sucre, on peut prendre des gélules. On peut aussi en prendre en complément si on se lasse de prendre beaucoup de jus de raisin.

Si on veut prendre des gélules, il vaut mieux prendre celles pour lesquelles la quantité de polyphénols est indiquée, ce qui n'est souvent pas le cas. Elle est indiquée par exemple dans Ultra Activin de Nature's Plus (Etats-Unis). Ce produit se vend en France en pharmacie, bien que venant des Etats-Unis. Une gélule contient environ 100 mg de polyphénols.

On trouve aussi des polyphénols dans des extraits d'écorce de pin, dans le thé vert, etc.

PETIT CALCUL

Comme on a le choix entre le vin, le jus de raisin et des gélules, il peut être amusant de comparer le prix des polyphénols en fonction de leur origine. C'est ce que j'ai fait. Les vins rouges contiennent environ de 0,7 à 5 g de polyphénols par litre (Nigdikar SV. Am J Clin Nutr, Vol. 68, 1998 : 258-265).

Les doses proposées par Frédéric Le Cren correspondent à environ un verre moyen et demi, ou un grand verre de vin par jour contenant 1 g de polyphénols par litre. Une gélule d'Activin équivaut à un petit verre de 100 ml de ce vin. Résultat :
L'Activin coûte de l'ordre de 5 à 10 fois plus cher pour un même effet que des vins contenant 4 à 5 g/l de polyphénols ou que les jus de raisin correspondants s'il en existe le prix au litre est de l'ordre de 3 euros.

LA CENTROPHÉNOXINE

(ou méclofénoxate ou diméthylaminoéthyl p-chlorophénoxyacétate ou chorophénoxyacétate de déanol).

En tant que médicament, la centrophénoxine a longtemps été prescrite sous le nom de Lucidril, contre les troubles cérébraux liés à l'âge et l'altération de la mémoire.

Cette substance est recommandée entre autres par Thomas Donaldson [23] et par Fahy [28]. Elle stimule la synthèse d'ARN. Elle inverse le déclin avec l'âge de la synthèse d'ARN messager et de ce fait celle des protéines [28]. Elle agit donc contre un mécanisme important de vieillissement. Elle réduit l'accumulation de lipofuchsine [28] ou même la quantité de ce produit [29]. Ce pigment s'accumule dans les cellules avec l'âge et perturbe leur fonctionnement. Il apparaît sous forme de taches marron sur la peau.

Les preuves dont on dispose

La centrophénoxine augmente le nombre de doublements de fibroblastes en culture [28,30] : elle repousse la limite de Hayflick.

C'est un antioxydant [19,29]. Cela contribuerait à l'effet bienfaisant de la centrophénoxine sur la santé du cerveau et à une action contre son vieillissement [29].

La centrophénoxine peut allonger la vie des souris. Richard Hochschild (Université de Berkeley, Californie) a fait plusieurs expériences sur les souris. Dans l'une d'entre elles [31], il a choisi des souris qui, à l'époque, étaient considérées comme vivant longtemps, avec une durée de vie moyenne de 490 jours, soit environ 16 mois. A partir d'environ 21 mois, une partie des survivantes a reçu quotidiennement 21 mg/kg de méclofénoxate (7 mg/kg de déanol) par jour [23,31].

Ces dernières ont survécu en moyenne 49,5 % plus longtemps que celles n'ayant pas reçu le produit : soit environ 3 mois contre 2 mois. Elles ont donc vécu 21+3 contre 21+2 mois, soit 4 % plus longtemps. Dans les deux cas, les souris pouvaient manger autant qu'elles voulaient. Dans d'autres expériences (où les souris pouvaient aussi manger autant qu'elles voulaient) [32], Hochschild a donné à des souris 60 mg/kg de méclofénoxate (20 mg/kg de déanol) par jour à partir d'environ 9 mois, avec curieusement une interruption entre 18 et 22 mois. (Etait-il parti en vacances ? Y a-t-il eu un problème d'approvisionnement ?). Ces souris ont survécu en moyenne 27,3 % plus longtemps que celles n'ayant pas reçu le produit : elles ont vécu au total 9+12,4 mois contre 9+9,7 mois, soit 16 % plus longtemps. Mais des doses trop élevées raccourcissent leur vie [23]. Aucune autre expérience n'a été faite depuis sur les souris, d'après la bibliographie systématique que j'ai faite.

Quelle dose prendre

21 mg/kg correspondent à 1 260 mg pour un homme de 60 kg si on compare proportionnellement au poids, mais seulement à 69 mg/kg si on compare proportionnellement à sa puissance 2/3 (lire page 202). Les doses thérapeutiques de Lucidril étaient de 2 comprimés, soit 500 mg/jour. En 1991, Fahy en prenait lui-même 250 mg/jour. Il avait remarqué que c'était un puissant stimulant mental. Compte tenu de l'effet de ce produit sur le psychisme, il doit être plus prudent de se maintenir très en dessous des doses thérapeutiques si on veut prendre de la centrophénoxine contre le vieillissement.

LE ZINC

C'est la coenzyme d'une des superoxyde dismutases [18,28], enzyme naturelle de protection contre les radicaux libres oxydants, ainsi que de plus de 200 enzymes cellulaires. L'âge entraîne une déficience en zinc : son taux baisse avec l'âge, d'où l'utilité de suppléments.

Quelle dose a été conseillée ?

Trop de zinc gêne le fonctionnement de la superoxyde dismutase au cuivre [18]. Frédéric Le Cren propose un apport de 15 à 20 mg/jour. Il dit que l'on ne doit pas dépasser 100 mg/jour.

LA COENZYME Q10

Elle a naturellement une fonction dans les mitochondries, les « poumons » des cellules, auxquelles elles fournissent de l'énergie sous forme d'ATP en brûlant entre autres du glucose. La coenzyme Q10 participe à la chaîne de réactions couplant la combustion du glucose à la transformation de l'ADP en ATP. Elle est donc indispensable à l'apport d'énergie aux cellules et donc à leur vie. C'est aussi **un puissant antioxydant** qui neutralise les radicaux libres oxydants formés lors de ces réactions chimiques [23, 28, 33]. Elle protège plus particulièrement les constituants des mitochondries. Mais vers 80 ans, notre organisme ne produit plus que 60 % de ce qu'il produit de coenzyme Q10 quand on est jeune [38]. La concentration naturelle de coenzyme Q10 chute considérablement avec l'âge dans le cœur des vieux rats [28]. La coenzyme Q10 protège le cœur [28, 33]. Ceci a été observé dans différentes études, dont plusieurs en double aveugle, dans le cas de diverses maladies de cœur [34]. Au Japon, le pays où l'on vit le plus longtemps, des millions de gens en consomment couramment [28].

Les preuves dont on dispose

Bliznakov a donné à de vieilles souris, par piqûres, à partir de l'âge de 16 à 18 mois, des doses quotidiennes de coenzyme Q10 qui correspondraient à environ 10 mg/jour pour un homme [28]. Dans ces expériences, non seulement la longévité moyenne des souris, mais aussi leur longévité maximale ont été considérablement augmentées. Mais la validité de cette dernière augmentation a été mise en doute par Coles et Harris qui pensent que les conditions dans lesquelles vivaient les souris n'étaient pas optimales, beaucoup de souris du groupe contrôle (sans CoQ10) mourant prématurément et les souris pouvant avoir une longévité maximale nettement plus grande dans de meilleures conditions. La CoQ10 a dû corriger les effets néfastes de mauvaises conditions de vie et d'une fragilité congénitale. Cela peut être utile pour nous, car on ne choisit pas toujours ses conditions de vie.

Cole a fait récemment de nouvelles expériences à l'UCLA à Los Angeles dans le célèbre laboratoire du Dr. Roy Walford avec une souche robuste de souris vivant naturellement plus longtemps [35]. Leur durée de vie maximale est de 3 ans quand elles mangent autant qu'elles veulent, 3,5 ans lorsque leur nourriture est modérément restreinte et 4,5 ans lorsqu'elle est sévèrement restreinte, ce qui est considérable pour des souris. (Noter au passage l'effet spectaculaire de la restriction calorique. Mais les souris sont tellement affamées qu'elles deviennent cannibales si on en met plusieurs dans une même cage). Dans ces expériences les souris vivaient dans des conditions optimales et en légère restriction calorique. Les souris ayant reçu des suppléments de coenzyme Q10 ont vécu en moyenne 20 % plus longtemps, mais leur longévité maximale n'a pas changé. La même proportion de souris a eu des cancers, mais l'âge de leur apparition a été retardé. Enfin, encore plus récemment, des Finlandais ont fait d'autres expériences sur des souris et des rats et n'ont trouvé aucun effet de la coenzyme Q10 ni sur leur longévité moyenne, ni sur leur longévité maximale [36]. Alors, qui croire ? A mon avis, on ne peut mettre en doute ni le sérieux des Américains, ni celui des Finlandais. Il se peut que selon les autres conditions de vie des souris, la CoQ10 rallonge ou non leur durée de vie. Cole a commencé la supplémentation des souris vers 6 semaines et Löonrot à 2 mois d'âge, ce qui est assez voisin. Cole donnait 1‰ de CoQ10. Pour un homme mangeant 600 g/jour, cela ferait 0,6 g = 600 mg/jour de CoQ10, ce qui est beaucoup. Löonrot donnait 10 mg/kg/jour = 600 mg/jour pour un homme de 60 kg si on compare proportionnellement au poids, ce qui est identique. Mais cela fait beaucoup moins si on compare proportionnellement à la puissance 2/3 du poids (lire page 202). C'est peut-être surtout de là que vient la différence.

Quelles doses ont été conseillées ?

Sur les boîtes américaines de coenzyme Q10, il est conseillé au moins 30 mg de coenzyme par jour. Au-dessus de 40 à 50 ans, ils conseillent 100 mg par jour. Bliznakov et Hunt suggèrent 10 à 30 mg/jour, et jusqu'à au moins 100 mg/jour dans des états de déficience importante [33]. Ces doses sont supérieures ou égales à ce que recevaient les souris de Bliznakov. Toutefois, ses souris recevaient la coenzyme Q10 par piqûres, et par voie digestive une bonne partie se perd [23]. Il vaut mieux prendre cette coenzyme le matin, car c'est un peu un excitant.

Aucun effet secondaire n'a été observé même à des doses très supérieures aux doses thérapeutiques [33]. Aucune toxicité significative n'a été observée pour des doses allant jusqu'à trois fois 100 mg/jour pendant un an [34]. Toutefois, des doses supérieures à 100 mg/jour doivent être divisées pour éviter des désagréments gastro-intestinaux. D'après Bliznakov, la coenzyme Q10 aurait tendance à faire perdre du poids. Cela peut être un avantage pour les gens qui ont de l'embonpoint. Cela pourrait constituer une limitation pour ceux qui sont naturellement maigres.

MÉDICAMENTS ANTI-CHOLESTÉROL : LE REVERS DE LA MÉDAILLE

Lorsque l'on prend des statines contre le cholestérol : pravastatine, simvastatine, lovastatine..., celles-ci font baisser anormalement notre taux de coenzyme Q10, en l'absence de suppléments [37, 38]. Le taux dans le plasma sanguin peut baisser de 50 %, alors que le taux de cholestérol ne baisse que de 20 à 30 % [37]. En effet, en bloquant la production de cholestérol, ces médicaments bloquent aussi celle de coenzyme Q10 [37, 38]. Certes, la prise de statines diminue le risque pour les artères de se boucher et celui de mourir d'un infarctus. Par exemple, dans l'étude en double aveugle sur 5 ans sur des patients à risque [39], la mortalité totale était diminuée de 13 % et la mortalité coronarienne était réduite de 18 % par la statine [40].

Mais faute de coenzyme Q10, les cellules manquent d'énergie. C'est particulièrement le cas de celles du cœur, qui en ont le plus besoin. Celui-ci manque d'énergie et se fatigue. On est atteint **d'insuffisance cardiaque,** du syndrome congestif du cœur. On constate une épidémie de ce syndrome, par exemple aux Etats-Unis. Il y aurait 700 000 insuffisants cardiaques en France. Les valvules fonctionnent mal. Il peut y avoir de l'hypertension et des troubles du rythme. L'insuffisance cardiaque cause de l'essoufflement, de l'épuisement et parfois un oedème, par exemple au poumon [40]. L'insuffisance cardiaque est une maladie grave. Un patient sur deux est mort au plus tard cinq ans après le diagnostic initial. En prenant des statines, on risque donc de mourir de déficience cardiaque au lieu de mourir d'un infarctus. On tombe donc de Charybde en Scylla ! Si la baisse de mortalité due à la diminution du risque d'infarctus l'emporte chez les sujets à haut risque pour cette affection, l'augmentation de mortalité par insuffisance cardiaque risque de l'emporter chez les autres sujets, qui prennent une statine seulement parce qu'ils ont trop de cholestérol. On n'a pas observé de baisse de la concentration de coenzyme Q10 chez les patients traités contre le cholestérol avec des fibrates.

Des suppléments de coenzyme Q10 peuvent être recommandés aux gens qui prennent des statines [34]. D'une façon générale, la coenzyme Q10 est bonne contre les insuffisances cardiaques.

LA SUPEROXYDE DISMUTASE

Il ne sert à rien de consommer de la superoxyde dismutase ou d'autres enzymes antioxydantes telles quelles pour lutter contre le vieillissement. En effet, elles sont détruites dans le système digestif [41]. Si on les injecte dans le sang, elles ne sont pas capables de pénétrer dans les cellules. Mais on a découvert en 2004 que si on combine la superoxyde dismutase avec de la gliadine, un biopolymère issu du blé, celle-ci n'est plus détruite lors de la digestion et devient capable de traverser la paroi intestinale et les membranes cellulaires [42]. Cette combinaison a été appelée GliSoDin. La découverte de cette molécule est trop récente pour qu'on sache si en supplémentation elle allonge la vie. Mais chez les souris, une supplémentation augmente l'activité des enzymes antioxydantes [42], et chez des humains ayant respiré de l'oxygène pur pendant une heure, les dégâts sur l'ADN ont été réduits [43]. On pourrait craindre que trop de superoxyde dismutase entraîne une accumulation de peroxyde d'hydrogène (d'eau oxygénée). Mais un excès de cette enzyme augmente l'activité des enzymes antioxydantes qui détruisent l'eau oxygénée [42].

On pourrait s'attendre à ce que notre concentration en superoxyde dismutase diminue avec l'âge. Or, si on a observé une légère baisse avec l'âge dans des fibroblastes humains [44], on a observé au contraire une augmentation significative dans des muscles [45] et des cerveaux [46] de rats.

On ne peut donc pas justifier une supplémentation par le fait de vouloir compenser une baisse avec l'âge. Mais compte tenu des bienfaits reportés ci-dessus, on peut espérer qu'une supplémentation aide à diminuer les dégâts dus aux espèces oxydantes. Nous n'avons pas trouvé de doses recommandées sauf sur les flacons de Smart City et du laboratoire Isocell, sur lesquels il est recommandé une ou deux capsules de respectivement 250 et 234 mg de GliSodin par jour, de préférence le matin à jeun.

LES COMPLEXES ANTIOXYDANTS

Des études ont été menées chez les animaux et chez l'homme. J'en rapporterai deux.

Chez les souris

Bezlepkin [47] a étudié l'effet sur la durée de vie de souris d'un mélange d'antioxydants : bêta-carotène, vitamines E et C, rutin, sélénium et zinc. Les doses quotidiennes correspondraient, pour un homme de 60 kg si on compare proportionnellement au poids, à 450 mg de bêta-carotène, 900 mg d'acétate de tocophérol (de l'ordre de 900 mg de vitamine E), 3 g de vitamine C, 1 500 µg de sélénite de sodium et 300 mg de zinc. L'âge à partir duquel 50 % d'entre elles étaient mortes était augmenté respectivement de 16 %, 13 %, 4 % ou 2 % selon que ce mélange leur était donné à partir de l'âge de 2, 9, 16 ou 23 mois. (Mais ils pensent que les deux dernières valeurs ne sont pas significatives). Dans les deux premiers cas non seulement la valeur moyenne, mais la valeur maximale de leur durée de vie a augmenté, atteignant 34 mois au maximum. Ces expériences confirment l'effet favorable des antioxydants sur la longévité. Si ces résultats sont confirmés et s'ils peuvent être extrapolés à l'homme, cela signifierait qu'il faut commencer jeune à prendre ce genre d'antioxydants pour vivre sensiblement plus longtemps, contrairement à la mélatonine et à la DHEA.

Chez l'homme

L'étude SUVIMAX (Supplémentation en VItamines et Minéraux AntioXydants), étude en double aveugle, a été menée en France par l'équipe du Dr. Serge Hercberg pendant 8 ans, de 1994 à 2002. Elle a été faite avec 13 000 volontaires, dont 5 000 hommes âgés de 45 à 60 ans et 8 000 femmes âgées de 35 à 60 ans au début de l'étude. Une moitié des participants prenaient un placebo. L'autre moitié prenait des capsules d'antioxydants leur apportant chaque jour une supplémentation de :

6 mg de bêta-carotène
120 mg de vitamine C
30 mg de vitamine E
100 µg de sélénium
20 mg de zinc.

Des effets bienfaisants très significatifs ont été observés chez les hommes. Près d'un cancer sur trois a été évité chez ceux qui prenaient les antioxydants. Seulement 88 cancers sont apparus dans ce groupe contre 124 dans l'autre, soit 31 % de moins. 40 hommes sont morts dans le premier groupe contre 63 dans le groupe placebo, soit 37 % de moins.

Par contre, le risque cardio-vasculaire n'a pas été modifié. Aucun effet bienfaisant n'a été observé chez les femmes, chez qui on a observé 179 cancers dans le groupe antioxydants et 171 dans le groupe placebo (ce qui correspondrait respectivement à 112 et 107 pour 5000 femmes), 36 décès dans le groupe antioxydants et 35 dans le groupe placebo (=22 pour 5000 femmes).

Les auteurs de l'étude ont observé que les femmes avaient au départ plus de vitamine C et de bêta-carotène dans leur sang que les hommes. Ils pensent que celles-ci consommaient davantage de fruits et de légumes que les hommes non seulement avant, ce qui peut expliquer leur taux sanguin supérieur de vitamine C et de bêta-carotène, mais aussi pendant l'expérimentation. Ces fruits et légumes leur auraient apporté assez d'antioxydants pour que des supplémentations ne leur soient pas utiles. Cela pourrait aussi expliquer au moins en partie pourquoi moins de femmes que d'hommes sont décédées. Mais on peut se demander pourquoi, malgré leur nourriture plus saine, tant de femmes ont eu des cancers.

En juillet 2004, seuls certains résultats très partiels de cette étude avaient été publiés dans des revues scientifiques.

LES HORMONES AU BANC D'ESSAI

L'HORMONE DE CROISSANCE

Cette hormone est parfois présentée comme un anti-âge possible, en particulier parce que sa concentration naturelle dans le sang décroît avec l'âge. D'après Thierry Hertoghe, cette hormone, ainsi que l'IGF-1 (ou somatomédine C) qui en dépend, seraient les produits les plus aptes à maintenir un aspect jeune du corps [48]. Aussi, des Américains et même quelques Français l'utilisent pour ces effets (elle ne peut être administrée que par piqûres).

Dans la première partie nous avons vu qu'un excès, aussi bien qu'un manque, d'hormone de croissance, sont néfastes, et que les effets anti-âge de cette hormone ne se sont manifestés que pour des traitements courts de patients ayant un taux d'hormone bas. Nous avons mentionné les nombreux effets secondaires d'un excès d'hormone de croissance. Ceux-ci peuvent être graves [14,49]. Nous avons aussi remarqué qu'en accélérant le métabolisme, elle contribue à l'user plus vite. Un excès de cette hormone raccourcit la vie.

Aussi, nous déconseillons d'utiliser l'hormone de croissance contre le vieillissement. Elle ne devrait être utilisée qu'en cas d'une déficience avérée, dont on peut prouver qu'elle est nuisible.

La décroissance de cette hormone avec l'âge n'est peut-être pas forcément nuisible. En entraînant un ralentissement du métabolisme, elle réduit son usure et donc le vieillissement. Peut-être que quand on est jeune, l'organisme s'accommode bien d'un taux assez élevé de cette hormone, son pouvoir de réparation étant encore grand. Il peut ne plus en être de même quand on vieillit. Compte tenu de ses divers effets sur le corps, la décroissance avec l'âge de l'hormone de croissance a sans doute à la fois de bonnes et de mauvaises conséquences.

A l'opposé, toute décroissance avec l'âge des mécanismes de lutte contre les radicaux libres oxydants doit être nuisible et doit être contrecarrée.

L'ARGININE

L'arginine n'est pas elle-même une hormone, mais nous l'avons placée dans cette catégorie car, ainsi, que d'autres substances, elle est un stimulateur efficace de la sécrétion d'hormone de croissance, et on pense qu'elle est non toxique pour les humains même à fortes doses [14,28], contrairement à cette hormone. En outre, elle a l'avantage de pouvoir être administrée par voie orale. Des essais cliniques à court terme ont montré d'excellentes réponses en termes de synthèse d'hormone de croissance et d'IGF-1 [14]. Des cures d'arginine pourraient donc peut-être s'avérer utiles contre une trop grande baisse d'hormone de croissance due à l'âge. D'autres substances peuvent aussi stimuler la production d'hormone de croissance. Ces produits élèvent également le taux de DHEA, mais aussi celui de cortisol, une hormone du stress. Aussi, l'administration de ces substances pourrait avoir un effet néfaste à long terme [14].

Les doses thérapeutiques d'arginine Veyron (produit vendu en pharmacie) sont de 3 à 6 cuillerées à café de solution par jour. Une cuillerée à café ≈ 2 g, 3 cuillerées à café ≈ 6 g de solution = 0,81 g d'arginine.

LA DHEA

Nous avons déjà mentionné au premier chapitre que la DHEA et son sulfate (sDHEA), 500 à 1 000 fois plus abondant, sont des hormones stéroïdes dérivées du cholestérol [50] et synthétisées par les glandes surrénales, et qu'elles sont utilisées par l'organisme pour faire des œstrogènes et de la testostérone. Nous avons décrit la baisse des concentrations de DHEA et de sDHEA avec l'âge. Nous avons parlé des effets de la DHEA et d'une supplémentation sur la santé. Nous avons mentionné l'observation par l'équipe du Professeur Baulieu de la plus faible mortalité et la plus faible fréquence des maladies cardio-vasculaires chez les hommes du sud-ouest de la France ayant naturellement gardé une forte concentration sanguine de sDHEA [51]. Cela suggère que la DHEA favorise la longévité. Mais ce n'est pas une preuve absolue, car la forte concentration de DHEA peut être une cause, mais aussi une conséquence de la bonne santé et d'un vieillissement plus lent.

Il semble qu'on ne sache pas pourquoi cette concentration baisse avec l'âge. Mais on pense que la concentration à 20 ans est optimale pour l'organisme et que sa baisse ultérieure est nocive. Une supplémentation en DHEA ramenant la concentration de DHEA de personnes âgées à sa valeur à 20 ans semble donc souhaitable.

Les preuves dont on dispose

Si on a observé des effets bénéfiques sur l'homme [52], par contre on n'a pas observé d'allongement de longévité d'animaux par la DHEA (dans le seul article que nous avons trouvé (*Cancer Research*, Vol. 59, 1999), la DHEA n'a pas allongé la vie des souris). De toutes façons, les animaux de laboratoire n'ont naturellement que très peu ou pas de DHEA et n'en ont pas les mêmes besoins que nous ; ils ne sont pas un bon modèle, d'après Baulieu : l'homme est le seul modèle possible [50].

Quelles doses ont été conseillées ?

Il ne sert à rien de prendre le sDHEA plutôt que la DHEA car le sDHEA est transformé en DHEA dans l'appareil digestif. Inversement, la DHEA est presque toute transformée en son sulfate dans l'organisme [50]. Dans l'étude DHEAge du professeur Baulieu, ceux qui ont pris de la DHEA en ont pris 50 mg/jour [52]. Sur les boîtes de DHEA américaines, les fabricants conseillent, selon les marques, 25 ou 50 mg/jour au-dessus de 40 ans. D'après le professeur Baulieu, le calcul montre que ces doses permettent de rétablir des concentrations dans le sang comparables à celles des jeunes [50].

Il est déconseillé de prendre de la DHEA quand on est trop jeune.

LA DHEA EST-ELLE SANS DANGER ?

On pourrait craindre que la DHEA, en augmentant les taux d'hormones sexuelles, favorise le cancer de la prostate. Les études ne montrent rien de tel et ce serait même plutôt l'inverse. Des études in vitro et sur des animaux ont montré une inhibition de ce cancer [53,54]. Même protection chez les souris contre le cancer mammaire [55]. En fait, des effets antitumoraux ont été observés chez les souris et les rats de laboratoire [14,56] contre la plupart des cancers. Il n'y a que dans une étude qu'une supplémentation en DHEA a provoqué des cancers du foie chez les rats [57,58]. Pour un homme mangeant 600 g par jour, cette supplémentation correspondrait à 2,7 g/jour, ce qui est près de 100 fois supérieur aux doses proposées pour l'homme. Toutefois, même si les risques semblent faibles, cela suggère qu'il doit être plus prudent, si on veut prendre de la DHEA à vie dans le but de freiner le vieillissement, de faire parfois des arrêts assez longs.

LA MÉLATONINE

Nous avons mentionné au premier chapitre que la mélatonine est sécrétée par la glande pinéale ou épiphyse, située dans le cerveau, et qu'elle est sécrétée surtout pendant la nuit, quand on est dans le noir. Elle a un effet apaisant et donne envie de dormir. Elle a des propriétés antioxydantes [19]. En effet, on a observé que la mélatonine protège contre les dégâts causés à l'ADN par des carcinogènes *in vivo* et a une forte capacité à éliminer les radicaux hydroxyde endogènes *in vivo* [59,60,19].

Les preuves dont on dispose

Contrairement à la DHEA, la mélatonine est aussi présente chez les autres mammifères. Elle peut rallonger la durée de vie des souris, mais seulement si on commence à leur en donner quand elles commencent à vieillir [23,61]. Un traitement commençant lorsqu'elles avaient 19 mois a pu rallonger leur durée de vie de 20 %. Les expériences montrant l'augmentation de la durée de vie des souris ont été répétées plusieurs fois par les mêmes auteurs, sur des souches de souris différentes. Si le traitement commence trop tôt, par exemple sur des souris de 12 mois, qui sont adultes depuis peu de temps, il raccourcit au contraire leur durée de vie [23].

Quelles doses ont été conseillées ?

Walter Pierpaoli et William Regelson dans leur livre Le Miracle de la mélatonine suggèrent de prendre par jour au coucher 0,5 à 1 mg de mélatonine entre 40 et 45 ans, 1 à 2 mg entre 45 et 55 ans, 2 à 2,5 mg entre 55 et 65 ans, 2,5 à 5 mg entre 65 et 75 ans et 3,5 à 5 mg à partir de 75 ans [61]. Thomas Donaldson suggère de commencer avec 1 mg/jour, juste avant de se coucher [23]. Sur une boîte de mélatonine il est conseillé de prendre une ou deux capsules de 3 mg avant de se coucher. Sur une autre il est dit que la dose quotidienne n'est pas établie. Les souris recevaient 10 µg de mélatonine par ml d'eau de boisson, soit 10 µg/l. Un homme boit de l'ordre de 1,5 litre d'eau par jour. Si on admet que la quantité d'eau bue par jour est proportionnelle au poids d'un animal, cela correspondrait pour l'homme à 15 mg de mélatonine par jour. Mais la quantité d'eau bue croît peut-être moins vite que le poids.

La mélatonine est un **somnifère**. Certes, c'est le somnifère naturel utilisé par notre organisme, mais un somnifère tout de même. Aussi, si on veut en prendre dans le but de vivre plus longtemps, on est limité par le fait que si on en prend trop, même seulement le soir, on risque d'avoir encore envie de dormir le lendemain matin, ou même toute la journée. C'est un signe facile à percevoir et nous avertissant des doses à ne pas dépasser, avant que d'autres effets secondaires puissent apparaître. Il me semble plus prudent de ne pas en prendre tous les soirs, de peur que notre organisme s'y habitue trop bien et que nous ne puissions plus dormir sans mélatonine.

La mélatonine a-t-elle des effets secondaires ?

Jacques Proust [14] pense qu'on n'a pas assez fait de recherches sur les effets secondaires possibles de la mélatonine. Lorsqu'elle est administrée à de jeunes animaux, elle retarde l'apparition de la puberté et diminue la fertilité.

Elle a un effet secondaire bénéfique : elle aide à normaliser le taux de cholestérol [61]. Des patients traités avec de la mélatonine pendant un mois ont vu leur taux de cholestérol chuter en moyenne de 2,44 à 2,16 g/litre [62]. Mais ils ont pris 10 mg/jour de mélatonine, de quoi à mon avis avoir envie de dormir toute la journée.

La mélatonine a un autre effet secondaire qui n'est pas forcément déplaisant. Une administration chronique de fortes doses de mélatonine inhibe l'activité sexuelle mâle. Mais des injections occasionnelles de petites doses de mélatonine ont pu au contraire redonner une activité sexuelle à des rats impotents, qui ont pu à nouveau éjaculer [63]. De même, un certain nombre d'hommes prenant de la mélatonine pour des problèmes de sommeil ont eu l'agréable surprise de voir leur libido augmentée [63].

CONTRE LA GLYCATION : LA CARNOSINE

NOUS AVONS MENTIONNÉ AU PREMIER CHAPITRE QUE L'ORGANISME utilise la carnosine pour se défendre contre le vieillissement par glycation. Nous avons vu que cette réaction chimique des sucres sur les protéines est considérée comme une cause très importante de vieillissement, peut-être aussi importante que les dégâts dus aux radicaux libres. Il est donc extrêmement intéressant d'avoir enfin une arme contre ce mécanisme.

La carnosine est le premier produit qui a été commercialisé, très récemment, pour lutter spécifiquement contre la glycation. On peut en trouver aux Etats-Unis. On peut aussi en acheter par correspondance, par exemple par Smart City.

La carnosine agit contre le vieillissement à la fois en agissant contre l'oxydation et contre la glycation

Les preuves dont on dispose

Nous avons vu que la carnosine augmente la durée de vie des souris, et qu'elle peut augmenter jusqu'à 20 % le nombre de doublements de cellules en culture. Cette augmentation est obtenue avec une concentration de carnosine comparable à celle des muscles d'un homme jeune. Une concentration supérieure ne semble pas avoir plus d'effet. Il n'est donc peut-être pas utile de prendre des suppléments de carnosine quand on est jeune. Mais comme dans nos muscles la concentration de carnosine baisse de 63 % de 10 à 70 ans, on peut penser que des suppléments de carnosine sont utiles quand on est âgé.

Quelles doses ont été conseillées ?

La carnosine est très peu toxique [64], pourtant une enzyme, la carnosinase, la détruit. L'idée est donc d'en absorber assez pour augmenter beaucoup notre concentration en carnosine malgré l'action de la carnosinase. Il ne doit cependant pas falloir supprimer la carnosinase, car son absence congénitale semble associée à un retard mental [64]. Toutefois, ce retard ne serait pas dû à un excès de carnosine, mais au fait que l'histidine ne pourrait pas être libérée par la carnosinase là où l'organisme en a besoin.

Dans le commerce, on trouve par exemple des pilules peu dosées contenant 50 mg de carnosine, ou fortement dosées (« super carnosine »), contenant 500 mg de carnosine. Nous avons vu au premier chapitre que la durée de vie des souris avait été augmentée avec un supplément de 100 mg/kg de poids corporel et par jour. Pour un homme de 60 kg, cela correspondrait à 6 g/jour, si on compare proportionnellement au poids (ce qui est énorme) mais à 330 g/jour si on compare proportionnellement à sa puissance 2/3 (lire page 202). Certains fabricants pensent que 500 mg par jour sont nécessaires pour saturer la carsosinase et faire ainsi réellement monter notre concentration en carnosine. La *Life Extension Foundation* suggère de prendre 2 ou 3 capsules de 500 mg/jour.

D'après le Dr Kyriazis, d'aussi fortes doses de carnosine ne sont pas nécessaires pour qu'elle agisse, malgré l'action de la carnosinase. Des doses de l'ordre de 100 à 200 mg/jour seraient suffisantes. La carnosine agit sur les aldéhydes. La peroxydation des lipides produit l'aldéhyde malonaldéhyde. Celuici, si il reste, peut causer des dégâts aux lipides, aux enzymes, à l'ADN, et contribuer au vieillissement. Kyriazis a observé une décroissance du taux de ce produit dans les urines en fonction du dosage de carnosine absorbé [65]. Cette décroissance signifie que la supplémentation en carnosine contribue à éliminer le malonaldéhyde, et donc que cette supplémentation n'est pas complètement éliminée par la carnosinase. L'effet augmente avec la supplémentation dès les plus faibles supplémentations. Il n'augmente plus beaucoup au delà de 100 mg/jour et passe par un maximum vers 500 mg/jour. Kyriazis conseille de prendre entre 50 et 200 mg/jour, peut-être idéalement 100-150 mg/jour de carnosine. Plusieurs de ses sujets ont mentionné qu'ils se sentaient mieux physiquement, avaient un meilleur tonus musculaire et une meilleure clarté mentale, parfois une plus grande libido et souvent une plus grande perception des odeurs. D'autres trouvaient qu'ils avaient particulièrement bon aspect.

La carnosine a-t-elle des effets secondaires ?

La carnosine est considérée comme particulièrement peu toxique. Peu d'études ont été faites sur les effets secondaires possibles, mais il semble qu'il n'y en ait que peu ou pas même à de fortes doses.

Le Dr. Kyriazis n'a pas observé d'effets secondaires chez des gens prenant 200 mg/jour de carnosine, même au bout de deux ans d'usage continu [66]. Il a seulement noté un cas de convulsions musculaires chez un sujet ayant pris 1 g de carnosine par jour pendant quelques jours. Il pense que si certaines organisations affirment que la carnosine n'est effective qu'à des dosages de 1 g ou plus par jour, ce sont des dosages où des effets secondaires risquent d'apparaître.

DE LA CARNOSINE POUR PRÉVENIR LA CATARACTE

La glycation est une cause de la cataracte. La carnosine, sous forme de N-acétylcarnosine, permet de lutter contre cette maladie. Cette substance peut non seulement prévenir mais soigner la cataracte. Des chercheurs [67] ont observé chez le chien puis chez l'homme qu'elle est capable de rendre le cristallin à nouveau moins opaque et d'améliorer durablement la vision. Ce traitement remplace très avantageusement une opération.

Une autre substance prometteuse

D'autres produits pourront peut-être bientôt aussi être utilisés contre le vieillissement par glycation comme la benfotiamine par exemple. La benfotiamine pénètre plus facilement dans les membranes cellulaires que la vitamine B1 dont elle est un dérivé. Elle prévient certaines complications du diabète sans effets secondaires néfastes [68,69] et pourrait être un candidat pour la lutte contre le vieillissement. Smart City, au Luxembourg, en propose déjà.

LES MICRONUTRIMENTS QUI PEUVENT MANQUER AVEC L'ÂGE

Certaines substances, qui peuvent être vitales tout en n'ayant aucun effet connu contre les mécanismes du vieillissement, peuvent se mettre à manquer dans notre corps quand nous vieillissons. Des changements dans l'alimentation ou des supplémentations de ces produits peuvent alors être utiles quand une carence est détectée.

C'est le cas des vitamines B6 (pyridoxine, ou pyridoxal ou pyridoxamine), B9 (acide folique), B12 (cobalamine). La carence en vitamine B6 de beaucoup de personnes âgées est préoccupante dans les pays occidentaux [4]. Celles-ci peuvent manquer de vitamine B9 parce que leurs capacités d'absorption ont baissé, parce qu'elles mangent moins, ou parce qu'elles prennent trop de médicaments. Après 60 ans, l'organisme absorbe moins bien la vitamine B12. La concentration en cette vitamine décroît régulièrement avec l'âge, même chez ceux qui mangent autant qu'avant. La vitamine B12 prévient la fatigue chronique. Une déficience entraîne une forme d'anémie. Un manque de vitamines B6, B9, B12 entraîne une accumulation d'homocystéine, un composé toxique favorisant les maladies cardio-vasculaires.

Le **magnésium** a lui aussi de multiples rôles. Il favorise l'immunité [18]. Il a un effet relaxant sur les muscles [19]. Sa carence accélérerait le vieillissement pathologique. Il a peut-être une certaine activité antioxydante. La déficience en magnésium serait plus grande chez les personnes âgées [18].

Le **lycopène** donne aux tomates leur couleur rouge. Ce caroténoïde est un des plus efficaces pour neutraliser les radicaux libres et protège mieux contre le cancer que le bêta-carotène [38]. La lutéine et la zéaxantine, deux caroténoïdes de couleur jaune présents surtout dans le jaune d'œuf, et à un moindre degré par exemple dans le maïs et les épinards, sont indispensables pour les yeux, qui en contiennent dans la tache jaune, la partie de la rétine la plus sensible à la lumière. Thierry Souccar suggère de prendre un complément de 6 à 15 mg de lycopène par jour, autant que de bêta-carotène [2]. 100 g de tomates crues contiennent 3 mg de lycopène, 100 ml de jus de tomates en contiennent 9 mg et 100 g d'abricots, 5 mg [95].

Chez des rats traités avec un produit cancérigène le risque de cancer de la prostate a été diminué de 26 % par une poudre de tomates entières, alors qu'une supplémentation en lycopène 10 fois plus forte n'a pas diminué ce risque [70]. Ceci suggèrerait que le lycopène n'agirait qu'en synergie avec d'autres composés présents dans les tomates.

LES ANTI-ÂGES À RISQUE

En raison d'une toxicité ou d'effets secondaires gênants ou tout simplement parce que aucune efficacité n'a été observée [71], je déconseillerais de prendre les substances suivantes :

- l'éthoxyquine (dihydroéthoxytriméthylquinolone)
- le BHT (Butylated HydroxyToluene = hydroxytoluène butylé)
- le NDHGA (acide nordihydroguarétique)
- la cystéine
- la vitamine B6 à dose élevée
- la procaïne
- le déprényl
- la levodopa
- la phenformine
- le picolinate de chrome

FAUT-IL SE SUPPLÉMENTER, OUI OU NON ?

LES EXPÉRIENCES DÉJÀ FAITES MONTRENT QUE, DANS CERTAINS CAS, pour les dosages utilisés, certains produits suggérés comme anti-âges rallongent effectivement la durée de vie moyenne des souris ou de rats. Ces allongements sont parfois importants : 9 % pour des rats avec la vitamine E, et, pour des souris, 20 % avec la vitamine B5, 16 % avec la centrophénoxine, 20 % avec la coenzyme Q10 et 20 % avec la mélatonine. Si un effet proportionnel était observé pour l'homme, 20 % représenterait environ 15 ans de vie supplémentaire ! Si les effets des anti-âges étaient cumulatifs, en prenant tous ceux ci-dessus, cela ferait 85 % de plus, soit une durée de vie moyenne de par exemple 140 ans au lieu de 76 ans ! Mais dans d'autres expériences, la durée de vie des souris n'a pas été augmentée. C'est le cas de la moitié des séries d'expériences de Porta avec la vitamine E : l'effet des anti-âges dépend entre autres de la nourriture à laquelle ils sont ajoutés. Ils peuvent réagir avec la nourriture, peut-être avoir avec elle des réactions chimiques. Les effets des anti-âges ne sont sans doute pas cumulatifs. La nourriture peut elle-même déjà contenir des produits qui protègent contre le vieillissement, y compris les mêmes, en faibles doses, que ceux qu'on ajoute. On peut penser que plus le régime est optimisé pour vivre le plus longtemps possible, moins les anti-âges ajoutés en supplément auront d'effet.

On peut se demander dans quelle mesure ces résultats sur des souris sont transposables à l'homme. Nous sommes capables de consommer 4 fois plus d'énergie que les souris au cours de notre vie. Nos mécanismes naturels de protection contre le vieillissement sont beaucoup plus efficaces que les leurs. On peut craindre alors qu'une protection supplémentaire ait moins d'effet sur nous. Mais les effets bienfaisants des suppléments d'anti-âges sur notre santé décrits plus haut montrent que nous en manquons nous aussi. On a observé des allongements de durée de vie par des antioxydants sur des animaux de longévité naturelle très différente de celle des souris. Les allongements sont en pourcentage du même ordre de grandeur pour la drosophile et un nématode [72]. En outre, le fait que certains anti-âges augmentent le nombre de doublements de cellules humaines en culture montre bien l'utilité de ces produits pour l'homme. Enfin et surtout, cette utilité ne fait aucun doute quand une augmentation de longévité a aussi été effectivement observée directement chez l'homme, ce qui est le cas par exemple des vitamines E et C.

Si les effets des anti-âges étaient proportionnels aux dosages, on aurait intérêt à en prendre le plus possible. Mais les nutritionnistes considèrent qu'il y a un **dosage optimum**. Frédéric Le Cren conteste les valeurs limites proposées et pense qu'elles sont sous-estimées. En tout cas ces études suggèrent qu'il y a peu d'effets cumulatifs et que l'effet sur le vieillissement et la longévité passe par une valeur maximale pour un dosage optimisant à la fois le rôle du produit dans le métabolisme et sa protection contre le vieillissement, un dosage optimal qu'on ne connaît pas encore. Toutefois on peut penser qu'il vaut mieux prendre plusieurs anti-âges pour attaquer plusieurs causes du vieillissement en même temps. Il y a plus de chances d'y avoir des effets cumulatifs avec plusieurs produits qu'avec des doses élevées d'un seul.

OUI AU PARI DE LA SUPPLÉMENTATION

Nous avons mentionné au début de ce chapitre deux raisons qui font penser qu'il n'y a aucune raison pour que la longévité ne puisse pas être plus allongée que par le meilleur régime possible. La nature a sélectionné des humains qui sont le mieux adaptés à la nourriture naturelle non pas pour vivre le plus longtemps possible, mais pour se reproduire dans les meilleures conditions. En outre, comme nous faisons moins d'exercice et mangeons moins que ceux de nos ancêtres qui avaient la chance de pouvoir satisfaire leur appétit, on pense que notre nourriture naturelle ne nous apporte pas assez de vitamines et de minéraux.

La croyance selon laquelle on ne peut pas dépasser la longévité correspondant au meilleur régime possible ne nous plaît pas. En effet, cela revient à croire que la nature nous impose une longévité maximale qu'on ne pourra jamais dépasser. C'est très pessimiste. Cette façon dogmatique de penser peut être inspirée par l'idée selon laquelle il ne faut pas s'opposer à la nature et qu'il est bien de mourir pour laisser la place à nos descendants. Ce n'est pas du tout ma façon de penser ni celle de tous ceux qui se considèrent comme immortalistes et souhaitent que l'on prolonge la vie le plus possible, voir indéfiniment, et que cela doit être possible grâce à la science.

Les rares expériences sur les souris ne donnent pas d'indications précises sur les doses optimales pour prolonger notre vie. Même si on connaissait les doses optimales pour les souris ou les rats, cela ne suffirait pas, puisque nous avons vu dans le cas de la vitamine E qu'elles ne sont pas les mêmes pour l'homme et le rat. On ne connaît pas encore bien les effets secondaires de la prise d'anti-âges de façon continue à très long terme. Mais on est sûr que si on ne prend pas de suppléments d'anti-âges, **on vieillira** et **on mourra**. Alors, même si on a un doute, pourquoi ne pas prendre le risque de prendre de ces suppléments et faire le pari qu'ils rallongeront notre vie au moins de quelques années ? Un condamné à mort ne prendrait-il pas des risques pour s'échapper de sa cellule ? Nous sommes tous des condamnés à mort de la nature. Alors, pourquoi ne pas prendre des risques pour essayer d'échapper à cette mort certaine et à la décrépitude qui la précédera, ou au moins d'en repousser l'échéance ? On peut penser a priori que des produits qui freinent le vieillissement prolongent de ce fait la durée de vie en bonne santé. Les bienfaits connus des anti-âges sur la santé que nous avons décrits semblent bien confirmer cette conséquence logique. Nous avons vu que certains de ces produits protègent contre les infarctus ou les cancers voire les deux. C'est déjà très intéressant de ne pas mourir prématurément d'un cancer ou d'une maladie de cœur !

C'est très différent des augmentations de durée de vie obtenus jusqu'ici par un « replâtrage », en soignant les maux des personnes âgées très malades et en prolongeant leur vie dans la décrépitude. Cette nouvelle façon d'allonger la vie est beaucoup plus positive !

ALIMENTATION OPTIMISÉE OU SUPPLÉMENTATION : LE MATCH

Essayons de comparer concrètement la supplémentation et les régimes. Malgré les résultats positifs qu'ils ont observé pour les hommes avec des suppléments dans leur étude SUVIMAX, les auteurs de cette étude prétendent qu'on a facilement les doses utiles de vitamines et de minéraux en mangeant suffisamment de fruits et de légumes. Ces affirmations ont un très grand impact médiatique, parce que les gens ont très peur d'aller contre l'ordre naturel, surtout si c'est à l'intérieur de leur corps. Il n'en est pas de même quand cet ordre concerne leur environnement. Cela leur pose beaucoup moins de problèmes de gaspiller les combustibles fossiles et de perturber gravement l'ordre naturel autour d'eux. Pour d'autres scientifiques, il vaut mieux au contraire prendre des suppléments d'antioxydants, même si on mange beaucoup de fruits et de légumes. Qu'en est-il exactement ?

On peut déjà remarquer que dans l'étude SUVIMAX, les hommes, outre leurs suppléments, devaient aussi manger des fruits et des légumes. Malgré cela, la supplémentation leur a été bénéfique. Au moins dans le mélange qu'ils ont pris, les doses choisies ont été bénéfiques. Parmi les constituants de ce mélange, les vitamines E et C sont ceux dont la propriété anti-âge est la plus probable. Il est donc très probable que les doses de ces vitamines dans SUVIMAX ont beaucoup contribué à l'effet bénéfique observé dans cette étude. Les expériences antérieures d'Enstrom et Pauling (lire page 74) ont montré que des supplémentations plus élevées de vitamine E seule et des supplémentations de vitamine C seule du même ordre de grandeur ou plus élevées que les doses de SUVIMAX favorisent aussi notre longévité. Les auteurs de SUVIMAX ne disent rien sur les anti-âges qui ne sont pas des vitamines ou des minéraux.

LE BÊTA-CAROTÈNE

Il est vrai que la question d'une supplémentation peut se poser pour le bêta-carotène. On sait que c'est un antioxydant, mais ne sait pas encore s'il rallonge la vie. On ne sait pas quelle est la dose optimale. Nous avons mentionné que 100 g de carottes (crues ou cuites) contiennent de 2 à 10 mg de carotènes. Si on mange chaque jour 3 carottes de 100 g contenant chacune 5 mg de bêta-carotène, on absorbe une quantité de ce produit comparable aux doses recommandées par Thierry Souccar et Durk Pearson. Mais, si on a envie d'être libre de manger des carottes quand on veut, pourquoi certains jours ne pas remplacer la carotte par un supplément de bêta-carotène ? Certes, pour le lycopène, on a vu qu'il n'a d'effets sur le cancer de la prostate qu'associé à d'autres constituants des tomates. Cela ne veut pas dire qu'il en soit de même avec le bêta-carotène. Et puis, on peut chercher à prendre des compléments à base d'extraits de carottes, ayant des chances de contenir encore les constituants éventuellement en synergie avec le bêta-carotène. On peut ajouter aux doses de l'alimentation courante la dose supplémentaire de SUVIMAX en mangeant une carotte par jour en plus de celles qu'on avait l'habitude de manger. Mais cela peut lasser. Dans ce cas, pourquoi ne pas alterner carotte et pilule ? En tout cas, au moins compte tenu de la notice de Phénoro (voir plus haut), il est sans doute plus prudent de ne pas dépasser l'équivalent de trois carottes par jour, carottes comprises, si on prend une supplémentation en permanence.

Il n'y a pas de caroténoïdes dans la viande, le poisson, les crustacés, les coquillages. On n'en trouve que 2 mg pour 100 g de jaune d'œuf et des traces dans le lait. On les trouve essentiellement dans les plantes. Les concentrations de caroténoïdes sont de 6,2 mg/100 g de cerfeuil, 2 à 6 mg/100 g de brocoli, 2 à 9 mg/100 g d'épinards, 11 mg/100 g d'oseille, 5 mg/100 g de persil, 6 mg/100 g de pissenlit [22]. Il y en a moins dans les autres légumes. Les abricots sont les fruits qui en contiennent le plus, avec 1 à 7 mg/100 g. Le persil servant d'assaisonnement, il n'est pas du tout d'usage d'en manger 100 g/jour (à moins de manger du taboulé libanais, contenant essentiellement du persil). Les petites doses qu'on consomme apportent une quantité négligeable de bêta-carotène. Il serait lassant de manger 100 g d'épinards par jour. Seuls les abricots peuvent remplacer commodément les carottes, du moins quand c'est la saison des abricots.

LA VITAMINE C

Dans l'alimentation, la vitamine C provient du fruit que l'on a souvent l'habitude de manger à la fin du repas. Le reste de vitamine C vient du légume du repas, dont environ 50 % ont été perdus à la cuisson, et éventuellement de l'entrée. 100 g de haricots verts, de petits pois, de carottes, de poireaux ou de pommes de terre, les légumes les plus couramment consommés, ne nous apportent tout au plus qu'environ une dizaine de mg de vitamine C [22]. Les choux et les poivrons peuvent en apporter plus. La viande ou le poisson n'apportent en général rien ou presque. Notre apport en vitamine C provient donc surtout des fruits, à moins que nous commencions le repas par une crudité, par exemple des radis (18 mg/100 g) ou des tomates (38 mg/100 g). Toutefois, la concentration en vitamine C varie beaucoup d'un fruit à l'autre. 100 g d'oranges ou de mandarines contiennent respectivement de 40 à 80 mg et de 20 à 60 mg de vitamine C. Mais 100 g de pommes n'en contiennent que de 3 à 20 mg, de poires de 3 à 10 mg, d'abricots de 5 à 10 mg, de pêches de 5 à 8 mg, de prunes de 1 à 6 mg et de raisin 0,5 à 10 mg/100 g. En revanche pour 100 g, les fraises contiennent 60 mg de vitamine C et les groseilles 35 mg tandis que les framboises n'en contiennent que 15 mg, et les cerises 17 mg. En fait, les oranges n'arrivent pas en tête. Parmi les aliments qu'on mange crus, les cassis et le persil les devancent avec 200 mg/100 g, suivis des poivrons, puis des kiwis (70-100 mg/100 g) [73]. A moins de souvent manger des oranges ou des mandarines ou des kiwis ou des fraises ou du jus de citron ou des tomates, il sera difficile par la seule alimentation d'obtenir l'apport alimentaire minimum de 60 mg de vitamine C par jour conseillé en France. Une pomme ou une poire pèse de l'ordre de 150 g. Si, par exemple, on mange à midi en entrée du pâté ou des sardines en boîte ou même du melon (10 mg de vitamine C/100 g) ou des carottes crues (9 mg/100 g), puis de la viande ou du poisson et des pâtes, du fromage et une poire, et le soir un repas semblable, mais commençant par une soupe, et finissant aussi par une poire, on n'aura pas le minimum quotidien conseillé de vitamine C. Il pourra donc être utile ces jours-là de prendre un supplément de vitamine C juste pour avoir l'apport compris entre 60 et 100 mg conseillé en France. Ce ne sera pas nécessaire les jours où on mange une orange de 150 g à midi et le soir, apportant en moyenne de l'ordre de 180 mg de vitamine C.

On peut penser que les personnes de SUVIMAX consommaient déjà en moyenne par leur seule alimentation entre 50 et 100 mg de vitamine C par jour. Avec la supplémentation de 120 mg, cela devait faire un total de l'ordre de 170 à 220 mg. Pour avoir les avantages observés avec cette supplémentation, il faut prendre la même supplémentation qu'elles en plus des repas habituels, à moins de manger des oranges ou des kiwis ou des fraises et de dévorer plein de persil tous les jours midi et soir, en toute saison, ce qui peut être lassant. Pour avoir les 750 mg/jour des expériences d'Enstrom, il faudrait manger une dizaine d'oranges par jour !

LA VITAMINE E

Pour la vitamine E, on ne peut pas obtenir par la seule alimentation les doses pour lesquelles un effet bienfaisant a été observé, ni les 100 à 150 UI (= 67 à 100 mg de d-alpha-tocophérol) d'Enstrom et Pauling, ni même les 30 mg/jour de SUVIMAX, sauf avec l'huile de germe de blé. Le Dr. Curtay a calculé qu'il faudrait manger 200 g d'amandes ou de noisettes ou 3 kilos de fruits et de légumes par jour pour avoir les 30 mg/jour de vitamine E [2] ! Les amandes et les noisettes contiennent en moyenne 25 mg de vitamine E/100 g. Il faudrait manger 120 g d'amandes, ce qui serait déjà bien indigeste, pour avoir les 30 mg de vitamine E de SUVIMAX et 400 g d'amandes pour avoir 100 mg de vitamine E.

L'huile de germe de blé est l'aliment naturel qui contient le plus de vitamine E. Elle en contient de 120 à 250 mg/100 g. L'huile vierge de germe de blé Emile Noël (bouteille de 0,5 l, 13 euros 57), qu'on peut trouver dans des magasins de diététique, contient 200 mg/100 g de vitamine E. Il faut en boire chaque jour 15 grammes pour absorber 30 mg de vitamine E, ou 50 g pour en absorber 100 mg. J'ai mesuré la contenance d'une cuillère à soupe (mes cuillères sont de la taille standard, de loin la plus courante). Pleine à ras bord, elle est d'environ 8 g d'eau, soit un volume de 8 ml ou cm3. Elle est aussi de 8 g d'huile de germe de blé, qui a une densité comparable à celle de l'eau. Il faudrait donc en prendre presque deux cuillerées à soupe pour avoir la dose de SUVIMAX ou au moins six cuillerées à soupe par jour pour avoir celle d'Enstrom et Pauling. Ce n'est donc pas très contraignant pour la dose de SUVIMAX, mais 6 cuillerées à soupe d'huile par jour, cela commence à faire beaucoup. C'est la seule alternative concevable raisonnablement à une supplémentation. En fait, ce produit n'étant pas couramment consommé comme aliment, en prendre peut être considéré comme une supplémentation. Sur la bouteille, il est toutefois indiqué qu'on peut utiliser cette huile pour assaisonner. Mais c'est un assaisonnement de grand luxe. A titre de comparaison, j'ai vu une huile de tournesol à 0,9 et une huile de colza à 0,85 euro le litre, soit 32 fois moins chère.

L'huile de tournesol est l'aliment qui contient le plus de vitamine E après celle de germe de blé [73]. Elle en contient de 60 à 90 mg/100 g. L'huile de tournesol Casino, « naturellement riche en vitamine E », en contient 40 mg/100 g. Il faudrait carrément boire 75 g de cette huile par jour pour avoir la dose de SUVIMAX et 250 g pour avoir 100 mg de vitamine E. C'est trop ! On pourrait aussi boire 120 g à 400 g d'huile de foie de morue ! (sa concentration en vitamine E est la même que celle des noisettes et des amandes). Viennent après la margarine au tournesol et l'huile de pépins de raisin qui ont des teneurs comparables en vitamine E [73]. La margarine Fruit d'or, « naturellement riche en vitamine E », en contient 37,5 mg/100 g. Il faudrait en manger 80 g/jour pour avoir la dose de SUVIMAX. C'est bien plus que ce qu'on utilise par exemple pour faire cuire des escalopes à la poêle ! Curieusement, les fabricants n'indiquent pas la teneur en vitamine E des autres huiles végétales. Les huiles d'arachide, de colza et de soja ne contiennent que de 15 à 20 mg/100 g de vitamine E, et celles d'olive et de noix de 10 à 15 mg. Il faudrait en consommer encore plus de deux fois plus que d'huile de tournesol ! Les noix contiennent seulement de 4 à 5 mg/100 g de vitamine E, soit beaucoup moins que les noisettes et les amandes. La teneur en vitamine E est encore sensiblement plus faible pour les autres aliments. On ne peut donc pas trouver la bonne dose de vitamine E en ajoutant celles des divers aliments consommés pendant la journée.

LE SÉLÉNIUM

On pourrait se procurer les 100 µg de sélénium supplémentaires de SUVIMAX en mangeant 100 g de rognon de porc ou de bœuf cru (100 à 200 µg/100 g), ou un peu plus de 100 g de foie cru de lapin, ou de 100 g de thon, de calamar ou de limande crus ou de thon au naturel (60 à 100 µg/100 g) ([73], dans cette référence, l'effet de la cuisson n'est pas précisé). A part la limande, manger 100 g de ces aliments, même cuits, tous les jours serait un peu lourd, et ne serait pas bien bon pour le cholestérol ! Et manger de la limande tous les jours serait bien monotone ! On pourrait aussi se procurer les 100 µg en mangeant 2 fois par jour 100 g de foie de porc ou de veau cru, de moules cuites à l'eau ou de maquereau au vin blanc (40 à 60 µg). Ce serait évidemment très contraignant. Une supplémentation semble bien la seule façon réaliste de se procurer les 100 µg.

LE ZINC

C'est dans les **fromages** qu'on trouve le plus de zinc. Le comté, le reblochon, le maroilles, la tomme, le vacherin, le morbier et le beaufort contiennent de 7 à 10 mg de zinc / 100 g de fromage [73]. Les autres fromages en contiennent moins, de 6-7 pour les plus riches à 0,5-1 pour les plus pauvres en zinc (saint-marcellin, yaourts, petits suisses). 100 g d'emmental, fromage proche du comté et du beaufort, en contiennent de 5 à 6 mg. En dehors des fromages, les aliments les plus riches en zinc sont le steak haché 15 % de matière grasse et le foie de porc (6-7 mg/100 g), puis la viande de bœuf (5-6 mg/100 g). Pour avoir par la seule alimentation les 20 mg de zinc supplémentaires de SUVIMAX, il faudrait donc manger chaque jour au moins 200 g des fromages les plus riches en zinc en plus de ce qu'on prenait d'habitude ou 400 g de bifteck de plus. Il n'est donc pas réaliste de vouloir trouver la dose supplémentaire de zinc de cette étude, ou celle (15-20 mg/jour) proposée par Frédéric Le Cren par une seule modification de l'alimentation. Dans la mesure où ces doses supplémentaires de zinc sont utiles, on ne pourra se les procurer que par une supplémentation.

On note que parmi les 5 composés de SUVIMAX, seuls deux, la vitamine C et le bêta-carotène, se trouvent surtout dans les fruits et les légumes. Il ne sert à rien de manger plein de fruits et de légumes pour manger plus de vitamine E, de sélénium ou de zinc. Pourtant, la vitamine E est sans doute celui des 5 composés de SUVIMAX qui a le plus contribué à un effet bienfaisant. En mangeant surtout des fruits et des légumes, on risque même de manquer de sélénium et de zinc ! Faut-il se bourrer de foie, de rognons et de fromage pour avoir ces éléments, au risque d'avoir trop de cholestérol, ou prendre des suppléments ?

LES POLYPHÉNOLS

Pour les polyphénols, on doit pouvoir prendre indifféremment des gélules, du vin, du jus de raisin ou toute autre source alimentaire naturelle. Nous en avons déjà discuté plus haut. Mais en l'absence d'études de l'effet de doses plus fortes, il est sans doute plus prudent, si on prend des gélules, de ne pas dépasser l'équivalent de deux verres de vin ou de jus de raisin par jour.

LA VITAMINE B5

Nous avons mentionné qu'on ne connaît pas les doses optimales de vitamine B5 qui pourraient faire vivre plus longtemps. La **levure alimentaire** (10-15 mg/100 g), puis à égalité le foie cuit d'agneau, de génisse, de veau ou de volaille, ainsi que les céréales de petit déjeuner enrichies, sont les aliments qui contiennent le plus de cette vitamine (5-10 mg/100 g) [73]. Nous avons mentionné plus haut que la gelée royale en contient 20 mg/100 g, et qu'une cure de gelée royale contient en tout 5 g de gelée, soit 1 mg de vitamine B5 (c'est bien la gelée royale qui contient le plus de vitamine B5, mais on en consomme si peu !). On en absorbe donc de 5 à 10 fois plus en mangeant 100 g de foie ! Cela voudrait-il dire qu'une cure de gelée royale ne sert à rien ? Nous avons mentionné que notre alimentation nous apporte en moyenne de 5 à 20 mg d'acide pantothénique par jour (5 à 20 fois la cure de gelée royale !) [4].

LA COENZYME Q10

Nos cellules synthétisent activement de la coenzyme Q10. Ce n'est donc pas une vitamine. Notre alimentation nous en apporte aussi un peu. Si on veut avoir le moindre espoir de rallonger sensiblement sa vie artificiellement par de la coenzyme Q10, un supplément de 20 à 30 mg/jour nous semble un minimum, compte tenu des expériences sur les souris. D'après des études danoises, l'alimentation en apporte quotidiennement de 3 à 5 mg/jour dans ce pays [74]. On peut supposer qu'elle en apporte des quantités comparables dans les autres pays. C'est beaucoup moins que les suppléments requis. Peut-on l'obtenir par une simple modification de son alimentation ? Les principales sources de coenzyme Q10 sont la viande, la volaille et le poisson. D'autres sources relativement riches sont l'huile de soja et les noix. Parmi les aliments qui ont été étudiés, le **cœur de porc** est de loin celui qui contient le plus de coenzyme Q10, avec une concentration de 20 mg/100 g [74,75]. La concentration de cette coenzyme n'a pas été mesurée dans les cœurs d'autres animaux, mais il est logique de penser qu'ils en contiennent aussi beaucoup, ainsi que le nôtre, puisque c'est l'organe qui en a le plus besoin. L'huile de soja puis celle de colza viennent après, avec respectivement des concentrations de 9,2 et 7,3 mg/100 g [76]. Mais qui voudrait boire 300 g/jour d'huile de soja? C'est de la coenzyme Q9 que contient surtout le germe de blé (10 mg/100 g). Puis viennent les sardines et les maquereaux, avec respectivement 6,4 et 4,3 mg/100 g [76]. On a trouvé 3 mg de coenzyme Q10/100 g dans la viande de bœuf, 1,7 dans le poulet et 1,4 dans une côte de porc [74,75]. Il faudrait manger 500 g de sardines ou un kilo de bœuf par jour pour avoir 30 mg de coenzyme Q10 ! Pour espérer allonger sa vie avec cette coenzyme, le seul moyen est d'en prendre des suppléments, à moins de manger du cœur tous les jours. Les Danois ont observé que la concentration de coenzyme Q10 augmente dans le sang après ingestion, que ce soit par le biais de capsules ou par l'alimentation. Notre concentration n'est donc heureusement pas complètement régulée.

LA CARNOSINE

Notre carnosine se trouve naturellement surtout dans celles de nos cellules qui vivent longtemps sans se diviser, celles des muscles, des nerfs, du cerveau. On s'attend donc à trouver de la carnosine surtout dans la **viande**. C'est bien le cas. Mais nous avons été très surpris d'apprendre que, contrairement aux autres anti-âges, la carnosine est très abondante dans la nourriture, et approche ce qui est considéré comme des mégadoses en supplémentation. Les mesures publiées ont donné pour du rumsteck 333 mg/100 g de carnosine, une cuisse de bœuf 158, une épaule de porc 466, un muscle dorsal de porc 240, un gigot d'agneau 190, du blanc de poulet 400 et une cuisse de poulet 124 mg/100 g [77]. C'est dans la viande de chien qu'on en a trouvé le plus ! (746 mg/100 g). On en a aussi beaucoup trouvé dans celle de bison (572 mg/100 g) [77]. Nous nous sommes demandés si nos muscles en contenaient des quantités comparables. Dans une étude, la mesure donnait 20 mM soit 452,4 mg/100 g, sans doute sur un homme jeune [64]. Comme on pouvait s'y attendre, on a trouvé une concentration tout à fait comparable à celles mesurées chez les animaux. La concentration mesurée chez l'homme est parmi les plus fortes, ce qui n'est pas surprenant, puisqu'il vit plus longtemps que les autres mammifères. Les poissons, ou du moins ceux dont la teneur a été mesurée (saumons, truites, esturgeons) se passent complètement de carnosine : ils n'en ont pas du tout ! Il en est de même des crabes, des huîtres, des serpents, des calamars et des baleines bleues. Les esturgeons, qui vivent pourtant si longtemps, ont dû trouver d'autres moyens de se protéger contre la glycation.

La cuisson ne change pas beaucoup le taux de carnosine [78].

Les mégadoses présentes dans un bifteck sont-elles suffisantes pour saturer notre carnosinase ? Ou plus de carnosine se perd-elle dans la digestion quand nous mangeons de la viande que quand nous prenons une gélule de carnosine ? Des suppléments de carnosine sont-ils quand même efficaces pour réduire notre glycation ? Une arrivée rapide de doses massives de ce produit par une supplémentation est-elle plus efficace qu'une arrivée plus lente par l'alimentation ? Ces questions nécessiteront une réponse.

Un homme jeune de 60 kg = 600 hectos contient environ 0,45X600 = 270 g de carnosine, ce qui est énorme. On est déjà bien pourvu ! Une gélule de 0,5 g de carnosine ne peut augmenter cette quantité que de 1/540 ème !

Supposons qu'il ait atteint un âge où il n'a plus que 200 g de carnosine, et que les suppléments apportés par l'alimentation s'éliminent en dix jours. Pour retrouver la valeur de sa jeunesse, il devrait prendre (270-200)/10 = 7 g de carnosine chaque jour. Si deux bons biftecks lui en apportent 1 g, il devrait prendre un supplément de 6 g par jour.

LA DHEA

Notre corps synthétise la DHEA dont nous avons besoin. La sécrétion de DHEA est spécifique de l'homme. Seuls quelques grands singes en synthétisent aussi, mais beaucoup moins de DHEA est présent dans leur sang que dans le nôtre [79]. Notre alimentation ne nous apporte donc pas de DHEA, à moins de manger souvent du singe ! Nous ne pouvons nous procurer un apport extérieur de DHEA que par une supplémentation artificielle.

LA MÉLATONINE ET LA CENTROPHÉNOXINE

On ne trouve rien sur Medline au sujet de la concentration des aliments en mélatonine. Ce n'est pas surprenant puisque la concentration en mélatonine varie beaucoup au cours de la journée aussi bien chez les animaux que nous mangeons que chez nous. Notre mélatonine provient sans doute surtout de ce que nous fabriquons.

On ne trouve rien non plus au sujet du déanol, composant du produit artificiel qu'est la centrophénoxine.

BILAN

En conclusion de cette comparaison systématique entre supplémentation et régimes optimisés, il apparaît que pour la plupart des produits suspectés d'agir contre le vieillissement, aucun régime ne peut fournir les doses optimales (excepté peut-être la vitamine C et le bêta-carotène et la carnosine). En outre, les régimes les plus favorables à ces différents produits sont **incompatibles** entre eux. On ne peut pas manger à la fois plein d'abats, plein de viande, de fromage, de fruits et de légumes. Enfin, certains produits, comme la DHEA, ne se trouvent pas du tout dans l'alimentation. La comparaison pour les produits autres que ceux de SUVIMAX confirme que les fruits et les légumes ne sont intéressants que pour la vitamine C et le bêta-carotène. Une alimentation la plus équilibrée possible est sans doute la meilleure pour ne pas tomber malade et mourir prématurément. Mais on doit pouvoir faire encore mieux avec des supplémentations adéquates.

MON PROGRAMME ANTI-ÂGE

JE PRENDS MOI-MÊME DES PRODUITS CONTRE LE VIEILLISSEMENT. Comme tous les gens qui ont envie de prolonger leur vie artificiellement, je suis pris entre deux peurs : celle de vieillir et de mourir de vieillesse, et celle des effets secondaires possibles de la prise de suppléments de produits suspectés d'être des anti-âges, à court ou à long terme. Mais compte tenu de mon âge (je suis né fin 1938), je n'ai pas le temps d'attendre qu'on aie des certitudes. Je fais donc moi-même le pari des anti-âges.

Dans le doute, je prends des doses sensiblement inférieures aux doses suggérées dans les livres et les articles sur le sujet, et que j'ai cités plus haut. Pour réduire le risque d'effets à long terme, j'arrête parfois de prendre pendant quelque temps un ou plusieurs de mes anti-âges. Je n'en prends pas quand je suis en voyage. Les doses que je prends ne sont pas constantes. Je ne dépasse pas certains maximums, mais ce que je prends est assez souvent inférieur au maximum que je me suis fixé.

Je donne ici en exemple ma supplémentation. Mais je ne suis pas médecin, et mon exemple n'est donné qu'à titre **indicatif**. Je ne suis pas sûr de ne pas me tromper, et ceux qui voudraient suivre mon exemple le feraient comme moi à leurs risques et périls. (Mais même les médecins peuvent se tromper !).

On trouve dans le commerce des gélules contenant des mélanges d'anti-âges. Dans certains, une partie au moins des produits ne sont représentés qu'à des doses beaucoup trop faibles. Dans d'autres, les dosages sont assez satisfaisants. C'est le cas par exemple du Betaselen d'Arkopharma, qui contient 200 mg de vitamine C, 200 mg d'acétate d'alpha-tocophérol (soit 182 mg de dl-alpha-tocophérol ou vitamine E synthétique), 9 mg de bêta-carotène, 5 mg de zinc et 100 mg de sélénium. Mais je préfère prendre chaque produit séparément, pour pouvoir être libre d'en choisir les dosages indépendamment les uns des autres.

Il est préférable de ne pas acheter par correspondance, si on ne veut pas être importuné par de la publicité. Mais malheureusement, certains produits ne peuvent être obtenus que par correspondance. Je les fais venir ainsi...et je suis inondé de publicité.

Je prends de la vitamine E depuis 1975, du bêta-carotène et du sélénium depuis environ 1985, de la DHEA, de la mélatonine depuis environ 1998, de la carnosine depuis 2002.

Ayant eu parfois des palpitations, non seulement j'évite le café non décaféiné, mais j'ai tendance à plus sous-doser ceux parmi les anti-âges qui ont ou semblent être des excitants. C'est le cas de la centrophénoxine et aussi de la coenzyme Q10, ainsi que du ginseng. La vitamine C a la réputation d'être aussi un excitant. Certains pensent que ce n'est pas prouvé, mais dans le doute je préfère la modération. Mais je ne sous dose pas particulièrement la coenzyme Q10 parce qu'elle est en même temps bénéfique pour le cœur. Ceux qui n'ont pas ces problèmes doivent pouvoir prendre davantage d'anti-âges stimulants.

LES PRODUITS QUE JE PRENDS

Dans ce qui suit, je mentionne des marques. Je n'ai pas fait d'étude comparative des différentes marques. Les marques ont été choisies en partie au hasard quand un choix était possible, et d'autres marques peuvent éventuellement convenir tout aussi bien. Je n'ai pas pour but de faire de la publicité pour telle ou telle marque.

Les produits changent avec le temps, et certains, parfois ceux qui semblaient le mieux convenir, disparaissent. Il est parfois difficile de trouver des produits de remplacement. Les prix indiqués ont été relevés dans mon voisinage pour les produits non achetés par correspondance. Ils auraient pu être différents chez d'autres marchands. Ils peuvent avoir changé quand ce livre sera lu.

Je prends les produits suivants.

VITAMINE E

Depuis longtemps, je prends du Bakanasan, capsules E 200, vitamine E naturelle (25,65 euros la boîte de 96 capsules). Chaque capsule contient 135 mg de d-alpha tocophérol (200 UI de vitamine E naturelle). Elle se vend dans les magasins de diététique. Récemment, je me suis dit qu'il serait utile que je prenne aussi un produit contenant les autres tocophérols et les tocotriénols. Mais je n'ai pas pu en trouver en pharmacie ou en magasin de diététique. J'en ai donc acheté à Smart City S.A. (B.P. 3015 - L - 1030 Luxembourg - grand-duché du Luxembourg). Ce produit contient par gélule 348 mg de vitamine E, dont entre autres 210 mg de gamma-tocophérol, 48 mg d'alpha-tocophérol et 60 mg de tocotriénols. J'en prends depuis 2003. La boîte de 60 gélules coûte 36 euros.

En 2004, j'ai décidé de prendre parfois à la place du Bakanasan de l'huile de germe de blé. J'ai commencé avec l'huile de germe de blé Emile Noël à 200 mg de vitamine E/100 g d'huile dont j'ai déjà parlé plus haut. La vitamine E y étant intégrée à plus de corps gras que dans le Bakanasan, elle doit être mieux assimilée par l'organisme. Toutefois, nous verrons plus loin que l'huile de germe de blé contient trop d'acides gras appelés oméga-6, qui peuvent être nuisibles.

SÉLÉNIUM

Je prends du bio-sélénium Herbaxt. Une capsule contient 30 mg de sélénolevure. Sur les anciennes notices je me souviens qu'on disait que cela correspond à 35 µg (microgrammes) de sélénium. Mais ce n'est plus indiqué. Je suppose que cela n'a pas changé. Il se vend en pharmacie. La boîte de 60 capsules coûte 10,65 euros.

BÊTA-CAROTÈNE

J'ai pris pendant très longtemps du Phénoro Roche. Une capsule contenait 10 mg de bêta-carotène (et 15 mg de canthaxanthine, un caroténoïde souvent utilisé pour donner une couleur rouge aux aliments). Il se vendait en pharmacie. Malheureusement, Roche a supprimé ce produit, on ne sait pas pourquoi. En 2003, il est devenu impossible de trouver un produit à base de carotène provenant de carottes suffisamment dosé. J'ai remplacé par du Difrarel 100. Un comprimé contient 100 mg d'extrait anthocyanosidique de myrtille avec 5 mg de bêta-carotène. L'anthocyanosine est un polyphénol qui est sans doute aussi un antioxydant. La boîte de 20 comprimés de Difrarel coûte 3,69 euros.

Les capsules à base d'extraits de carottes ne contiennent que très peu de bêta-carotène. Par exemple, chez Biorama, macérât huileux de carottes, 100 capsules, une capsule ne contient que 0,56 mg de bêta-carotène, soit environ 10 fois moins qu'une carotte ! C'est du bidon !

VITAMINE C

Je prends des comprimés de Laroscorbine Roche dosés à 500 mg.

VITAMINE B5

Je prends du Bépanthène Roche. Un comprimé contient 100 mg de vitamine B5. Il se vend en pharmacie. La boîte de 60 comprimés coûte 8,55 euros.

POLYPHÉNOLS DES PÉPINS DE RAISIN

Ultra Activin de Nature's Plus (Etats-Unis) est le seul produit que j'ai trouvé dont la composition quantitative est donnée et dont le contenu en polyphénols n'est pas négligeable. Nous avons mentionné plus haut qu'une gélule contient ≈ 100 mg de polyphénols. Il se vend en France en pharmacie bien que venant des Etats-Unis. La boîte de 30 gélules coûte 35 euros.

Caudalie vend aussi un produit contenant des polyphénols de pépins de raisins et Arkopharma vend Mincigrap Arkogélules contenant de la poudre de marc de raisin, mais les quantités de polyphénols qu'ils contiennent ne sont pas données. Longélia que je prenais avant n'existe plus. Une gélule de Vigne Rouge d'Arkopharma ne contient que 14 mg de polyphénols. Il faudrait prendre 7 gélules pour avoir l'équivalent d'un verre de vin en contenant 100 mg !

MÉCLOFÉNOXATE CHLORHYDRATE OU CENTROPHÉNOXINE

J'ai pris du Lucidril 250, Lipha Santé jusque en août 2002. Chaque gélule contenait 250 mg de chlorhydrate de méclofénoxate. Il se vendait en pharmacie. Puis Lipha Santé a cessé d'en vendre. Le Vidal ne mentionne aucune autre marque et on n'en trouve plus depuis plusieurs années aux Etats-Unis. Heureusement, courant 2003, Smart City s'est mis à en vendre. C'est là que je m'en procure depuis. Il est aussi dosé à 250 mg. La boîte de 60 capsules coûte 59 euros.

ARGININE

Arginine Veyron, solution buvable à diluer dans l'eau. 13,5 g de L(+) arginine (sous forme de chlorhydrate) pour 100 g de solution buvable. Elle se vend en pharmacie. Le flacon de 250 ml coûte 5,36 euros.

ZINC

Rubozinc. Chaque gélule contient 15 mg de zinc, sous forme de gluconate de zinc. Il se vend en pharmacie. La boîte de 30 gélules coûte 5,64 euros.

COENZYME Q10

Elle est à nouveau disponible en France depuis 2002. On peut par exemple acheter de la coenzyme Q10 vendue par Nature's Plus ou par Vit'all+. Dans les deux cas, chaque capsule contient 30 mg de coenzyme Q10. La boîte de Nature's plus contient 30 gélules pour 38 euros. Celle de Vit'All+ contient 50 gélules pour 51,9 euros. Elle coûte plus cher parce qu'elle contient plus de gélules, mais son prix par gélule ou par mg de coenzyme Q10 est inférieur. Les gélules de Nature's plus contiennent de la coenzyme Q10 100 % pure. Dans celles de Vit'All+, la coenzyme est associée à des adjuvants : de l'huile végétale et de la lécithine. La coenzyme Q10 ayant de l'affinité pour les corps gras, il se peut qu'elle soit mieux assimilable avec ces adjuvants.

DHEA (DEHYDROEPIANDROSTERONE)

Elle est disponible en France depuis 2001 sur ordonnance sous la forme dite de préparation magistrale. Cette possibilité est apparue grâce à notre brave ministre Bernard Kouchner. Cette hypocrisie bénéfique permet d'en acheter sans que ce produit ait reçu en France d'AMM (Autorisation de Mise sur le Marché), aucune entreprise pharmaceutique française n'ayant voulu en payer le prix exorbitant, ce produit naturel n'étant pas brevetable. Ce n'est donc pas du tout à cause de sa toxicité que ce produit disponible depuis longtemps aux Etats-Unis n'a pas reçu d'AMM. En général chaque capsule contient 25 mg de DHEA. J'en achète donc sous cette forme. Une partie des médecins acceptent de faire des ordonnances, et il est assez facile de trouver des pharmacies qui vendent de la DHEA. Chez le pharmacien où j'en ai acheté, la boîte de 30 gélules de 25 mg coûte 10 euros.

MÉLATONINE

Elle n'est toujours pas disponible en France. Je finis donc mon stock américain. Si on n'a pas l'occasion d'aller aux Etats-Unis, on peut en acheter par correspondance, par exemple à Smart City.

CARNOSINE

Ce nouveau produit est disponible depuis 2002 aux Etats-Unis. On peut l'acheter par correspondance. J'ai commencé pour la première fois en septembre 2002 à prendre de la carnosine. C'est de la carnosine dosée à 500 mg, parfois appelée super carnosine, achetée à Smart City (49 euros le flacon de 90 capsules). J'ai aussi utilisé de la carnosine 500 mg de Gitte Iversen, Life Care Danemark, Rytterskolevej 7, Maarum Denmark-3230 Graested (e-mail : gitte@lifecare.dk), le correspondant européen de la *Life Extension Foundation* américaine. C'est plus rapide mais plus cher.

SUPEROXYDE DISMUTASE

Je la prends jusqu'à présent sous forme de GliSoDin de Smart City (42 euros le flacon de 60 capsules de 250 mg de GliSoDin). Mais comme maintenant on peut aussi la trouver en pharmacie, c'est là que je pense m'en procurer la prochaine fois, par exemple de chez Isocell (31,65 euros le flacon de 60 capsules de 234 mg de GliSoDin), d'autant plus que c'est moins cher.

GINSENG

Je prends aussi un peu de ginseng, à cause de sa très ancienne réputation de produit anti-âge bien que j'ignore si ce produit a ou non réellement une quelconque efficacité. Je préfère le ginseng pur en poudre. On peut prendre ce que l'on veut et il me semble que c'est moins cher.

Comme beaucoup de gens qui prennent de l'âge, j'ai tendance à avoir trop de cholestérol. Aussi, j'ai pris un fibrate pendant plusieurs années, puis une statine pendant environ 6 mois, pour revenir à un fibrate après une interruption. Je prends aussi par moments des sachets de 75 mg d'aspirine (la plus petite dose commercialisée) à titre préventif contre l'athérosclérose. Outre le fait qu'elle diminue la mortalité par maladie cardio-vasculaire, l'aspirine peut en un sens être considérée comme un anti-âge, qui freine le vieillissement, puisqu'on pense qu'elle agit aussi contre la glycation [14]. Je prends parfois un peu de magnésium.

MA CONSOMMATION D'ANTI-ÂGES AU COURS DE LA SEMAINE

Je prends mes produits au petit déjeuner, sauf la mélatonine que je prends comme il se doit le soir juste avant de me coucher. C'est plus pratique qu'au déjeuner, que je prends souvent à l'extérieur, et c'est mieux pour les produits qui peuvent avoir un effet stimulant.

Au petit déjeuner, je prends du lait demi-écrémé, des tartines de beurre et des tartines de confiture. Le chocolat contient des flavonoïdes. Les flavonoïdes sont des polyphénols. Ce sont des antioxydants. Ceux-ci passent bien dans le sang quand on mange du chocolat noir. On ne les y trouve pas quand on mange du chocolat au lait, et aussi quand on boit du lait et qu'on mange du chocolat noir [80]. Le lait annule les effets bienfaisants de ces polyphénols. Par contre, le lait laisse passer dans le sang les flavonoïdes du thé [81]. Il se peut donc que le lait que je prends réduise l'absorption de certains des anti-âges, mais en partie seulement. Les tartines atténuent peut-être cet effet. Des Américains ont comparé l'absorption de vitamine E synthétique (le mélange racémique des deux isomères d et l) avec celle de la même vitamine incorporée dans des céréales de petit déjeuner supplémentées en vitamine E. Les sujets prenaient du lait complètement écrémé, des céréales non supplémentées et des capsules, ou du lait complètement écrémé et des céréales supplémentées. La vitamine E intégrée dans les céréales passait beaucoup mieux dans le sang que celle des capsules. On en trouvait 25 fois plus dans le sang que pour de mêmes quantités de vitamine E absorbée sous forme de capsules ! [82]. Dans cet article, il est conseillé de prendre les capsules de vitamine E avec un repas contenant des corps gras. Il vaut donc mieux prendre du lait entier ou seulement demi-écrémé. Le beurre doit aussi aider à absorber la vitamine E. Il ne sert peut-être à rien de prendre des capsules ne contenant que de la vitamine E loin des repas. Cette vitamine doit être mieux absorbée, et même loin des repas, sous forme d'huile de germe de blé. C'est une raison pour laquelle je me suis mis à en prendre. Mais boire de l'huile est un peu écœurant. Toutefois, cette huile n'a pas mauvais goût. Prendre des corps gras au petit déjeuner devrait aussi faciliter l'absorption des autres suppléments ayant une affinité pour les graisses, comme la coenzyme Q10.

Pour la vitamine C, je me contente souvent de manger des fruits au déjeuner et au dîner. Quand je prends un supplément, je prends un quart ou un demi comprimé de Laroscorbine (125 ou 250 mg). Je n'ai pas de règle pour la mélatonine que je prends au plus 2 ou 3 fois par semaine, 1/2 capsule de 3 mg ou 1 de 1 mg chaque fois, de préférence quand je n'ai pas à me lever tôt le lendemain matin. J'ai en effet tendance à me lever plus tard quand j'ai pris de la mélatonine la veille au soir.

Je ne prends plus qu'occasionnellement de l'activin parce que je crains qu'il contribue à me donner la bouche sèche en raison du poivre qu'il contient. En revanche, je prends presque tous les soirs un demi à trois quarts de verre de jus de raisin. Je préfère le jus de raisin au vin parce que je supporte mal l'alcool.

Je prends de l'arginine au moins 1 fois par semaine, mais il m'arrive d'en prendre plus souvent.

Ci-dessous est donnée à titre d'exemple une liste de ce que je prends au cours de la semaine, correspondant à peu près aux maximums que je me suis fixé, avec les jours où j'ai pris l'habitude de prendre chaque produit. Cette liste correspond au cas où je prends la vitamine E sous forme de Bakanasan E200 et une gélule de gamma E tocophérol + tocotriénols de Smart City. Quand je prends de l'huile de germe de blé, j'en prends au plus deux cuillerées à soupe par jour. Je ne prends alors pas de Bakanasan et je ne prends pas nécessairement la gélule de Smart City.

Evidemment, le choix des jours est totalement arbitraire. Le principe est de répartir les différents anti-âges au cours de la semaine. Choisir des jours permet de se rappeler quoi prendre.

Lundi : 2 comprimés de bio-sélénium, 1 gélule d'Activin, 1 capsule de GliSodin, 1 gélule de gamma E tocophérol + tocotriénols, 1 gélule de 500 mg de carnosine, du ginseng : une petite dose dans une toute petite cuillère, d'environ 1/2 à 1 cm3 , souvent 1 comprimé de 100 mg de vitamine B5.

Mardi : 2 bio-sélénium, 1 gélule d'Activin, 1 capsule de GliSodin, 1 gélule de 500 mg de carnosine, souvent 1 comprimé de 100 mg de vitamine B5, 2 comprimés de Difrarel (10 mg de bêta-carotène), 1 capsule de 250 mg de centrophénoxine.

Mercredi : 2 bio-sélénium, 1 gélule d'Activin, 1 capsule de GliSodin, 1 gélule de 500 mg de carnosine, 1 capsule de 200 u.i. de vitamine E (Bakanasan E200).

Jeudi : 2 bio-sélénium, 1 gélule d'Activin, 2 comprimés de Difrarel

(10 mg de bêta-carotène), 1 capsule de 30 mg de coenzyme Q10 et 25 mg de DHEA.

Vendredi : 2 bio-sélénium, 1 gélule d'Activin, 1 cuillerée à soupe d'arginine, 1 gélule de Rubozinc, 1 capsule de 30 mg de coenzyme Q10 et 25 mg de DHEA.

Samedi : 2 bio-sélénium, 1 gélule d'Activin, 1 capsule de 200 UI de vitamine E (Bakanasan E200), 1 capsule de 30 mg de coenzyme Q10 et 25 mg de DHEA.

Le dimanche : 2 bio-sélénium, 1 gélule d'Activin, 2 comprimés de Difrarel (10 mg de bêta-carotène), 1 capsule de 30 mg de coenzyme Q10 et 25 mg de DHEA.

MES DOSES D'ANTI-ÂGES

VITAMINE E

400 UI/semaine de Bakanasan, soit 400/7= 57 UI par jour en moyenne, ou 135X2=270 mg d'isomère d/semaine, soit **38,6 mg** par jour en moyenne. Avec la gélule de Smart City, je prends en tout (270+348)/7 = 88 mg de vitamine E. J'en prends un peu moins de 30 mg quand je prends de l'huile de germe de blé.

Je suis donc juste au-dessous du minimum déduit des expériences d'Enstrom et Pauling et plus de 2 fois en dessous des doses proposées par Thierry Souccar (voir plus haut) quand je ne prends que du Bakanasan. Je suis un peu au-dessous des 100 à 200 mg/jour qu'il propose et au-dessus du minimum d'Enstrom et Pauling quand je prends aussi la gélule de Smart City.

SÉLÉNIUM

70 µg par jour.

Je me situe juste au-dessous de la limite inférieure de 75 µg proposée par Thierry Souccar et bien au-dessous des 200 µg non toxiques d'après Frédéric le Cren.

BÊTA-CAROTÈNE

10X3=30 mg par semaine, soit 4,3 mg par jour en moyenne.

Ce que je prends est un peu au-dessous de la valeur inférieure proposée par

Thierry Souccar. Considérons des carottes contenant 5 mg de carotènes. Ce que je prends correspond à peu près à 100 g de carottes, soit environ une carotte de taille moyenne (supplémentaire) par jour (ou 50 g de carottes riches en carotènes).

VITAMINE B5

Si je prends 2 comprimés par semaine, 100X2=200 mg par semaine, soit **28,6 mg** par jour en moyenne.

Les doses thérapeutiques proposées sur la boîte de Bépanthène étant de 300 mg/jour, j'en prends environ 10 fois moins. Quand je ne prends qu'un comprimé par semaine (ce qui est de loin le cas le plus fréquent), cela correspond à 150 g par jour de foie riche en vitamine B5.

POLYPHÉNOLS DE PÉPINS DE RAISIN

≈ 100 mg par jour si je prend de l'Activin, sans compter l'apport du jus de raisin, sans doute comparable.
Nous avons mentionné que Frédéric Le Cren propose de 150 à 200 mg/jour de polyphénols, et que d'après lui ceux-ci n'auraient aucun effet toxique même à des doses 100 fois plus élevées. Je pourrais donc sans crainte en prendre beaucoup plus, mais cela coûterait cher.

CENTROPHÉNOXINE

250 mg par semaine, soit 35,7 mg par jour en moyenne.
Je prends environ 18 fois moins de centrophenoxine que la dose la plus petite donnée aux souris par Hochschild. Je préfère ne pas prendre plus de centrophénoxine à cause de son action sur le système nerveux et parce que c'est un excitant.

ARGININE

Une cuillerée à soupe presque pleine de solution d'arginine ≈ 5 grammes de solution, soit (5/100)X13,5 = 0,675 g d'arginine. Si j'en prends 1 fois par semaine, cela fait en moyenne 0,096 g ≈ 0,1 g d'arginine/jour, et si j'en prends 3 fois par semaine, 0,29 ≈ 0,3 g/jour.

Nous avons mentionné que la dose thérapeutique minimale correspond à 0,8 g par jour. J'en prends donc de 8 à 2,7 fois moins. En 1991, un de mes collègues américains en a pris jusqu'à 15 gr par jour !

ZINC

15 mg par semaine, soit 2,14 mg par jour en moyenne.
Je suis très en dessous des valeurs proposées et mentionnées plus haut, mais je reste un peu sceptique sur l'utilité du zinc pour vivre plus longtemps.

COENZYME Q10

30X4=120 mg par semaine, soit 17 mg par jour en moyenne.
Je prends plus que les 10 mg correspondant aux expériences de Bliznakov sur les souris, bien que je sois très en dessous des doses proposées sur les boîtes pour les plus de 40-50 ans. Et je prends beaucoup moins que ce qui correspond aux expériences de Cole.

DHEA

25X4=100 mg par semaine, soit 14,3 mg par jour en moyenne.
Je prends donc environ (les semaines où je prends effectivement le maximum que je me suis fixé) de 2 à 4 fois moins que les doses de 25 à 50 mg/jour proposées par Christophe de Jaeger et par les boîtes américaines. C'est 200 fois moins que la dose (2,7 mg/jour) correspondant à ce qui a provoqué des cancers du foie chez les rats. Espérons que ce facteur 200 me protège bien !

Cela m'est cependant suffisant pour retrouver un taux de DHEA comparable à celui d'un jeune. J'ai fait mesurer mes taux sanguins de DHEA et de sulfate de DHEA après des mois de mon maximum de supplémentation. Ils sont alors comparables aux valeurs moyennes pour un homme d'une trentaine d'années, alors qu'après plus d'un mois sans supplémentation, je retrouve des valeurs comparables aux valeurs moyennes pour mon âge.

MÉLATONINE

Si je prends 1/2 capsule de 3 mg de mélatonine 3 fois par semaine, je prends 1,5X3 = 4,5 mg de mélatonine par semaine, soit 0,64 mg par jour.

Je prends environ 4 fois moins de mélatonine que les doses proposées pour mon âge par Pierpaoli, Regelson et Jaeger. Je préfère ne pas en prendre tous les soirs parce que c'est un somnifère. Avec une accoutumance, je me demande si je ne risquerais pas d'avoir des difficultés à m'endormir sans mélatonine.

CARNOSINE

500X3=1 500 mg par semaine, soit 214 mg par jour en moyenne. Cela correspond à environ 5 biftecks de 100 g par semaine.

Nous avons vu que notre corps contient d'énormes quantités de carnosine, et que sa baisse avec l'âge est elle aussi énorme en valeur absolue. Des mégadoses de plusieurs grammes par jour seraient sans doute nécessaires pour la contre balancer, mais je n'ose pas franchir le pas de peur d'effets secondaires. On peut remarquer que des doses comme celles que je prends devraient pouvoir compenser la diminution de son apport par l'alimentation quand on réduit sa consommation de viande dans le cadre d'un régime contre le cholestérol.

GLISODIN

250X3=750 mg par semaine, soit 107 mg par jour en moyenne.

ANTI-ÂGE	DOSE QUOTIDIENNE MOYENNE
Vitamine E	88 mg
Sélénium	70 µg
Bêta-carotène	4,3 mg
Vitamine B5	28,6 mg
Polyphénols de pépins de raisin	100 mg
Centrophénoxine	35,7 mg
Arginine	0,1 à 0,3 g
Zinc	2,14 mg
Coenzyme Q10	17 mg
DHEA	14,3 mg
Mélatonine	0,64 mg
Carnosine	214 mg
Superoxyde dismutase	107 mg

FIGURE 1 : *Mon programme anti-âge*

Comment je vais

Je fais moi-même le pari des anti-âges. Alors, on peut vouloir me demander comment je vais.

J'ai 68 ans au moment où j'écris ces lignes et je me porte bien. Je ne suis presque jamais malade (la dernière fois, c'était en 2000, où j'ai eu deux jours de fièvre). Je n'ai pas l'impression de me sentir diminué dans mes possibilités, ni physiquement, ni mentalement, par rapport à quand j'avais 20 ans. Mais je suis heureusement encore à un âge où on peut encore être naturellement bien en forme. Cependant, je n'ai malheureusement plus l'air d'un jeune, et la prise de vitamine E depuis 1975 ne m'a pas empêché de devenir presbyte. De 1995 à 1998 j'ai traîné un mal d'épaule qui n'arrivait pas à partir malgré de nombreux massages. En 1998 il a disparu, alors que je me suis mis à prendre de la DHEA. Est-ce un hasard ?

Début 2004, j'ai été atteint pendant trois mois d'une grande fatigue, avec perte de poids et parfois des battements de cœur rapides et des sensations d'épuisement. Les médecins n'y comprenaient rien, mais j'ai pensé que la statine m'avait nui en réduisant mon taux de coenzyme Q10, dont il se trouvait que je ne prenais pas de suppléments à ce moment là. Cette nuisance a pu être accrue par ma prise de vitamine E qui réduit, comme nous l'avons mentionné plus haut, la capacité de détoxification du foie, bien que mes doses soient très inférieures de celles où un tel effet a été observé. Prendre des anti-âges n'est donc sans doute pas sans risques, mais le bénéfice possible est suffisamment grand pour qu'on les prenne.

L'ensemble des résultats suggère qu'il est hautement probable que prendre un mélange d'anti-âges puisse allonger notre durée de vie. Cette supplémentation n'est peut-être pas beaucoup plus efficace que de simples régimes anti-vieillissement [2]. Mais seule la supplémentation peut donner l'espoir de dépasser notre limite naturelle de longévité. Les produits que nous avons mentionnés sont bénéfiques pour la santé, d'après de nombreuses expériences. C'est toujours ça de gagné, tout particulièrement si ça évite d'avoir un cancer ou un infarctus. Cela laisse à penser que les anti-âges permettent aussi d'allonger la durée de vie en bonne santé. Un produit qui évite de mourir prématurément d'un cancer par exemple doit déjà allonger de ce fait notre durée de vie moyenne. A mon avis, si on aime la vie, mieux vaut faire le pari de prendre des anti-âges, même s'ils n'allongent que peu la durée de vie. Rester en bonne santé est déjà très intéressant. On ne risque pas grand chose en les consommant avec modération. Aux doses où je les prends, en tout cas, ça ne raccourcit pas la durée de vie des souris, ça ne coûte pas cher et c'est moins contraignant qu'un régime. Si par contre on est obsédé par la peur de la surpopulation dans le monde et du vieillissement des populations des pays développés au point de vouloir mourir, alors c'est inutile de faire ce pari. Dans ce cas, c'est aussi inutile de suivre des régimes et de se faire soigner quand on est vieux et malade. Mais que ceux qui pensent ainsi respectent les opinions de ceux qui veulent vivre.

Prendre des anti-âges ne dispense pas de suivre les régimes spécifiques à des troubles particuliers, de ne pas manger trop de graisses et de sucres et de ne manger que juste à sa faim.

Nous souhaitons que la gérontologie continue à avancer rapidement, et trouve vite des moyens de plus en plus efficaces de rallonger notre vie au delà de nos limites naturelles.

MON POINT DE VUE SUR LA RESTRICTION CALORIQUE

FAUT-IL AUGMENTER ENCORE PLUS SES CHANCES DE VIVRE LONGTEMPS en pratiquant la restriction calorique ? On peut chercher à réduire la production de radicaux libres oxydants en réduisant notre métabolisme par un moindre apport d'énergie, donc de carburant, donc de nourriture. La restriction calorique prônée par Roy Walford [17], consiste à manger beaucoup moins qu'à notre faim, mais en prenant des suppléments de vitamines et de minéraux pour en recevoir autant que si on mangeait à sa faim et éviter ainsi la malnutrition. Roy Walford proposait de n'absorber que 1 500 kilocalories par jour, alors que lui-même en absorbait 2 500 en mangeant normalement. Cette dernière valeur est ce qui est recommandé en moyenne en France par l'AFSSA (l'Agence Française de Sécurité Sanitaire des Aliments) pour les adultes (pour un homme moyennement actif : 2 700 kilocalories de 20 à 40 ans et 2 500 de 40 à 60 ans, pour une femme moyennement active, 2 200 kilocalories de 20 à 40 ans, 2 000 kilocalories de 40 à 60 ans). La restriction calorique a permis d'allonger de façon considérable non seulement la durée de vie moyenne, mais aussi la durée de vie maximale des souris. Nous avons déjà mentionné que cette restriction a pu allonger la durée de vie maximale des souris, de 3,5 ans avec une nourriture modérément restreinte, à 4,5 ans [35]. C'est énorme et très supérieur à ce qui a pu être obtenu avec des anti-âges. Elle allonge aussi de façon importante la vie des levures et du ver *Caenorhabditis Elegans* [83]. Des singes macaques rhésus sont aussi soumis à une restriction calorique de 30 % depuis 1987 [14]. Au bout de plusieurs années de ce régime, ils étaient toujours en bonne santé. Ce régime a diminué leur taux de glucose, de corps gras et de cholestérol dans le sang. Ils sont plus minces que les singes du groupe témoins qui mangent normalement. La température de leur corps est abaissée. L'espérance de vie naturelle de ces singes dépasse les trente ans. En septembre 2004, 24 % des singes du groupe témoin étaient morts contre 15 % de ceux du groupe restreint. De 1993 à 1995, huit scientifiques, dont Roy Walford, se sont soumis à la restriction calorique dans le cadre de l'expérience biosphère I2, près de Tucson en Arizona [14, 83]. Cette expérience avait aussi pour but de voir si on pouvait survivre dans un environnement complètement clos, comme ce serait le cas lors d'un voyage interplanétaire. Douglas Crawford, un étudiant de Lenny Guarente a aussi fait l'expérience. Très maigres, frileux, ils avaient un visage émacié. Un ami de 80 ans de Guarente croyait que cette restriction lui donnait l'air plus jeune. Il lui a envoyé sa photo. Mais Guarente a trouvé qu'il avait l'air tout aussi vieux [83].

L'exercice peut rallonger modérément la durée de vie des rats [84]. Mais dans une expérience où ils avaient la possibilité de faire de l'exercice avec une roue placée dans leur cage dans ce but, l'allongement de leur durée de vie due à la restriction calorique a été annulé [84]. Il ne faut donc sans doute pas trop se priver de manger. La restriction calorique n'est peut-être bonne qu'à condition de vivre dans un milieu protégé où les efforts de la lutte pour la vie sont absents. Autrement, comme les souris naines Snell ou Ames (voir partie suivante) en présence de souris normales, nous serions comme le pot de terre et le pot de fer. Je pense, comme le Dr. Robert Atkins [38], qu'une restriction calorique draconienne telle que l'a proposée Roy Walford n'est pas souhaitable. Mais il doit mieux valoir ne manger que juste à sa faim. Seuls les gens qui ont tendance à grossir peuvent éventuellement avoir intérêt à manger moins qu'à leur faim, sous surveillance médicale.

Ou alors, on doit pouvoir s'inspirer de régimes peu caloriques qui donnent beaucoup de centenaires dans certains pays. A Okinawa, une île au sud-ouest du Japon, la proportion de centenaires est trois fois plus grande qu'en France. Un habitant d'Okinawa ne consomme en moyenne que 1 800 kilocalories par jour [85]. C'est déjà très peu, mais moins draconien que le régime de Roy Walford. En fait, ils mangent plus que nous, mais des aliments de faible densité calorique, riches en vitamines et minéraux. Leur repas traditionnel comporte des légumes frits, du riz, de la soupe miso. D'après certaines études, nous serions plus sensibles au poids qu'à la quantité de calories de ce que nous avalons. Sans être aussi pénible que celui de Roy Walford, ce régime, à base de fruits, de légumes et de lait de soja doit être déjà assez contraignant. On ne doit pouvoir tromper son organisme que dans une certaine mesure. Moi-même, je cale assez rapidement quand je mange des légumes verts, malgré leur faible valeur calorique. Je n'ai absolument plus faim pour en manger davantage, mais j'ai encore faim pour le dessert. Je pense que beaucoup de gens ont cette faim différentielle, qui pousse à manger varié. On mange aussi davantage quand la nourriture a bon goût. On mange plus de légumes quand ils sont correctement salés que quand ils ne le sont pas. Pourtant, saler ne change pas leur valeur calorique. Faut-il manger fade pour manger moins ?

PETIT CALCUL

Un homme a pour puissance environ 80 watts (80 joules/seconde), soit environ celle d'une lampe de 75 watts. Cela correspond par jour à 80x3,6x24 kilojoules, soit, comme 1 calorie = 4,18 joules, à 80x3,6x24/4,18 = 1650 kilocalories. Cette valeur, sensiblement inférieure à ce qui est disponible dans la nourriture d'un homme qui mange normalement, mais du même ordre de grandeur, correspond tout à fait à ce à quoi on peut s'attendre. Comme toutes les machines, notre organisme n'a pas un rendement de 100 %. Une partie de notre nourriture se perd en sortant à l'autre bout de l'intestin. Une autre partie est éliminée dans l'urine sans avoir été brûlée. Avec un apport de 2 500 kilocalories, le rendement est de 1650/2500 = 66 %.

LE RÉGIME CRÉTOIS, UN RÉGIME ANTI-ÂGE ?

On parle beaucoup actuellement du régime crétois et des acides gras oméga-3 et 6. Il ne s'agit pas d'un régime contre le vieillissement, mais d'une diète dont on dit qu'elle est bonne pour le cœur et pour la santé. Serait-il donc intéressant, pour vivre à la fois plus longtemps et en meilleure santé, de suivre un régime de ce type en plus de prendre des anti-âges ? Examinons ensemble la question.

OMÉGA-6, OMÉGA-3 ÇA VEUT DIRE QUOI ?

95 % des lipides alimentaires sont des triglycérides c'est-à-dire des molécules qui comportent trois acides gras fixés sur une molécule de glycérol. Le glycérol a peu d'intérêt nutritionnel. Ce sont les acides gras qui sont importants pour l'équilibre de l'organisme. Les acides gras sont des chaînes d'atomes de carbone avec, à une extrémité, un groupement acide (COOH) et à l'autre, un groupement méthyle (CH_3). On distingue les acides gras en fonction du nombre d'atomes de carbone et du nombre de doubles liaisons. Lorsque un acide gras ne comporte aucune double liaison, il est dit « saturé ». Lorsqu'il comporte une double liaison, il est dit « monoinsaturé » et lorsqu'il en comporte plusieurs, il est dit « polyinsaturé ».

L'acide oléique comporte 18 atomes de carbones et une double liaison. Il est monoinsaturé. L'acide linoléique et l'acide alpha-linolénique, comportent eux aussi 18 atomes de carbone. Ils ont chacun en revanche plusieurs double-liaisons. Ils sont donc polyinsaturés. Le premier a ses doubles liaisons à droite des 6e et 9e atomes de carbone. C'est pourquoi on dit que l'acide linoléique est un acide gras oméga-6. Le deuxième a en outre une autre double liaison à droite du 3e atome de carbone : l'acide alpha-linolénique est donc un acide gras oméga-3.

Plus généralement, on appelle acide gras **oméga-3** tout acide gras dont la 1ère double liaison est à droite du 3e atome de carbone, compté à partir du groupement CH_3 inclus, et acide gras **oméga-6** tout acide gras dont la première double liaison est à droite du 6e atome de carbone, quelles que soient les positions et le nombre des autres doubles liaisons. On note que l'acide oléique n'est ni un oméga-3 ni un oméga-6. On peut l'appeler oméga-9. Les acides linoléique et linolénique sont importants pour deux raisons. Ils sont très répandus. Ce sont les acides gras poly insaturés qu'on trouve le plus dans les huiles végétales. La deuxième raison c'est que notre organisme est incapable de les synthétiser : on dit que ce sont des acides gras essentiels. Le corps peut en revanche les transformer en d'autres acides gras insaturés [86].

Il existe plusieurs acides gras oméga-3 et 6 dans le vivant. Par exemple, dans les poissons et les huiles de poissons, on trouve deux sortes d'acides gras oméga-3 : l'acide eicosapentaénoïque (EPA) et l'acide docosahexaénoïque (DHA) (à ne pas confondre avec la DHEA !). Notre organisme est capable de transformer l'acide alpha-linolénique en EPA ou en DHA [86].

Les acides gras insaturés, comme toute substance possédant des doubles liaisons entre des atomes de carbone, participent facilement à des réactions chimiques. Ils sont plus réactifs que les acides gras saturés. En particulier, ils s'oxydent plus facilement.

POURQUOI S'EST-ON INTÉRESSÉ AUX CRÉTOIS ?

On s'est intéressé aux Crétois grâce à l'étude des Sept pays. À partir de 1956, Ancel Keys (un éminent professeur de l'université du Minnesota) a comparé la mortalité coronarienne (par infarctus du myocarde) et celle due au cancer, d'hommes initialement âgés de 40 à 59 ans, dans 7 pays sur une durée de 15 ans. Pour cela, plus de 1 000 hommes ont été suivis pendant cette période dans chaque pays.

	CORONARIENNE	CANCER	TOUTES CAUSES
Finlande	972	613	2169
Etats-Unis	773	384	1575
Zutphen (Hollande)	636	781	1825
Italie	462	622	1874
Yougoslavie	242	394	1712
Corfou (Grèce)	202	338	1317
Japon	136	623	1766
Crète	38	317	855

FIGURE 2 : *Taux de mortalité après 15 ans dans l'étude des 7 pays (nombre de morts par 100 000 habitants)* [87].

Il est apparu clairement que c'était de loin en Crète que l'on risquait le moins de mourir prématurément d'un infarctus, puis au Japon (Fig.2). Les différences avec les autres pays étaient spectaculaires. C'était aussi en Crète qu'on risquait le moins de mourir prématurément, toutes causes confondues. Le taux moyen de cholestérol des Crétois était pourtant comparable à celui des autres pays [87]. Côté cancer, les différences étaient beaucoup moins marquées.
À Corfou la mortalité coronarienne, quoique relativement basse, était bien plus élevée qu'en Crète, île située dans le même pays. Il s'avère que le mode de vie des habitants de Corfou était plus moderne que celui des Crétois et qu'il pouvait être considéré comme représentatif de l'ensemble de la Grèce. Au vu de ces résultats, on s'est donc intéressé au régime crétois traditionnel.

Par rapport aux sept autres pays, les Crétois mangeaient des quantités moyennes de pain et de légumes verts, beaucoup plus de légumes secs et de fruits, peu de viande, des quantités moyennes de poisson, peu d'alcool (sous forme de vin rouge uniquement) et, chose surprenante, c'étaient eux qui consommaient le plus de corps gras, surtout sous forme d'huile d'olive [87]. Leur alimentation était de même particulièrement riche en acides gras **oméga-3**, provenant entres autres du pourpier et de plantes sauvages [86]. Elle était en revanche pauvre en acides gras saturés.

LES OMÉGA-3 : BONS POUR LE COEUR

Cette étude a donc été la première à avoir mis les acides gras oméga-3 sous les feux de la rampe. Depuis d'autres sont venues confirmer le rôle important de ces acides gras dans la protection contre les maladies cardiovasculaires. C'est le cas de l'étude de Lyon. Cette étude a été menée de 1988 à 1993, sur des hommes et des femmes de moins de 70 ans ayant déjà eu un premier infarctus. Une partie de ces malades a suivi une diète voisine du régime crétois traditionnel, les autres ont suivi le régime en usage à cette époque pour les personnes cardiaques. Le régime de type crétois contenait un rapport oméga-6/oméga-3 de 4 pour 1, bien inférieur à celui de l'autre régime. Au final, le nombre de décès cardiaques a été de **76 % inférieur** chez les personnes suivant le régime crétois que chez les autres malades ! Ce régime a également réduit de 70 % le nombre de décès toutes causes. Les résultats étaient tellement spectaculaires qu'après 1993, le régime crétois a été appliqué à tous les patients cardiaques.

LES GRAISSES SATURÉES : ENNEMIES DU CŒUR

L'étude des Sept pays a montré que la mortalité coronarienne était à peu près proportionnelle à la consommation de graisses saturées (Fig. 3). Là encore, la Crète et le Japon, avec de faibles consommations de graisses saturées, sont bien placés.

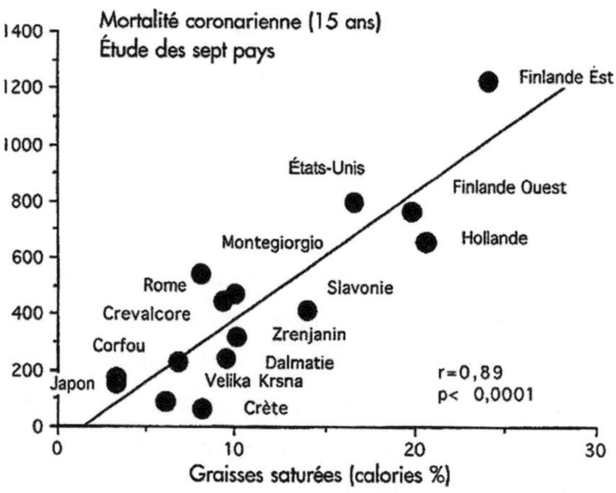

FIGURE 3 : *Relation entre la mortalité coronarienne après quinze ans de suivi et la consommation de graisses saturées* [87].

L'effet néfaste d'une forte consommation de graisses saturées sur le cœur est maintenant bien connu. On en trouve surtout dans les graisses animales, particulièrement dans celle de bœuf et dans le beurre. C'est pour cela qu'il est conseillé de ne pas manger trop de viande et d'éviter de manger la graisse apparente quand on a un risque élevé d'avoir un infarctus. La consommation de graisses saturées fait monter le taux de cholestérol, considéré comme un facteur de risque.

QUEL EST LE RÔLE DES ACIDES GRAS SUR NOTRE SANTÉ ?

Absorbés par l'intestin, les acides gras peuvent servir de source d'énergie aux muscles et être stockés sous forme de graisses. Mais l'importance des acides gras pour notre santé tient surtout au fait qu'ils sont des constituants des membranes de nos cellules. Les activités de nombreuses cellules varient en fonction de la composition en acides gras de leurs membranes.

Enfin, certains acides gras sont transformés selon les besoins en dérivés plus complexes. Une partie des acides gras oméga-3 et 6 se transforment en des substances appelées eicosanoïdes. Ce sont des substances à caractère hormonal. Les fonctions des eicosanoïdes venant des oméga-3 et celles provenant des oméga-6 sont pratiquement opposées. Ces deux types de fonctions sont utiles. Cependant, notre alimentation actuelle contenant trop d'oméga-6, les eicosanoïdes qui en sont issus deviennent néfastes [86].

OMÉGA-3 ET OMÉGA-6

Les oméga-3 sont bons pour le cœur pour plusieurs raisons. Par le biais des eicosanoïdes, ils ont un effet vasodilatateur qui relaxe les artères et soulage le cœur. Les oméga-6 « produisent » l'effet inverse. Les oméga-3 ont des propriétés anti-inflammatoires. Lorsque le cholestérol LDL (le « mauvais cholestérol ») s'oxyde, il a tendance à se déposer sur la paroi des artères. Ce dépôt, favorisé par l'inflammation des artères, contribue à l'athérosclérose. Si d'une part, les antioxydants réduisent la vitesse de ce dépôt, les oméga-3 permettent d'autre part de diminuer l'inflammation. Lorsqu'une artère est légèrement endommagée, ils gênent en outre la formation de caillots sanguins en réduisant l'activité des plaquettes sanguines, ces petites cellules mobilisées pour boucher les brèches Enfin, les oméga-3 réduisent les risques de troubles du rythme cardiaque par leur incorporation dans les cellules du cœur et leur action sur les systèmes nerveux sympathique et parasympathique qui contrôlent son rythme [86].

Par ailleurs, les oméga-3 diminuent les risques d'obésité et de diabète par une meilleure sensibilité des cellules à l'insuline [86]. De plus, ils réduisent non seulement les risques d'inflammation des artères, mais aussi tout risque d'inflammation, en évitant une mobilisation excessive des globules blancs.

Enfin, les oméga-3 freinent la progression des cancers en limitant la quantité d'acide linoléique, un oméga-6, qui pénètre dans les tumeurs. En effet, la nourriture préférée des cellules cancéreuses est l'acide linoléique. Une des raisons pour lesquelles les cellules cancéreuses sont immortelles, c'est que leurs membranes contiennent une plus grande proportion d'acides gras saturés très peu oxydables que les cellules normales (lire page 194). En devenant des constituants des membranes de ces cellules, les oméga-3 les rendent plus insaturées. Elles deviennent alors plus vulnérables aux radicaux libres oxydants, ce qui peut les rendre mortelles [86].

TROP D'OMÉGA-3, PAS ASSEZ D'OMÉGA-6

Notre alimentation n'est pas assez riche en oméga-3 parce qu'elle en contient moins que celle de nos ancêtres et parce que si elle en contenait davantage elle réduirait considérablement le risque d'infarctus. Notre corps a besoin d'un équilibre entre les acides gras oméga-3 et 6. On a pu montrer qu'à la préhistoire l'alimentation de l'homme contenait une proportion oméga-3/oméga-6 beaucoup plus grande que maintenant. Cela s'explique entre autres parce que les hommes consommaient alors moins de céréales et d'autres graines et de produits laitiers qu'après l'apparition de l'agriculture et de l'élevage [86]. En outre, nous mangeons des animaux eux-mêmes nourris de graines, dont la chair contient moins d'oméga-3 que celle des animaux sauvages. Les poules élevées en batterie pondent des œufs qui en contiennent moins que ceux des poules qui trouvent leur nourriture dans la nature. On peut en déduire que la nature a sélectionné les individus les plus adaptés à la proportion d'oméga-3/oméga-6 consommée autrefois. Notre génome étant proche du leur, notre organisme doit aussi y être adapté. L'intérêt des comparaisons avec la préhistoire me paraît contestable parce que les premiers hommes vivaient beaucoup moins longtemps que nous et aussi parce que la nature a sélectionné non pas ceux qui vivaient le plus longtemps, mais ceux qui se reproduisaient le mieux. Toutefois, si notre organisme est adapté au rapport oméga-3/oméga-6 de cette époque, il y a tout lieu de penser a priori que prendre un peu plus d'oméga-3 doit être bénéfique. Ou tout au moins que l'on ne prend pas de risques à en prendre plus, simplement en modifiant notre alimentation. Les seuls risques éventuels ne peuvent venir que de supplémentations trop importantes ou d'aliments peu courants, comme le lin très concentré en oméga-3.

ACIDES GRAS MONOINSATURÉS

Ces acides gras protègent aussi le cœur, en réduisant le taux de cholestérol LDL, tout en maintenant voire même en augmentant le taux du cholestérol HDL (le « bon »). C'est l'huile d'olive qui contient le plus d'acides gras monoinsaturés (acides oléiques). Les oméga-6, eux, diminuent aussi le cholestérol LDL, mais ils réduisent en même temps le HDL protecteur [86].

COMMENT CONSOMMER SUFFISAMMENT D'OMÉGA 3 ?

Selon l'Agence française de sécurité sanitaire des aliments (Afssa), au début des années 2000, les Français ne consommaient en moyenne que le tiers des apports recommandés en oméga-3. Ainsi avec notre alimentation courante, le rapport oméga-6/oméga-3 est de l'ordre de 14 à 20 alors qu'il devrait être idéalement inférieur à 4/1 [86].

Comment faire pour avoir assez d'oméga-3 sans trop changer ses habitudes alimentaires ? Certains chercheurs conseillent de manger du poisson gras au moins deux fois par semaine [86]. Parmi ces poissons, les plus courants sont le hareng, le maquereau, la sardine, le saumon, le thon gras (Fig. 4).

POISSON	OMÉGA-6	OMÉGA-3	OMÉGA-6/OMÉGA-3
hareng	0,3	4,2	0,07
maquereau	0,5	4,9	0,10
sardine fraîche	0,4	3,9	0,10
saumon élevage	0,9	2,8	0,32
thon germon	0,3	2,2	0,14
truite arc-en-ciel	0,6	0,6	1

FIGURE 4 : *Composition de poissons gras en oméga-3 et 6, en g/100 g de poisson* [1].

Les oméga-3 des poissons gras sont essentiellement des oméga-3 dits à longue chaîne : EPA et DHA. Les autres poissons contiennent beaucoup moins d'oméga-3. Dans les autres aliments, les oméga-3 se présentent en général surtout sous forme d'acide linolénique.

En mangeant de la viande, des légumes et des fruits, on consomme très peu d'oméga-3 et 6 (au plus 0,2 g d'oméga-3/100 g de viande). En général, le rapport oméga-6/oméga-3 n'est pas si mauvais (par exemple 3/2 pour une côtelette d'agneau), excepté chez le porc (rapport 10). Le pourpier, avec 0,4 g d'oméga-3 et 0,09 g d'oméga-6/10 g est le seul légume qui en contient des quantités non négligeables. D'où vient que nous avons tendance à consommer beaucoup plus d'oméga-6 que d'oméga-3 ? On a mesuré dans la baguette de pain et le pain complet respectivement 0,33 et 0,67 g d'acide linoléique et 0,02 et 0,05 g d'acide alpha-linolénique /100 g, soit des rapports oméga-6/oméga-3 de l'ordre de 15 et dans le riz blanc étuvé un rapport de 40 [88]. On obtient des rapports comparables dans les pâtes, les biscuits, les pâtisseries. Par contre, le rapport est de 3 dans les pommes de terre. Ce sont donc bien les **céréales** les coupables. Notre rapport oméga-6/oméga-3 est trop élevé parce que nous mangeons beaucoup de pain, de pâtes, de biscuits, de pâtisseries et d'autres produits à base de blé et de riz.

Résultat : si on aime bien les pâtisseries et les céréales, il faut compenser en mangeant aussi du poisson gras (ou des graines de lin). On peut aussi consommer beaucoup d'oméga-3 en mangeant des noix. (Les noix contiennent 7 à 8 g d'oméga-3/100 g, soit plus que les poissons gras, et environ 5 fois plus d'oméga-6).

Comme les Crétois consommaient beaucoup de légumes secs, nous avons voulu savoir combien d'oméga-3 et 6 ils pouvaient contenir. Nous avons donc cherché leur teneur dans les haricots en grains, légumes secs couramment consommés chez nous.

Les haricots petits blancs secs et les haricots mungo présentent ainsi des rapports oméga-6/oméga-3 de 0,56 et 2,6 respectivement [38]. Les « fayots » qui n'ont pas une très bonne réputation semblent finalement être tout à fait bons pour la santé !

Pour les lentilles sèches, on a trouvé 0,4 g d'acide linoléique et 0,16 g d'acide linolénique/100 g [86]. Le rapport, de 2,5, est lui aussi très satisfaisant.

Les huiles contiennent aussi des oméga-3 sous forme d'acide linolénique. Les teneurs de quelques huiles et graisses en oméga-6 et 3 sont reproduites (Fig. 5). La figure 6 permet, elle, d'en visualiser les compositions.

	OMÉGA-6	ACIDE ALPHA-LINOLÉNIQUE (OMÉGA-3)
Huile d'arachide	27,6	0,1
Huile de colza	20,4	9,3
Huile de germe de blé	54,8	6,9
Huile de lin	12,7	53,3
Huile de pépins de raisin	69,9	0,1
Huile de soja	51,1	6,8
Huile de tournesol	62,8	0,2
Huile d'olive	7	0,7
Margarine Fruit d'or	28,7	2,3
Beurre	1,4	0,5
Graisse d'agneau	1,7	1,5
Graisse de bœuf	3	0,4
Graisse de porc	10,2	1

FIGURE 5 : *Composition en oméga-3 et 6 de quelques matières grasses (en g/100 g)* [86].

On voit que, parmi les huiles très couramment utilisées, celles d'arachide et celle de tournesol ne contiennent presque pas d'oméga-3 et ont un rapport oméga-6/oméga-3 très mauvais. Le beurre et les graisses animales contiennent surtout des acides gras saturés, mais, à part la graisse de porc, elles ont un rapport oméga-6/oméga-3 très correct, meilleur que celui de la margarine Fruit d'or.

Parmi ces huiles, **l'huile de colza** est celle qui contient le plus d'oméga-3. Elle a aussi un bon rapport oméga-6/oméga-3, voisin de 2.
Aussi, à moins de manger beaucoup de poissons gras, il vaut mieux, même si on consomme assez peu d'huile, utiliser de l'huile de colza. Sinon on consommera au moins celle d'olive qui a l'avantage de ne pas apporter trop d'oméga-6 et qui est bonne pour la santé par le biais de l'acide oléique. Notez aussi que l'acide oléique, avec seulement une double liaison est moins oxydable et convient mieux à chaud que l'huile de colza.
Du côté des huiles non présentes sur nos tables, c'est l'huile de lin qui contient le plus d'oméga-3. Elle en contient même trop. Elle est de ce fait tellement oxydable qu'elle est interdite en France. Les graines de lin se conservent mieux.
L'huile de germe de blé contient beaucoup d'oméga-3, mais encore beaucoup plus d'oméga-6, avec un rapport de 8, trop élevé. Si on prend deux cuillerées à soupe d'huile de germe de blé par jour pour la vitamine E, il faudra prendre garde à l'apport quotidien de 8 g d'oméga-6. Cela peut remettre en cause le choix d'huile de germe de blé en supplémentation plutôt que de vitamine E naturelle en capsule.
Par malchance, plus généralement, les produits qui contiennent le plus de vitamine E sont aussi ceux qui contiennent le plus d'oméga-6.
Les chiffres de la figure 5 montrent que, compte tenu des énormes concentrations d'acides gras polyinsaturés des huiles, on risque encore beaucoup plus de déséquilibrer le rapport oméga-6/ oméga-3 de notre alimentation totale en consommant trop de certaines huiles qu'en consommant des produits venant de céréales.

D'après le livre du Dr Simopoulos qui fait référence dans ce domaine, il faut ingérer au moins 2 g d'acide linolénique par jour et plus si on ne consomme pas de poisson gras [86]. En une journée, la consommation de 200 g de viande ou de poisson maigre, de 200 g de légumes, d'un petit morceau de fromage, de lait et de fruits permettent difficilement d'atteindre 1 g d'oméga-3. Mais l'autre gramme sera facilement fourni par 200 g de poisson gras par semaine.

Aussi, à mon avis le régime **le moins contraignant** pour avoir assez d'oméga-3 est le suivant. Il suffit de manger du poisson gras au moins deux fois par semaine, de consommer très peu d'huile ou de consommer de l'huile de colza ou d'olive et peu de margarine ou une margarine enrichie en oméga-3. Il peut être bon de manger assez souvent des légumes secs comme des haricots en grains ou des lentilles et des noix, éventuellement du pourpier si on en trouve.

Si on n'aime pas les poissons gras, ou les semaines où on n'a pas envie d'en manger, on peut éventuellement prendre de petits compléments de graines de lin. Une cuillerée à soupe de ces graines contiendrait 3 g d'acide linolénique, ce qui permet de synthétiser suffisamment d'EPA et de DHA [86]. Une cuillerée à café doit cependant suffire pour compléter notre dose quotidienne de cet acide.

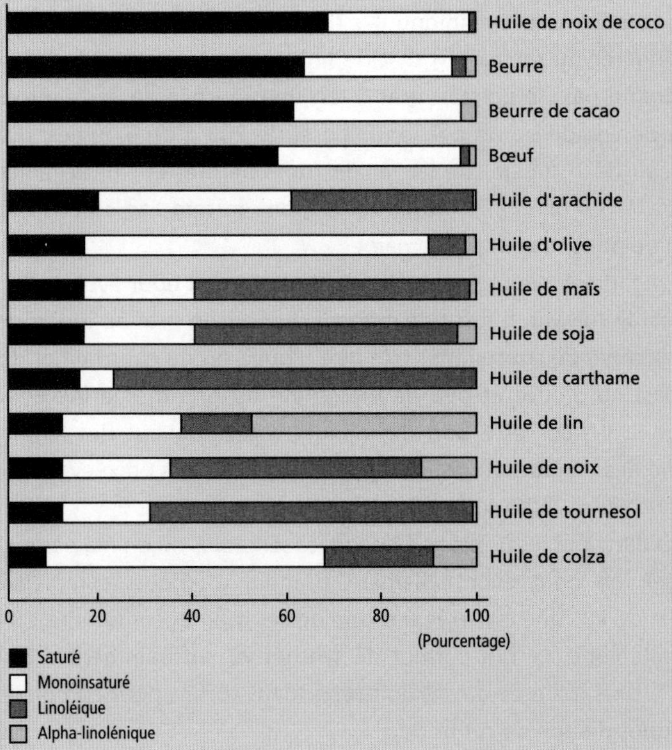

FIGURE 6 : *Composition en acides gras des graisses et huiles courantes* [86].

Cet histogramme montre le pourcentage en acides gras saturés, acides gras monoinsaturés et en acides linoléique et alpha-linolénique de treize graisses et huiles courantes.

UNE ALIMENTATION RICHE EN OMÉGA-3 FREINE-T-ELLE LE VIEILLISSEMENT ?

Nous avons vu que les oméga-3, en augmentant la proportion d'acides gras insaturés dans les membranes des cellules cancéreuses, les rendent plus vulnérables aux radicaux libres oxydants et favorisent leur vieillissement.

Mais alors et les cellules normales ? Malheureusement, il en est de même pour elles. Le degré d'insaturation des membranes cellulaires est assez fortement régulé chez chaque espèce animale [89,90]. Cependant, le régime alimentaire peut le modifier dans certaines limites [89,90]. Il en résulte qu'un régime riche en acides gras insaturés augmente le degré d'oxydation des lipides des membranes et particulièrement celles des mitochondries.

Les acides gras s'oxydent d'autant plus facilement qu'ils ont plus de doubles liaisons. Les oméga-3, qui en ont le plus, s'oxydent plus aisément que les oméga-6, qui eux-mêmes s'oxydent plus facilement que l'acide oléique, ne contenant qu'une double liaison. C'est pour cela que l'huile de lin est l'huile la plus oxydable. À l'opposé, les acides gras saturés sont ceux qui s'oxydent le plus difficilement.

Le degré d'oxydation des membranes mitochondriales a été comparé à différents âges chez des rats nourris toute leur vie avec de la nourriture contenant comme corps gras de l'huile d'olive ou de l'huile de tournesol [91]. Cette dernière renferme 67 % d'acide linoléique qui comporte deux doubles liaisons alors que l'huile d'olive contient 73 % d'acide oléique qui n'en a qu'une. Le degré d'oxydation a été comparé dans les membranes des mitochondries de cellules du foie, du cœur et de muscles. Les cellules du cœur et des muscles, qui ne se renouvellement pas, ont un degré d'oxydation beaucoup plus élevé que celles du foie, qui elles, se renouvellent. Ces dernières étaient peu sensibles au type d'alimentation, mais celles du cœur et des muscles avaient des membranes mitochondriales sensiblement plus oxydées avec l'huile de tournesol qu'avec l'huile d'olive.

On a observé que **plus la durée de vie maximale d'une espèce est élevée, plus le degré d'insaturation des membranes des cellules est petit**. Par exemple, la proportion de doubles liaisons diminue du rat (espérance de vie maximum de 4 ans) au pigeon (35 ans) et à l'homme (120 ans) [90]. Avoir des acides gras membranaires les moins insaturés possibles est donc un moyen de lutte contre le vieillissement. Les animaux vivant longtemps auront par exemple moins de DHA, qui contient 6 doubles liaisons, et plus d'acide linoléique, qui n'en contient que deux, que ceux qui ont une durée de vie courte [90].

LE PARADOXE DE L'ÉTUDE DES SEPT PAYS

Et les humains, vieillissent-ils plus vite lorsqu'ils consomment beaucoup d'acides gras insaturés que lorsqu'ils en consomment peu ?

Nous avons comparé (Fig. 7), les taux de mortalité coronarienne avec les espérances de vie à la naissance, les deux sexes combinés, dans les pays de l'étude des Sept pays, au cours de la période 1960-1965 contemporaine de cette étude et pendant la période récente 1995-2000 [92]. Malheureusement, les Nations Unies ne mentionnent pas la Yougoslavie, même du temps où c'était un pays. Aussi, pour les espérances de vie, nous donnons celles de la Croatie, de la Serbie et du Monténégro et de la Slovénie. Nous avons cherché en vain l'espérance de vie en Crète sans doute parce que la Crète n'est pas un pays, mais un morceau de la Grèce. Nous avons ajouté la France, par curiosité, et l'Algérie, comme exemple de pays pauvre.

	MORTALITÉ CORONARIENNE PRÉCOCE	CLASSEMENT	ESPÉRANCE DE VIE 1960-1965 (ANS) DANS CE PAYS	CLASSEMENT	ESPÉRANCE DE VIE 1995-2000	CLASSEMENT
Finlande	972	7e	68,9	6e	77,2	5e
États-Unis	773	6e	70,0	2e	76,2	6e
Zutphen (Hollande)	636	5e	73,4	1er	77,9	3e
Italie	462	4e	69,9	3e	78,2	2e
Yougoslavie	242	3e	67,1 [1] 64,5 [2] 69,2 [3]	7e [4]	73,3 [1] 72,2 [2] 75,2 [3]	7e
Corfou (Grèce)	202	2e	69,5	4e	77,8	4e
Japon	136	1er pays	69,0	5e	80,5	1er
Crète	38	1ère région				
France			71,0		78,1	
Algérie			48,3		67,9	

[1] Croatie [2] Serbie et Monténégro [3] Slovénie. [4] Pour la moyenne des trois pays.

FIGURE 7 : *Comparaison entre la mortalité coronarienne précoce et l'espérance de vie à la naissance dans les pays de l'étude des 7 pays.*

On constate que, bien que le taux d'infarctus prématuré variât énormément d'un pays à l'autre, les espérances de vie étaient et restent voisines dans les 7 pays, excepté en Croatie et en Serbie, pays plus pauvres. Et, oh ! surprise, en 1960-1965, paradoxalement, c'était la **Hollande** qui détenait de loin la plus grande espérance de vie, avec 73,4 ans, alors qu'on y mangeait beaucoup de graisses saturées [87] et qu'on y mourait beaucoup d'infarctus prématurés. Les Suédois et les Norvégiens avaient des espérances de vie comparables, de respectivement 73,5 et 73,4 ans [92]. La Grèce n'était que quatrième, malgré son faible taux d'infarctus et le Japon, premier pays pour le peu d'infarctus, n'était que cinquième pour l'espérance de vie. Seule la Finlande était dans la queue à la fois pour les infarctus et l'espérance de vie, sans doute à cause de sa pauvreté. Malgré leur pauvreté et leur faible espérance de vie, les habitants de l'ex-Yougoslavie mouraient peu d'infarctus prématurés.

La comparaison entre les espérances de vie des sept pays suggère que la très grande espérance de vie des Crétois n'est qu'une **légende**. Autrement, cela se répercuterait par sa contribution sur celle des Grecs, placés seulement en quatrième position. On a un peu trop vite extrapolé les résultats sur les infarctus prématurés à l'espérance de vie à la naissance. On ne peut pas expliquer l'absence de corrélation entre les infarctus et l'espérance de vie dans les sept pays par la mortalité infantile, faible dans les pays riches.

On note que l'espérance de vie a considérablement augmenté dans tous les pays depuis 1960. On ne peut pas savoir quelle est la contribution des graisses saturées et insaturées dans cette progression. De meilleures conditions de vie, une meilleure hygiène, de meilleurs soins, peut-être aussi une plus grande consommation d'antioxydants provenant de fruits et de légumes, y ont sans doute contribué. La comparaison avec l'Algérie nous rappelle que le niveau de vie contribue beaucoup à la longévité.

Le Japon, qui n'était que cinquième pour l'espérance de vie, caracole maintenant à la première place. Notez qu'il est sans doute le pays où l'on consomme le plus de coenzyme Q10.

Ces résultats suggèrent qu'effectivement, les graisses insaturées font vieillir plus vite les humains que les graisses saturées ! Comme un régime de type crétois, contenant peu de graisses saturées, protège contre les infarctus et les attaques cérébrales, les personnes qui le suivent devraient mourir à des âges plus voisins les uns des autres que celles qui s'alimentent comme les Hollandais dans les années 1960. Le pic de mortalité en fonction de l'âge devrait être plus étroit et plus haut. Le régime oméga-3 n'est pas du tout un régime anti-âge.

Alors, que faire ? Est-on condamné à tomber de Charybde en Scylla, entre un plus grand risque de mourir prématurément d'un infarctus, et vieillir plus vite ?

D'abord, il faudrait savoir si le remplacement de graisses saturées par des graisses monoinsaturées fait vieillir plus vite. En effet, dans les expériences sur des rats (lire page 149), on a comparé un acide monoinsaturé avec un acide polyinsaturé et on a montré surtout que l'huile d'olive est meilleure que l'huile de tournesol, qui fait à la fois vieillir plus vite et est moins bonne pour le cœur. Il semble aussi que la proportion d'acides gras saturés dans les membranes soit indépendant de la longévité des espèces. C'est le degré d'insaturation des acides gras insaturés qui en dépend [90]. Il serait intéressant de savoir si la proportion d'acides gras saturés dans les membranes cellulaires dépend ou non du régime alimentaire et si la longévité dépend ou non de la proportion dans ce régime d'acides gras saturés et monoinsaturés. Autrement dit, peut-on suivre un régime où les acides gras saturés sont remplacés par des monoinsaturés pour protéger son cœur sans pour autant vieillir plus vite ? Il faudrait aussi savoir si l'apport minimum conseillé d'oméga-3 et un rapport oméga-6/oméga-3 bas est suffisant pour bien protéger le cœur, indépendamment de la quantité d'acides gras saturés. Par exemple, manger de la viande deux fois par jour, ce qui devrait faire vieillir lentement, est-ce nocif pour le cœur si en même temps, on prend des compléments d'oméga-3 et éventuellement d'oméga-6 pour en avoir un peu plus que le minimum conseillé ? Il faudrait également établir clairement ce qui est le plus important pour le cœur : la quantité d'oméga-3 ou le rapport oméga-6/oméga-3. Si c'est surtout ce rapport qui compte, on devrait pouvoir se protéger le cœur avec peu de chacun, ce qui devrait faire vieillir moins vite.

En attendant des réponses à ces questions, le mieux est sans doute dans un juste milieu. Il doit sans doute mieux valoir ne pas manger trop de graisses saturées, mais sans les bannir pour autant. Si des risques d'infarctus nécessitent un régime avec peu de viande, on a particulièrement intérêt à prendre beaucoup d'antioxydants pour protéger les acides gras insaturés de nos membranes. La prise d'antioxydants semble la meilleure façon de sortir du dilemme. Un supplément de carnosine peut également s'avérer utile dans ce cas car la viande est notre principale source de cette substance « anti-glycation ».

UNE PREUVE DU RÔLE CAPITAL DES ANTIOXYDANTS

150 rats Wistar mâles ont été nourris, pendant 24 mois, avec 8 % de graisses contenant 61% d'acides gras insaturés. Ils mangeaient autant qu'ils voulaient. La moitié d'entre eux recevaient en outre quotidiennement 0,7 mg/kg de coenzyme Q10 [93] qui est un antioxydant lipophile (il protège donc les membranes cellulaires). Cette dose correspondrait à 42 mg/jour pour un homme de 60 kg, si on compare proportionnellement au poids. L'effet de la coenzyme Q10 a été **spectaculaire**. Non seulement les rats vivaient en moyenne 11,7 % plus longtemps, soit 2,5 mois de plus, mais la coenzyme Q10 allongeait aussi considérablement la longévité maximale, de 24 mois et demi à 30 mois et demi, soit 6 mois de plus, soit 24 % de plus ! C'est la première fois qu'on voit un tel effet d'un antioxydant sur la longévité maximale. Décidément, la coenzyme Q10 semble bien être le meilleur des anti-âges !

Ces expériences sont à rapprocher de celles décrites au chapitre précédent, où la longévité de rats Wistar avait été allongée par de la vitamine E lorsque leur régime contenait de l'huile de carthame hautement insaturée. Ces dernières expériences sembleraient suggérer que pour vivre le plus longtemps possible, il vaut mieux prendre des corps gras insaturés et des antioxydants.

TROISIÈME PARTIE

LE VIEILLISSEMENT DANS LA NATURE ET L'INFLUENCE DES GÈNES

DES LONGÉVITÉS TRÈS DIFFÉRENTES

DANS LA NATURE, ON OBSERVE DES LONGÉVITÉS TRÈS DIFFÉRENTES et l'homme est le mammifère qui vit le plus longtemps.

RECORD À BATTRE : 122 ANS !

Nous avons déjà mentionné la longévité de différents mammifères dans le premier chapitre (voir p 30). Dans la préhistoire, les humains les plus intelligents ont été choisis par la sélection naturelle. L'intelligence permettant de vivre dans un environnement contrôlé et plus sûr, la nature a plutôt sélectionné des humains à longue vie. Ce n'est pas le cas chez les espèces vivant dans un environnement dangereux où sont sélectionnés les individus qui se reproduisent le plus vite avant d'être mangés, quitte à vieillir plus vite. Nous avons vu que l'homme est le mammifère qui a le plus de défenses contre les radicaux libres oxydants et contre la glycation.

On peut considérer que la longévité maximale naturelle de l'être humain est à très peu de choses près de 122 ans. C'est l'âge qu'a atteint Jeanne Calment, la doyenne de l'humanité. Cette longévité correspond aux constitutions génétiques et aux conditions naturelles de mode de vie les meilleures. Cet âge ne pourra être dépassé qu'en luttant artificiellement contre le vieillissement.

LES ANIMAUX

Il est très rare d'observer des animaux très vieux à l'état sauvage : ils meurent avant, accidentellement ou de maladie, ou soit parce qu'ils se font manger, soit parce que, si ce sont des prédateurs, ils meurent de faim. Aussi ce qui est considéré comme la longévité maximale correspond généralement à l'âge maximum qui a été observé en captivité. C'est dans ces conditions de vie protégée que les animaux vivent le plus longtemps.

D'après Thierry Souccar, parmi les **mammifères**, l'éléphant d'Afrique est l'animal qui vit le plus longtemps après l'homme, avec une longévité maximale de 60 ans [1], suivi de l'orang-outan (58 ans), du gorille (55 ans), du chimpanzé ex-aequo avec la baleine, qui est aussi un mammifère (50 ans), puis du cheval (40 ans) [2]. Le dauphin, malgré sa taille et son intelligence, ne vivrait au plus que 23 ans À l'opposé, la musaraigne ne vit qu'au plus 2 ans [2].

Nous avons vu que les **oiseaux** qui volent et les chauves-souris vivent environ 10 fois plus longtemps à poids égal que les animaux qui ne volent pas. Ce sont eux qui vivent dans les conditions les moins dangereuses grâce à leur faculté d'échapper au danger en s'envolant. Ils sont très bien protégés contre l'oxydation par la coenzyme Q10 de leurs mitochondries.

Nous avons vu également que les chauves-souris peuvent vivre jusqu'à 30 ans. Des corbeaux ont vécu jusqu'à environ 70 ans. Des perroquets ont dépassé cent ans [3]. Les condors vivent plus de 75 ans [4]. Un pinson de 25 g peut atteindre 29 ans alors que les poules, qui ne savent pas voler, ne vivent que 5 à 12 ans [4]. On ne connaît pas précisément la longévité des oiseaux marins. Mais on cite souvent deux photos de l'ornithologue George Dunnet tenant à la main le même fulmar sauvage en 1950 et en 1992. Le Dr. Dunnet paraît beaucoup plus vieux sur le second cliché, mais l'aspect du fulmar n'a pas changé [3].

Les **animaux à sang froid** n'ont pas besoin de consommer de l'énergie et de produire ainsi des radicaux libres oxydants pour chauffer leur corps en permanence afin de le maintenir à température fixe. On peut donc s'attendre à ce que certains d'entre eux vivent très longtemps. C'est bien ce que l'on observe, au moins dans certains cas. Des serpents, dont la vipère aspic, pourtant de taille modeste, peuvent dépasser vingt ans sans augmentation notable de mortalité [4]. Les tortues boîtes (*Terrapene carolina*) peuvent vivre jusqu'à 123 ans [5]. Ce sont pourtant des animaux de dimensions modestes, dont le poids atteint au plus 500 g. Un esturgeon a vécu 154 ans. Les rascasses peuvent atteindre 90 à 140 ans selon les espèces [4]. Les homards peuvent vivre jusqu'à 50 à 100 ans [1]. Mais la longévité des poissons dépend de la température de l'eau dans laquelle ils vivent. On a pu ainsi quadrupler la longévité d'ombles chevaliers, la faisant passer de 6 à plus de 24 ans en les introduisant dans des eaux plus froides et moins nutritives que celles d'origine [4].

On peut connaître aisément l'âge des mollusques bivalves, grâce à leurs anneaux annuels de croissance. De nombreuses espèces dépassent les cent ans [4].

Il est intéressant de se demander quelles sont les longévités des plus gros animaux à sang froid, les crocodiles et les requins. Les alligators vivent en général de 30 à 60 ans. Certains ont vécu jusqu'à 73 à 100 ans en captivité. Les crocodiles peuvent vivre 50 à 75 ans. Quant aux requins, ils ne vivraient en général pas très longtemps, en moyenne moins de 25 ans. Toutefois, l'aiguillat (*Squalus acanthias*), un petit requin d'un mètre de long, pourrait vivre de 70 à 100 ans.

Parmi tous ces animaux à sang froid, on voit que les plus remarquables au point de vue longévité par rapport à leur poids sont les mollusques bivalves et les tortues, suivis par certains poissons et l'aiguillat. On remarque que les mollusques et les tortues sont justement les animaux qui se fatiguent le moins et qu'ils sont bien protégés des prédateurs par leurs coquilles ou carapaces.

LES VÉGÉTAUX

Ce sont de loin des végétaux qui vivent le plus longtemps. Il est bien connu que les séquoias détiennent le record de longévité des conifères. Ils peuvent vivre 4 000 ans [1], avec un record certifié proche de 5 000 ans [4]. Chez nous, le sapin commun peut vivre plus de 300 ans et l'épicéa plus de 500 ans. Les feuillus vivent moins longtemps. Toutefois, le chêne pédonculé peut aussi atteindre l'âge respectable de 500 ans. Les oliviers peuvent vivre 500 à 1000 ans.

Les records de longévité observés correspondent à des propagations asexuées. Les plantes peuvent se propager par des rejets aériens ou stolons (comme par exemple les fraisiers, les pervenches ou les renoncules), ou souterrains (des rhizomes), comme les muguets. Ce bourgeonnement peut ou non être suivi de fragmentation. S'il y a fragmentation, il se forme un clone, formé d'individus identiques. Sinon on peut considérer que c'est un seul individu. Avec de telles propagations, le record serait détenu par une myrtille sauvage ayant formé un buisson de 13 000 ans, d'un diamètre de deux kilomètres [4].

UN CLONE PEUT-IL ÊTRE IMMORTEL ?

La reproduction asexuée peut-elle continuer indéfiniment sans dégénérescence chez certaines espèces ? La brebis Dolly, le premier exemple réussi de clonage chez un mammifère, avait des télomères anormalement courts pour son âge. Elle a vieilli et est morte prématurément. Mais il est beaucoup plus facile de cloner des grenouilles (célèbres expériences de Jean Rostand). Depuis des siècles, on sait reconstituer des plantes entières par bouturage. Maintenant, on sait reconstituer une plante entière à partir d'une seule cellule d'une plante adulte. Le tabac et la carotte ont déjà eu leur Dolly dans les années 1960 [4]. Il ne semble pas que ces clones vieillissent. Si des clones peuvent ne pas vieillir, c'est intéressant pour nous. En effet, chacun d'entre nous est en quelque sorte constitué d'un clone (différencié) issu d'une seule cellule. On ne sait pas encore s'il existe des clones d'organismes pluricellulaires pouvant se multiplier indéfiniment. Mais les bananiers, qui ne produisent pas de graines viables, ont été reproduits par reproduction asexuée vraisemblablement pendant plusieurs milliers d'années [6].

Il est logique de penser que la reproduction sexuée est capable de remettre à zéro les horloges du vieillissement. Autrement, les individus naîtraient de plus en plus usés d'une génération à la suivante, et les espèces disparaîtraient très rapidement, comme les souris n'exprimant pas la télomérase. Les organismes unicellulaires ont une sexualité. Parfois, deux cellules fusionnent, échangent du matériel génétique, puis la cellule provisoire ainsi formée se divise : c'est ce qu'on appelle la conjugaison.

Les organismes unicellulaires peuvent-ils se reproduire indéfiniment par simples divisions, sans conjugaisons ? Pour certaines espèces, la culture dégénère, comme les cellules humaines normales cultivées par Hayflick, pour d'autres ce n'est pas le cas. Les clones de certaines espèces de protozoaires par exemple semblent immortels [4,7].

LA THÉORIE ÉVOLUTIONNISTE ET LES DIFFÉRENTES FAÇONS DE VIEILLIR

NOUS AVONS DÉJÀ MENTIONNÉ QUE CHEZ LES ESPÈCES VIVANT dans un milieu dangereux, la nature a sélectionné les individus qui deviennent adultes suffisamment rapidement pour avoir le temps de se reproduire avant d'être mangés, quitte à ce qu'ils vieillissent plus vite et meurent plus tôt. Nous en avons déduit qu'il est doublement avantageux d'être un individu d'une espèce vivant dans un milieu sûr, puisque non seulement on risque moins de finir accidentellement, mais en outre, pour des dimensions comparables, on vieillit moins vite. C'est le cas des oiseaux qui peuvent échapper au danger en s'envolant, des tortues protégées par leur carapace, de certains mollusques bivalves protégés par leurs coquilles et à un moindre degré de l'homme grâce à son intelligence, puis des singes qui peuvent grimper aux arbres. Souvent, ce sont les espèces qui sont capables de se reproduire le plus tôt qui vieillissent le plus vite [6].

De même à l'intérieur d'une même espèce, les individus ne vieillissent pas tous à la même vitesse. Michael Rose a sélectionné des mouches ne pondant que tardivement. Pour cela, il n'a gardé d'une génération à l'autre que les derniers œufs pondus. Au bout de quinze à vingt générations, les mouches, à capacité de reproduction tardive, avaient des longévités moyennes et maximales augmentées d'environ 30 % [4, 8].

Si des individus d'une même espèce vivent dans des endroits de dangerosité différente, la nature va sélectionner davantage les individus vieillissant le plus lentement aux endroits les moins dangereux.

Les opossums sont de petits marsupiaux vivant en Amérique. Leurs longévités et leurs vitesses de vieillissement ont été comparées sur le continent et sur une île pratiquement dépourvue de prédateurs [4, 9]. Sur le continent, même s'ils ne se font pas manger, les opossums meurent avant d'avoir deux ans. La plupart des femelles ne se reproduisent que la première année, où elles mettent bas 6 à 9 petits. Puis elles vieillissent rapidement. Dans l'île, ces animaux ont une longévité moyenne 25 % supérieure et une longévité maximale 50 % supérieure. Les femelles peuvent avoir une nouvelle portée la deuxième année. Elles ont cependant en tout seulement 4 à 6 petits.

LE VIEILLISSEMENT PROGRESSIF

Beaucoup d'espèces, comme les mammifères et les oiseaux, vieillissent progressivement. Pour la plupart de celles pour lesquelles des statistiques sont disponibles, y compris l'homme, le taux de mortalité suit la loi dite de Gompertz, en général à partir de l'âge de la maturité sexuelle : $m(a) = M \times \exp(Ga)$, où m est le taux de mortalité à l'âge a, M et G sont des constantes dépendant des espèces et dans une moindre mesure des conditions de vie de la population considérée. Le taux de mortalité augmente exponentiellement et donc très rapidement avec l'âge [4]. Toutefois, le vieillissement et la mortalité augmenteraient moins vite que ce que prévoit cette loi aux plus grands âges, en particulier chez les humains centenaires [4]. Cette loi expérimentale n'a pas pu être démontrée théoriquement.

LE VIEILLISSEMENT ACCÉLÉRÉ APRÈS LA REPRODUCTION

Les adultes de beaucoup d'espèces doivent s'occuper de leurs petits quand ils grandissent. Ces espèces ne peuvent survivre que si les adultes vivent suffisamment longtemps après leur reproduction pour élever leurs enfants.

Chez d'autres espèces, les adultes n'ont pas à s'occuper de leurs petits, qui peuvent tout de suite se débrouiller tous seuls. La sélection naturelle n'a pas forcément favorisé les adultes vivant longtemps après la reproduction. Dans certains cas, ils subissent un vieillissement accéléré et meurent rapidement après la reproduction, comme si c'était **programmé**. C'est le cas bien connu de certains saumons. Nés en eau douce, ils vivent en mer plusieurs années. Puis, encore très vigoureux, ils remontent leur rivière natale pour se reproduire au prix d'efforts spectaculaires. Chez cinq espèces de saumons du Pacifique, les adultes vieillissent très vite et meurent très peu de temps après la reproduction. Mais les individus de trois autres espèces de saumons ont plus de chance. Après s'être reproduits, ils peuvent refaire le trajet aller et retour et se reproduire une seconde fois, voire davantage [4]. Il suffit donc pour qu'une espèce survive que les individus vivent jusqu'à la reproduction, même s'ils meurent juste après. Mais ce n'est heureusement pas une condition nécessaire. On connaît de nombreux autres cas de mort subite après la reproduction. Tout le monde connaît l'exemple des éphémères, qui ne vivent qu'un jour à l'état adulte, consacré à se reproduire. De même, les plantes annuelles meurent rapidement après avoir fait leurs graines.

Chez d'autres espèces encore, ce sont les mâles qui ont la malchance de faire les frais de la reproduction. Ils meurent dès l'accouplement, bien avant même que les petits soient nés. C'est le cas de plusieurs espèces de souris marsupiales, animaux insectivores vivant en Australie. On pense que leur déchéance est due à une augmentation brutale de la production d'hormones corticostéroïdes. Toutefois, la mort subite est supprimée par la castration, ou par l'ablation de la glande qui produit ces hormones [6]. En l'absence de femelles, les mâles, même non châtrés, vivent bien plus longtemps.

Parfois, c'est la femelle qui dévore le mâle pendant ou juste après la copulation. L'exemple le plus connu est celui de la mante religieuse. C'est aussi le cas chez un petit nombre d'espèces d'araignées, où la femelle est beaucoup plus grosse que le mâle [4,6]. Mais les mâles de ces araignées sont méfiants. Certains offrent un insecte en cadeau à leur belle pour détourner son attention. D'autres se sauvent rapidement après le très dangereux accouplement. Heureusement, il y a d'autres espèces, dont la nôtre, où les mâles peuvent vivre bien longtemps après s'être reproduits tout en pouvant faire l'amour de très nombreuses fois !

D'une façon générale, l'évolution a toujours favorisé les individus vivant dans le meilleur état possible tant que leur existence est indispensable à la survie de l'espèce : jusqu'à l'accouplement pour les mâles s'ils ne sont plus utiles à l'espèce après, ou la naissance des petits pour les femelles si elles ne s'en occupent pas, ou jusqu'au moment où les parents ont fini d'élever leur progéniture. Il en allait alors de la survie même des espèces. En revanche, la sélection naturelle ne joue plus après, lorsque les individus ne sont plus utiles à la perpétuation de l'espèce. Elle n'a donc pas éliminé les cas où les individus meurent dès qu'ils ne servent plus à l'espèce. Mais heureusement, elle n'a pas non plus éliminé ceux où les individus continuent de vivre quelque temps tout en ne servant plus qu'à eux-mêmes ou les cas où de nouvelles reproductions sont superflues.

LE VIEILLISSEMENT IMPERCEPTIBLE

Pourtant, il existe des espèces dont le vieillissement semble imperceptible à notre échelle de temps. Leurs individus peuvent vivre très longtemps après leur maturité sexuelle, pendant des durées de très nombreuses fois supérieures au temps nécessaire pour atteindre cette maturité. C'est le cas des espèces à durée de vie particulièrement longue mentionnées page 158. Comment ont-elles pu être sélectionnées par la nature ? Elles ont des caractéristiques communes. Les mollusques bivalves qui peuvent dépasser 100 ans, les homards, les oursins, les poissons à très longue vie comme les esturgeons, les requins, certains serpents, les séquoias continuent à **grandir toute leur vie**, bien après leur maturité sexuelle, quoiqu'au ralenti et de plus en plus lentement. Les plus grands sont les plus vieux. Les séquoias deviennent gigantesques. Un esturgeon de l'Ontario de 152 ans avait 5 mètres de long [4]. Le vieillissement de ces espèces semble négligeable pour plusieurs raisons. Il n'y a pas de signe patent de sénescence [6]. Chez les homards, par exemple, on n'observe pas de maladies dégénératives. Les tumeurs sont rares et leur fréquence reste constante [6]. Chez les espèces à vieillissement graduel, nous avons mentionné que le taux de mortalité augmente exponentiellement avec l'âge. Au contraire, il semble que la mortalité des espèces à vieillissement négligeable n'augmente pas avec l'âge, sauf chez la perche et l'esturgeon, malgré la très grande longévité de ce dernier. Lorsque le vieillissement d'une espèce semble imperceptible, cela ne veut pas dire avec certitude qu'il n'y en a pas. Simplement, on ne l'observe pas à notre échelle de temps.

Comme nous l'avons déjà mentionné, ces espèces sont bien protégées contre le risque de mort accidentelle. Mais ce risque n'est pas nul et devient très grand sur des intervalles de temps de centaines, voire de milliers d'années. Il est donc fort possible que dans les meilleures conditions les individus de ces espèces puissent vivre encore beaucoup plus longtemps que les records observés.

Ces espèces ont encore une autre caractéristique commune. Leurs individus ne cessent jamais de pouvoir se reproduire. Mieux, leur fécondité ne cesse d'augmenter avec l'âge. Les arbres ont de plus en plus de graines et les femelles des animaux pondent de plus en plus d'œufs en prenant de l'âge.

C'est cette dernière caractéristique qui explique, outre le faible risque de mortalité accidentelle et la faible consommation d'énergie par gramme et par seconde chez les arbres et ces animaux à sang froid, pourquoi ces espèces à vieillissement imperceptible ont été sélectionnées par la nature. Si les graines de séquoias ont chacune la même probabilité de devenir un nouveau séquoia, ce sont les graines les plus nombreuses produites par les vieux séquoias qui ont le plus de chances de faire un nouveau séquoia. En outre, les arbres, en occupant la place, empêchent leurs propres graines de lever. Ils interdisent ainsi à leurs enfants de naître, pour continuer à vivre. Cela contribue aussi à sélectionner les graines d'arbres de très grande longévité, puisque que c'est seulement quand l'arbre meurt, au bout de plusieurs milliers d'années, que la place se libère. La nature fait le même genre de sélection que Michael Rose avec les mouches.

On ne trouve pas d'animaux à sang chaud à vieillissement négligeable. Mais le vieillissement de certains oiseaux, comme les condors et les pétrels, s'en rapproche. Leur taux de mortalité ne semble pas augmenter pendant plusieurs décennies après la maturité sexuelle [4], de 10 ans pour le fulmar antarctique et de 5 à 7 ans pour le condor, qui peut vivre jusqu'à 60 ans ou même 75 ans [4]. Ce dernier peut donc vivre de 10 à 15 fois l'âge de la maturité sexuelle. À titre de comparaison, la maturité sexuelle des humains étant d'environ 15 ans, Jeanne Calment a vécu 8 fois cette maturité et un homme de 75 ans seulement 5 fois.

VIVRE AU RALENTI ACCROÎT LA LONGÉVITÉ

Nous avons vu que plus il fait froid, plus les animaux à sang froid vivent au ralenti et longtemps. Certains animaux vivent au ralenti quand les conditions de vie deviennent trop dures et quand les vivres viennent à manquer. Des mammifères, comme les marmottes, hibernent en hiver. La température de leur corps approche 0 °C.

Lorsque l'environnement est défavorable, le ver *Caenorhabditis elegans*, lorsqu'il n'est pas encore adulte, passe dans un état dormant de diapause appelé dauer, dans lequel il peut vivre pendant 6 mois, au lieu de seulement une vingtaine de jours [10, 11, 12]. D'autres animaux peuvent passer dans cet état. Les graines correspondent à un état dormant.

Un cas plus extrême est celui des animaux qui peuvent revivre après avoir eu leur corps à des températures négatives, l'eau de leur corps restant à l'état surfondu ou étant en partie gelée [13]. Par exemple, quand des grenouilles sont en « animation suspendue », à - 8 °C avec 65 % de leur eau corporelle gelée, elles ne respirent pas et leur cœur est arrêté. Leur vitesse de vieillissement est tout à fait négligeable.

D'une façon générale, être capable de vieillir moins vite, par exemple en vivant au ralenti, quand les conditions ne sont pas favorables, est un avantage sélectif. Les individus présentant cet avantage peuvent attendre de meilleures conditions pour pouvoir se reproduire, alors que les autres seront morts avant [7].

QUELLE EST L'INFLUENCE DES GÈNES ?

On a pu observer l'influence des gènes sur la santé et la longévité de deux façons. À l'intérieur d'une espèce, un gène peut exister, selon les individus, sous forme de différents allèles. Certains des nucléotides diffèrent d'un allèle à l'autre. L'instruction diffère un peu. Par exemple, un allèle peut coder pour des yeux bleus et un autre pour des yeux marron. Dans le noyau des cellules somatiques (non sexuelles) de la plupart des êtres vivants, les chromosomes sont disposés par paires contenant à peu près les mêmes informations. On dit que leurs cellules sont diploïdes. En revanche, les spermatozoïdes et les ovules ne contiennent qu'un seul des chromosomes de chaque paire. Ce sont des cellules haploïdes. Si sur les deux chromosomes un gène donné est représenté par le même allèle, l'individu est dit homozygote pour ce gène. Dans le cas contraire, il est dit hétérozygote. S'il y a l'instruction « yeux bleus » sur un chromosome et l'instruction « yeux marron » sur l'autre, l'individu a les yeux marron. On dit que le caractère « yeux marron » est dominant et le caractère « yeux bleus » récessif. Dans d'autres cas, on obtient une moyenne. Par exemple, une belle de nuit portant les informations « fleurs blanches » et « fleurs rouges » a des fleurs roses. Les allèles se transmettent d'une génération à l'autre. Cependant, exceptionnellement, une mutation peut faire passer par hasard d'un allèle à un autre déjà existant. Cette mutation peut aussi créer un nouvel allèle pouvant jouer le même rôle ou un rôle proche (mais utile aussi) mais pouvant aussi être nuisible ou même mortel (lire p 183 l'exemple de la progéria).

On peut étudier l'influence des gènes chez les humains en comparant l'effet sur la longévité des différents allèles qui existent naturellement. On peut aussi l'observer chez des animaux en créant des mutants chez lesquels un gène a été artificiellement modifié, par exemple de façon à ce qu'il ne s'exprime plus.

Pour choisir les gènes à étudier, il est bon de savoir à quoi ils servent.

Dans le cas le plus simple, un gène code pour une seule protéine. Le plus souvent, lorsque cette protéine est une enzyme, elle catalyse une seule réaction chimique. Il arrive aussi que l'enzyme soit capable de catalyser plusieurs réactions chimiques différentes. On dit alors que le gène est **pléiotrope** [14]. Si ce gène est muté, plusieurs changements peuvent apparaître en même temps dans le métabolisme. Si ces changements sont nocifs, la santé peut être perturbée de plusieurs façons à la fois. Parfois aussi, le gène peut coder pour deux ou plusieurs protéines.

Lorsqu'il est lu, un gène est toujours recopié sous forme d'un seul ARN messager, contenant la même suite de toutes les bases dans le même ordre (lire p 23). Mais souvent, des enzymes enlèvent des morceaux de cet ARN. Puis les morceaux restants sont recollés pour faire un ARN plus court. C'est ce qu'on appelle l'épissage. C'est ce dernier ARN qui passe dans la machine à traduire, le ribosome, et est donc lu pour faire une protéine. Il en résulte qu'une partie des bases de l'ARN initial, et donc aussi les bases correspondantes sur l'ADN, ne sont pas lues pour faire la protéine. Il peut arriver que, d'une fois à l'autre, les morceaux de l'ARN enlevés ne soient pas les mêmes : une partie des bases de l'ADN lues ne sont pas les mêmes, et plusieurs protéines différentes sont synthétisées à partir du même gène : c'est ce qu'on appelle **l'épissage alternatif** [14]. Parfois, les fréquences avec lesquelles sont faites les différentes façons de lire changent avec l'âge [15]. Cela peut être très gênant si un gène code pour une protéine utile quand on est jeune et pour une protéine moins utile, inutile ou même nuisible quand on est vieux. Ce type de changement néfaste n'est pas éliminé par la sélection naturelle s'il n'apparaît qu'après la période de reproduction. Cela peut expliquer pourquoi certaines maladies génétiques n'apparaissent qu'à un âge avancé. Nous y reviendrons plus loin.

L'épissage alternatif et sa variation avec le temps peuvent être utiles lors du développement, mais, après, cela peut être une cause supplémentaire de vieillissement.

Quand un gène code pour une seule protéine, on donne souvent le même nom au gène et à la protéine.

ANIMAUX ET LEVURES GÉNÉTIQUEMENT MODIFIÉS

Par des modifications génétiques, on a pu allonger de façon considérable la durée de vie de plusieurs espèces d'êtres vivants. Les modifications étudiées ont souvent été des mutations spontanées. Dans les autres cas, elles ont été obtenues par des manipulations génétiques.

L'animal qui a été le plus étudié est le **ver** *Caenorhabditis elegans*. Ce ver de moins d'un millimètre de long ne vit qu'une vingtaine de jours à 15 °C. C'est un ver cylindrique de la classe des nématodes. D'autres nématodes vivent beaucoup plus longtemps, sans qu'on sache pourquoi [4]. Des mutations de gènes appelés clock ont allongé considérablement la vie de *Caenorhabditis elegans*, mais en le faisant vivre au ralenti et respirer plus difficilement. Une mutation du gène clock-1 a allongé sa vie de 40 % et des mutations à la fois sur clock-1 et clock-3 l'ont fait vivre deux fois plus longtemps [12, 16]. Des mutants du gène age-1 ont vécu deux fois plus longtemps, tout en vivant normalement, parce qu'ils sont plus résistants au stress oxydatif [17]. Ils ont plus de superoxyde dismutase et de catalase. Ils sont aussi plus résistants aux autres stress : cette mutation est bénéfique à tous points de vue [12]. Les gènes daf (comme Dauer formation) et Sir-2.1 interviennent dans le métabolisme du sucre. Une mutation du gène daf-2 a allongé la vie du ver de 50 % et une double mutation à la fois sur daf-2 et clock-1 a triplé sa durée de vie. L'ajout d'un gène supplémentaire Sir-2.1 a allongé sa vie de 50 % en freinant la consommation de sucre.

Les télomères d'une cellule de **levure du boulanger**, *Saccharomyces cerevisiae* sont de longueur constante : l'horloge des télomères est arrêtée et ne contribue pas au vieillissement [18]. Par des mutations de certains gènes intervenant dans le métabolisme du glucose on a pu quadrupler la vie de ces cellules [19]. Chez la levure, le « fil » constitué par la double hélice d'ADN a tendance à s'entortiller, à faire des boucles qui se séparent en formant des cercles d'ADN indépendants [11, 12]. Les cercles ont tendance à se reproduire. Ils se dédoublent à chaque division cellulaire, mais lors du bourgeonnement des cellules filles [7], ces cercles restent dans la cellule mère, contribuant ainsi à la faire vieillir [12, 20].

Il existe chez toutes les espèces des gènes appelés Sir (*Silent Information Regulators*). Ils codent pour des protéines qui servent à empêcher d'autres gènes de s'exprimer : ils les réduisent au silence [7]. Chez la levure, des gènes Sir protègent contre la formation de cercles. Des mutations de ces gènes ont pu allonger de 30 %, mais aussi raccourcir de 50 % la vie des cellules [17, 20-24].

Les hélicases sont des protéines qui ouvrent la double hélice d'ADN lors de la réplication cellulaire. Une mutation qui rend inopérationnelle l'hélicase SGS1 cause une accumulation deux fois plus rapide de cercles dans les cellules mères qui meurent après s'être reproduites deux fois moins [12, 25].

On a créé des **drosophiles** (ou mouches du vinaigre) transgéniques contenant des gènes supplémentaires codant pour des enzymes antioxydantes. On a pu ainsi allonger leur vie de 40 % [12, 26]. Une mutation réduisant l'activité du gène methuselah a allongé leur vie de 35 % [12, 26]. Ces mutants résistent mieux aux stress : cette mutation est tout bénéfice. Le gène chico (qui contribue à l'activité de l'IGF) est nuisible pour les individus mais utile à l'espèce. Une mutation rendant ce gène inopérant à la fois sur les deux chromosomes homologues (homozygote) a augmenté de 48 % la durée de vie de ces mouches naines mais les a rendu presque stériles [27]. Une mutation hétérozygote du gène Inr (qui code pour un récepteur de l'insuline) a allongé de 85 % la vie des femelles, mais elles sont naines et stériles. La mutation homozygote est létale [19].

Lorsque l'ADN d'une cellule a subi des dégâts trop importants et qu'elle n'est pas capable de les réparer, un programme d'autodestruction se met en route : la cellule se suicide. C'est ce qu'on appelle l'apoptose. Chez la **souris**, le gène $p66^{shc}$ participe à ce programme. On a créé artificiellement des souris où ce gène ne s'exprime plus à la fois sur les deux chromosomes homologues. Elles sont normales. Elles résistent mieux au stress et vivent 30 % plus longtemps [28]. C'est un record pour l'augmentation de la durée de vie d'un mammifère par une manipulation génétique. Cette modification a été très bénéficiaire. La tendance à l'apoptose est donc exagérée chez les souris non modifiées.

On connaît depuis longtemps des souris naines mutantes, les souris Snell [29] et Ames [30]. Elles manquent de vigueur et ont peu tendance à courir. Elles vivent moins longtemps que les souris normales quand on les élève ensemble, car elles sont malmenées par ces dernières. Mais si elles sont dans un milieu bien protégé, elles peuvent vivre jusqu'à 50 % de plus que les souris normales [31, 32]. Ces deux espèces de souris sont déficientes en hormone de croissance et en IGF-1. Elles ont peu de glucose dans le sang. Ces souris peu vigoureuses sont plus vulnérables dans un milieu non idéal, comme le milieu naturel, mais sont moins sujettes au cancer [19, 33]. Elles sont stériles et ne peuvent être obtenues qu'à partir de souris normales hétérozygotes par rapport à la mutation.

ET SI POUR VIVRE PLUS LONGTEMPS, ON ACTIVAIT CERTAINS GÈNES ?

Nous venons de voir que la mutation d'un seul gène peut avoir des conséquences considérables sur la longévité. On a vu aussi sur des exemples précis que la nature n'a pas toujours, loin s'en faut, choisi les meilleurs gènes pour la longévité, puisque certains sont nocifs et puisqu'on peut l'allonger en les modifiant.

Les observations génétiques sur les quatre espèces sont concordantes et confirment le rôle des espèces oxydantes sur le vieillissement. Les individus vivent plus longtemps, soit parce qu'ils sont mieux protégés contre les stress, en particulier le stress oxydant, soit parce qu'ils vivent au ralenti parce qu'ils utilisent plus difficilement le comburant (l'oxygène, en respirant moins), ou le combustible (le sucre).

En outre, on a vu dans le cas de la levure un autre mécanisme de vieillissement, dû à une fâcheuse tendance de l'ADN à s'entortiller et à faire des boucles, qui se séparent.

Il semble à première vue que des mutations faisant vivre au ralenti ne semblent pas bien intéressantes pour nous. Nous ne pourrions vivre plus longtemps que dans un milieu très protégé. Or, dans la jungle de la société humaine, notre vie ressemble plutôt à celle des animaux en milieu sauvage. Nous risquerions de vivre au contraire beaucoup moins longtemps, comme les souris naines en présence de souris normales [33].

Heureusement, les mutations accroissant la résistance aux espèces oxydantes semblent bien plus intéressantes pour nous, et peuvent nous donner beaucoup plus d'espoir de pouvoir allonger considérablement notre durée de vie tout en vivant normalement.

Pourtant, les chercheurs qui ont étudié ces diverses mutations pensent que les mécanismes des mutations faisant vivre au ralenti pourraient eux aussi nous apporter des informations utiles pour vivre plus longtemps [19].

Il ressort des observations que la nature a mis en place dans les êtres vivants des processus facultatifs qui peuvent favoriser la longévité en vivant au ralenti ou en devenant plus résistant au stress ou les deux à la fois comme les vers à l'état Dauer. Ces processus ne se déclenchent normalement que lorsque les conditions ne sont pas favorables à la reproduction, qui est reportée à des jours meilleurs. Connaissant ces processus et les gènes qui les commandent, l'idée est de les déclencher artificiellement (ou du moins de déclencher ceux d'entre eux qui ne sont pas trop gênants), même dans une situation d'abondance, pour vivre plus longtemps.

La restriction calorique, prônée par Roy Walford, consiste à manger beaucoup moins qu'à sa faim mais avec des suppléments de vitamines et de minéraux. La restriction calorique est la méthode la plus efficace pour allonger la durée de vie des animaux de laboratoire. Malheureusement, les rongeurs en restriction calorique sont en hypothermie, ont faim, sont maigres et n'ont pas de désir sexuel. Les hommes qui ont essayé sont très maigres et ont un air émacié [7] (lire page 134). Pour prolonger la vie, ne serait-il pas plus simple et moins contraignant d'activer certains gènes pour que notre organisme se croie en restriction calorique ?

Les mutations qui réduisent la production d'hormone de croissance, d'IGF-1, d'insuline, la consommation de sucre, font des animaux qui vivent en permanence comme s'ils étaient en période de pénurie, comme s'ils étaient en restriction calorique [19]. Ces mutations peuvent causer un stockage de nourriture sous forme de graisse, et dans certains cas, comme celui des mouches mutantes InR, l'expression de la SOD est augmentée [19, 28]. Les processus pouvant mener à une moindre utilisation d'énergie et à une meilleure résistance aux stress ne semblent pas indépendants. Puisque ces mutations font vivre comme en période de pénurie, cela veut dire que les gènes correspondants sont plus ou moins activés selon l'environnement. On peut aussi penser que, lorsqu'ils sont activés, ce genre de gènes favorise la longévité. Alors, s'ils existent aussi chez nous, pourquoi ne pas chercher à les activer tout le temps, pour vivre plus longtemps ?

Leonard Guarente, professeur de biologie au *Massachusetts Institute of Biology*, s'est particulièrement intéressé aux gènes Sir [7]. Le gène Sir-2.1 de *Caenorhabditis elegans* ressemble beaucoup au gène Sir2 de la levure. Ce gène, qui a peu varié au cours de l'évolution, intervient en période difficile et contribue à freiner le vieillissement. Chez l'homme, les gènes SIRT 1 à 7 sont ceux qui ressemblent le plus à Sir2. On appelle ce genre de gènes des sirtuines. Les gènes SIRT ont aussi pour rôle de réduire au silence certains gènes. La capacité de SIRT1 comme de Sir2 à réduire ces gènes au silence dépend de l'état du NAD [7]. Le NAD est une molécule qui a un rôle important dans les transferts d'énergie de la cellule ; son état dépend de l'activité du métabolisme. Il en résulte que chez la levure, quand l'apport de nourriture augmente le métabolisme, Sir2 réduit moins au silence les rADN, avec la possibilité de faire plus de protéines, mais aussi avec un risque accru de s'entortiller et de faire s'accumuler des cercles parasites de rADN.

Des levures où Sir2 s'exprime normalement ont été mises en restriction calorique en réduisant la proportion de glucose de 2 % à 0,5 % dans leur nourriture. Elles vivaient de 25 à 30 % plus longtemps. Mais cette restriction n'allongeait pas la vie de levures mutantes dont le gène Sir2 était incapable de s'exprimer ou d'autres mutantes à bas niveau de NAD [7]. L'augmentation de longévité due à la restriction calorique n'est donc pas une conséquence passive d'un métabolisme plus bas, mais une réponse régulée par la nature pour sentir la pénurie et y répondre.

Nous avons mentionné le **gène p53** et la protéine qu'il code (du même nom) dans la première partie. Lorsqu'un dégât apparaît sur l'ADN, c'est le gène p53 qui donne l'alerte (lire page 30). Il déclenche le programme de réparation et celui d'autodestruction de la cellule (l'apoptose) (dans lequel intervient $p66^{shc}$) s'il n'y arrive pas. La protéine p53 protège contre le cancer par ces deux mécanismes.

Chez la souris et chez l'homme, la protéine de SIRT1 empêche le gène p53 de s'exprimer trop fortement et les cellules de se suicider trop facilement en cas d'erreurs sur l'ADN. Une activité trop forte de p53 peut causer un vieillissement prématuré par disparition trop rapide de cellules par apoptose. Des chercheurs ont créé des souris avec un gène p53 hyperactif. La surveillance accrue réduit considérablement le risque de cancer, mais les organes de ces souris se détériorent alors qu'elles sont encore jeunes, menant à une durée de vie réduite [7]. En évitant que le gène p53 fasse trop de zèle, le gène SIRT1 contribue à une meilleure résistance aux stress et à une plus grande survie. Pour qu'on vive longtemps, il faut réduire le nombre de kamikazes chez les cellules ! Une réaction exagérée à un stress est toujours nocive. C'est le cas des allergies.

Comment activer les gènes Sir ou SIRT pour vivre plus longtemps sans faire la dure pénitence de la restriction calorique et de ses effets secondaires ? Les polyphénols du raisin rouge, qui sont des antioxydants (lire page 82), peuvent aussi allonger la vie par un autre mécanisme. Le resvératrol, un de ces polyphénols, imite la restriction calorique chez la levure en **stimulant Sir2** [34]. Il rallonge par ce mécanisme de 70 % la durée de vie moyenne des levures ! Le resvératrol active aussi la protéine humaine SIRT1 [34].

Au-delà d'une concentration optimale de resvératrol, le gain de longévité des levures diminue. L'activation de SIRT1 passe par un maximum. Même pour cet effet, il ne sert à rien de boire trop de vin.

De même deux autres polyphénols de plantes, la butéine et la fisétine, allongent la durée de vie moyenne des levures dans une moindre mesure, de 31 % et 55 % respectivement [34].

On a pu montrer que l'activation des sirtuines par ces produits est indépendante de leur activité antioxydante. D'autres antioxydants n'ont pas d'effets.

Pourquoi le resvératrol stimule-t-il les sirtuines ? Les plantes produisent une grande variété de polyphénols pour se protéger contre les stress comme la déshydratation, le manque de nourriture, les rayons ultraviolets, les pathogènes. Il est possible que les plantes synthétisent ces molécules pour réguler une réponse passant par les sirtuines [34]. Le mécanisme a donc semble-t-il été déjà mis en place par la nature.

INFLUENCE DES GÈNES SUR LA LONGÉVITÉ DE L'HOMME

Il est connu depuis longtemps que la longévité a une composante héréditaire. Il y a des familles où l'on vit vieux et d'autres où l'on meurt jeune. Dès les années 1920, des études statistiques systématiques de longévité ont comparé les familles de 500 centenaires avec la population générale. Ces études montrèrent clairement l'existence d'un facteur génétique. Par exemple, on trouva en moyenne 4 fois plus de nonagénaires parmi les ascendants des centenaires que parmi ceux des autres gens [35].

On a pu montrer que certains gènes influent sur notre longévité en comparant les fréquences de leurs différents allèles chez les jeunes et chez les gens très âgés, par exemple des centenaires.

LES GÈNES DES CENTENAIRES

Les sirtuines

En 2003, on ne savait pas encore si les sirtuines jouaient un rôle dans la longévité de l'homme. Peu de temps après, des chercheurs ont trouvé deux allèles de Sirt3, ne différant que par une seule base de l'ADN [36]. A un endroit précis du gène, l'allèle T porte une thymine et l'allèle G porte une guanine. Les hommes porteurs du génotype TT (ayant 2 fois l'allèle T) de Sirt3 vivent en moyenne plus longtemps que ceux qui ont le génotype GT [35]. D'après les courbes de survie de personnes de génotypes TT (homozygotes pour l'allèle T), GT (hétérozygotes) et GG (homozygotes pour l'allèle G), la proportion de survivants à 90 ans était de 20 % pour le génotype TT, 11,5 % pour GG chez les hommes et pour l'ensemble de la population, et de 8 % pour GT. Les différences sont assez considérables. Ces résultats indiquent que l'allèle T est plus favorable que l'autre à la longévité. Mais il est étonnant que l'intermédiaire GT soit plus défavorable que GG. Etonnamment aussi, la survie des femmes était indépendante de ces allèles [36]. Curieusement, seulement 6 % des hommes étaient TT, contre 51 % de GG et 43 % de GT. La sélection naturelle n'a donc pas favorisé le génotype longévital TT, sans doute parce que les autres phénotypes ne sont pas plus désavantageux pour la perpétuation de l'espèce.

APOE et cholestérol

Les particules qui transportent dans le sang les molécules de cholestérol contiennent entre autres des lipoprotéines (lire page 25). La protéine appelée APOE en est un constituant. Le gène qui code pour elle existe sous la forme de trois allèles : e2 et e4, qui ont des fréquences comprises entre 5 et 15 % et e3, le plus commun (la fréquence d'un allèle est le quotient du nombre de fois où cet allèle a été observé par le nombre total d'allèles observés). Les allèles e2 et e4 ne diffèrent chacun de e3 que par un seul nucléotide. Les protéines correspondantes ne diffèrent que par un seul acide aminé. Le taux de cholestérol sanguin dépend de ces allèles. Les porteurs de l'allèle e4 sont les personnes qui ont le plus de cholestérol. À l'inverse, ceux de l'allèle e2 sont celles qui en ont le moins. Des Américains ont trouvé que l'allèle e4 favorise non seulement le risque d'infarctus, mais aussi celui d'attraper la forme la plus commune de la maladie d'Alzheimer [35]. Au moins treize études statistiques indiquent une baisse très marquée de la fréquence de l'allèle e4 après 50 ans et une augmentation avec l'âge de e2 et e3, plus marquée pour e2, en accord avec ce à quoi on s'attendait [37]. Dans une étude danoise, la fréquence de l'allèle e2 était d'environ 40 % supérieure et celle de l'allèle e4 40 % inférieure chez les centenaires que chez les hommes de 40 ans [37]. Dans une étude française, les fréquences de e2 et e4 étaient respectivement de 88 % supérieure et 54 % inférieure chez les centenaires [38]. Curieusement, c'est l'allèle e2, pourtant le plus favorable à la longévité, qui est le plus rare. Dans l'étude danoise, sur les 466 personnes de 40 ans, il n'y avait que 8 homozygotes e2e2, soit 1,7 %, et 54 hétérozygotes e2e3, soit 11,6 %. La fréquence des homozygotes e3e3, de 55,8 %, était la plus élevée, suivie de celle des e3e4, de 25,1 % et de celles des e4e4, de 3,9 %. 1,9 % étaient e2e4 et avaient donc à la fois le meilleur et le plus mauvais gène. Les fréquences varient d'une étude à une autre, mais e3e3 est toujours prépondérant et e2e2 est toujours le plus rare. La sélection naturelle n'a pas plus favorisé e2 que le génotype TT, sans doute, ici aussi, parce que les effets néfastes de e4, et de e3 dans une moindre mesure, ne se font sentir que lorsque l'individu n'est plus utile à l'espèce.

Sur la fig. 1, on voit que la chute après 50 ans du nombre de survivants ayant l'allèle e4 est spectaculaire dans toutes les études, alors que la proportion des allèles e2, et e3 dans une moindre mesure, augmente parmi les survivants. Il vaut donc mieux ne par être e4e4 ! Et si l'on porte l'allèle e4, gare au cholestérol !

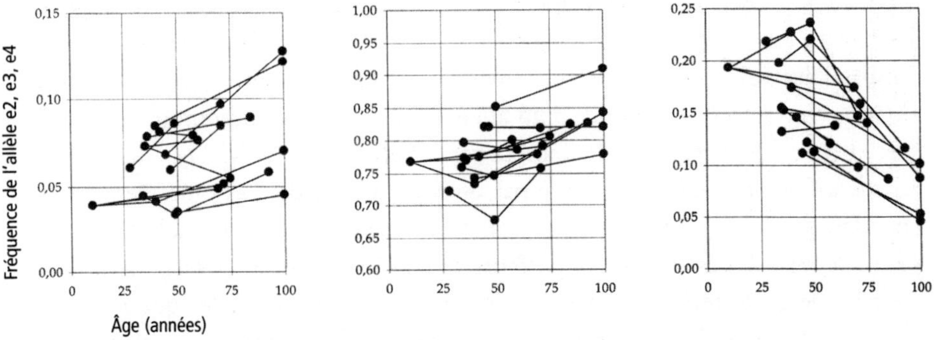

Figure 1 : *Variation avec l'âge des fréquences des trois allèles e2, e3 et e4 de l'apolipoprotéine E dans différentes populations étudiées par différents auteurs [39]. Chaque ligne brisée relie les points correspondant à l'étude d'une même population. On note la chute rapide de la fréquence de e4 après 50 ans, leurs porteurs mourant bien plus rapidement que les autres.*

ACE et artères

Le gène ACE favorise la contraction des artères et donc l'hypertension. Il contribue en effet à la formation de l'angiotensine II, un puissant vasoconstricteur. L'allèle D cause une contraction plus grande que l'allèle I. Les infarctus du myocarde sont les plus fréquents chez les homozygotes DD. Mais paradoxalement ce sont l'allèle D et le phénotype DD qui sont les plus fréquents chez les centenaires [35] ! Il doit donc protéger contre d'autres causes de vieillissement.

La superoxyde dismutase

Des chercheurs italiens ont passé en revue des gènes associés à la longévité [37]. Parmi eux, ils mentionnent d'autres gènes intervenant dans le métabolisme du cholestérol : APOB, qui est associé aux maladies des artères coronaires et APOA-IV. La superoxyde dismutase au manganèse (Mn-SOD) intercepte les radicaux libres oxydants dans les mitochondries. Ces chercheurs ont trouvé que notre longévité dépend des allèles du gène qui code pour cette SOD [37]. Cependant, ces allèles n'interviennent dans aucune maladie.

PON1 et oxydation des lipides

La PON1 est une enzyme qui hydrolyse les lipides peroxydés par les radicaux libres, transformant à nouveau ces lipides endommagés en lipides normaux. C'est donc une enzyme servant à réparer des dégâts. Elle s'attaque plus particulièrement aux peroxydes apparus sur le cholestérol LDL (le « mauvais » cholestérol). L'oxydation des lipides que contiennent les particules de cholestérol LDL est particulièrement nocive puisqu'elle favorise le dépôt de la plaque d'athérome dans les artères. Il existe plusieurs allèles du gène codant pour la PON1. L'efficacité de la PON1 n'est pas la même selon l'allèle, en particulier les allèles appelés A et B. Plusieurs études suggèrent une association entre les maladies cardio-vasculaires et l'allèle B. Une étude a comparé les fréquences des allèles A et B chez 579 jeunes et 308 centenaires italiens. Et il s'avère que la fréquence de l'allèle A était plus élevée chez les centenaires que chez les jeunes (54 % contre 45 %) [38].

HRAS1 et stress

Le gène humain HRAS1 régule la réponse aux stress, ainsi que d'autres activités de la cellule, dont la prolifération, la différentiation, l'apoptose, etc. Il ressemble au gène RAS2 qui régule la réponse aux stress chez la levure. C'est aussi un proto-oncogène, c'est-à-dire que des mutations accidentelles sur ce gène participent à l'apparition de différents cancers. Il n'a pas moins de 24 différents allèles, dont les a1, a2, a3, a4 qui sont les plus fréquents. Avec une fréquence d'environ 60 %, l'allèle a1 est le plus commun. Sur 467 jeunes et 234 centenaires italiens, l'allèle a3 n'avait plus qu'une fréquence de 6 % chez les centenaires, contre 11 % chez les jeunes. Les fréquences de tous les autres allèles étaient légèrement augmentées.

LA DÉRIVE AVEC L'ÂGE DE LA LECTURE DES GÈNES

L'épissage alternatif et le fait que les gènes puissent être lus de plusieurs façons, n'étaient presque pas connus avant 1990. Depuis, la quantité de recherches dans ce domaine a cru à très grande vitesse et de très nombreux chercheurs s'y sont engouffrés.

On connaît de nombreux exemples de dérives avec l'âge de l'épissage alternatif. Les fréquences relatives des différentes façons de lire un gène varient avec l'âge.

La fibronectine

Par exemple, la fibronectine, protéine qui sert à l'adhésion des cellules, est codée par un seul gène, mais elle existe sous différentes formes, de poids moléculaires différents, correspondant à différents épissages de ce gène. La proportion de ces différentes formes est à peu près indépendante du tissu. Elle varie avec l'âge, ainsi que l'épissage alternatif, ou avec le nombre de doublements de cellules en culture [40]. La proportion de certaines formes peut varier avec l'âge d'environ 10 %. Ces variations ont lieu non seulement au cours du vieillissement, mais aussi déjà lors du développement du fœtus. Chez les cellules jeunes, l'épissage alternatif peut être modifié en culture entre autres par des facteurs de croissance. Les cellules âgées ne répondent plus à ces facteurs.

L'IGF-1

On s'est aperçu que l'IGF-1, dont la production dépend de l'hormone de croissance, existe sous la forme de trois molécules différentes, synthétisées par le même gène [41]. Une de ces formes est synthétisée par le foie. Dans les muscles, on trouve deux isoformes, l'IGF-1Ea et l'IGF-1Eb. L'injection de la première dans un muscle de souris le fait grossir. Cela doit être un moyen de devenir musclé ! La libération de la deuxième forme est favorisée par l'exercice. On l'appelle aussi MGF : *mechano-growth factor* (facteur de croissance mécanique). Au repos, la concentration d'IGF-1Eb est environ 100 fois plus petite que celle d'IGF-1Ea. On n'a pas observé de variation avec l'âge de la concentration d'IGF-1Ea, et de MGF au repos. Après une suite d'exercices d'extension des jambes proposée à 8 jeunes et 7 vieux hommes en bonne santé, la production de MGF a été multipliée par 8 chez les jeunes alors qu'elle ne variait pas chez les vieux [41]. Celle d'IGF-1Ea variait très peu. On ne connaît pas encore bien en quoi diffèrent les rôles des deux IGF-1, mais on voit que l'expression d'une des deux formes de lecture du gène et, avec elle, l'adaptation à l'effort diminuent avec l'âge. On remarque que la deuxième façon de lire dépend à la fois de l'âge et d'un facteur extérieur (l'exercice).

POURQUOI CERTAINES MALADIES GÉNÉTIQUES N'APPARAISSENT QU'À UN ÂGE AVANCÉ ?

On s'est souvent demandé pourquoi certaines maladies génétiques ne se manifestent que lorsqu'on devient vieux. Si un gène néfaste code toujours pour la même protéine, ses effets devraient se manifester dès le plus jeune âge. C'est le cas par exemple de l'hémophilie. Un cas typique de maladie génétique n'apparaissant qu'après un certain âge est la **chorée de Huntington**. Cette maladie mentale démarre vers 35-45 ans Elle se caractérise par des mouvements involontaires, irrépressibles, saccadés, imprévisibles (la danse de Saint-Guy). Des troubles de la mémoire et de l'attention apparaissent, suivis de troubles du langage. Le malade meurt au bout de 10 à 20 ans dans un état de démence totale. Cette maladie touche environ une personne sur 15 000 en Europe [3].

C'est une maladie génétique due à un seul gène, découvert en 1993 sur le chromosome 4. C'est un gène dominant : il suffit d'avoir l'allèle défectueux sur un des deux chromosomes homologues pour développer la maladie.

Cette maladie n'a pas été éliminée par la sélection naturelle, parce qu'elle n'apparaît que lorsque les enfants ont été élevés. Cette remarque serait une des raisons qui ont mené à la théorie évolutionniste du vieillissement, d'après Steven Austad [3]. D'une façon générale, les gènes qui sont utiles quand on est jeune, mais nuisibles quand on est vieux, n'ont pas été éliminés. On pense que beaucoup de gènes se comportent ainsi et que c'est une des causes importantes de vieillissement.

Le gène muté dans cette maladie et la protéine associée, appelée huntingtin, ont été identifiés. On sait que cette protéine interagit normalement avec une protéine membranaire, l'HIP1, qui existe sous deux formes, les HIP1-1 et HIP1-2, toutes deux codées par le même gène par épissage alterné [42]. Il se pourrait que la forme altérée de l'huntingtin réagisse normalement avec seulement l'une des deux formes d'HIP1. Si l'épissage varie avec l'âge, cela pourrait expliquer l'apparition de la maladie à un certain âge. Mais il semble qu'on n'a pas encore établi ce qui se passe réellement.

Plusieurs maladies qui apparaissent quand on est âgé correspondent à **un changement d'épissage**, et donc de lecture, **aberrant et nuisible d'un gène**, changement qui apparaît tard dans la vie. C'est le cas de la dégénérescence avec l'âge de la macula (la tache jaune qui est au fond de l'œil et correspond à la zone la plus réceptive à la lumière) qui entraîne une baisse de la vue [15].

Des plaques dites amyloïdes sont observées dans le cerveau des patients atteints de la **maladie d'Alzheimer**. La génétique de cette maladie est assez complexe [43]. On a identifié 4 gènes responsables. L'allèle e4 du gène APOE est un facteur de risque, sans déclencher forcément la maladie. Des mutations d'un gène qui code pour un précurseur des peptides amyloïdes sont à l'origine de cas peu fréquents de cette démence. Enfin, des mutations des gènes appelés preséniline-1 et préséniline-2 (même racine que le mot « sénile » !) sont observées dans des formes de la maladie qui apparaissent habituellement dès 40 à 60 ans. Les peptides amyloïdes sont normalement utiles. Chez les personnes susceptibles d'attraper cette maladie, les allèles de ces gènes favorisent la production de peptides amyloïdes particulièrement longs et se déposant facilement. En outre, avec l'âge, des modifications dans la façon de lire ces gènes favorisent la formation de ce genre de peptides [15]. Cette maladie peut venir de l'apparition avec l'âge d'une lecture aberrante d'une forme de préséniline qui autrement ne prédisposerait pas à la maladie [15].

D'après Evin, un changement dans la façon de lire la préséniline-1 serait la cause de la **démence fronto-temporale** [44].

LE RÔLE DU STRESS

Les stress peuvent provoquer, ou accélérer, un changement de lecture de certains gènes. C'est particulièrement vrai pour le cerveau, qui gère les réponses aux stress [15]. De tels changements ont été observés par exemple sur des souris soumises à différents stress, comme une nage forcée de 4 minutes deux fois par jour pendant 4 jours de suite. Ces changements se maintiennent longtemps après l'exposition aux stress [45]. Ceci peut expliquer pourquoi un stress traumatique peut être suivi chez l'homme par des changements pathologiques de longue durée.

D'une façon générale, pour un gène donné, un changement de lecture peut n'être néfaste que pour certains allèles. Si une personne porte un de ces allèles, la maladie due au changement de lecture ne se produira qu'à la suite d'un stress.

Au niveau moléculaire, cela correspond au fait que certains gènes sont un terrain favorable à l'apparition de certaines maladies qui n'apparaîtront que dans certains environnements. La maladie dépend alors à la fois du génome et de l'environnement. On a là une explication moléculaire d'un fait souvent observé, et qui a souvent donné lieu à des discussions sans fin sur l'importance relative des gènes et de l'environnement sur les caractéristiques des individus.

De même, les maladies génétiques liées à l'âge peuvent apparaître plus ou moins vite selon les conditions de vie. Les changements de comportements et l'affaiblissement cognitif caractéristiques du grand âge et impliqués dans les maladies neurodégénératives en dépendent [15].

UN MAUVAIS RÉGLAGE DE LA DÉRIVE ?

On sait comment se font certains épissages de l'ARN. On connaît des enzymes qui y participent. Mais on n'a pas encore pu comprendre par quels mécanismes moléculaires la façon de lire les gènes peut changer avec l'âge [15].

La dérive anormale avec l'âge de la façon de lire les gènes peut être due à d'autres dérèglements dus à l'âge, comme l'oxydation et la glycation des protéines, ou à tout autre stress s'accumulant avec la fuite du temps, à la dérive des méthylations, etc. Elle peut aussi, entre autres, être simplement due à un mauvais réglage génétique de la dérive. Nous avons mentionné que la lecture du gène de la fibronectine varie déjà lors du développement. La lecture de nombreux autres gènes varie aussi lors du développement, de la conception à l'arrivée à l'âge adulte. La dérive de l'épissage alternatif est donc utile jusqu'à l'âge adulte. Mais un mauvais réglage peut faire que cette dérive, jusque là utile et bien adaptée à l'individu, continue ensuite de façon inopportune et nuisible pour l'individu, alors qu'elle devrait s'arrêter, puisque tout fonctionne de façon optimale quand on vient de devenir adulte. Un mauvais réglage comme celui-là ne peut pas être éliminé par la sélection naturelle si ses effets nocifs ont lieu quand l'individu n'est plus utile à l'espèce.

Cette dérive d'un équilibre nécessaire à la vie s'ajoute à celles mentionnées dans la première partie et pourrait être la cause de certaines de ces autres dérives. Mais nous l'avons mentionnée seulement maintenant parce qu'elle se situe au niveau de gènes connus et identifiés.

LES MALADIES QUI MIMENT UN VIEILLISSEMENT ACCÉLÉRÉ

LE SYNDROME DE WERNER

Les signes cliniques de cette maladie débutent vers l'adolescence. Les cheveux grisonnent prématurément. La peau s'amincit. La taille reste plutôt petite à l'âge adulte. Les membres sont minces. Puis d'autres symptômes s'ajoutent. Ces derniers permettent un diagnostic bien établi de cette maladie vers l'âge de 30 ans. De l'ostéoporose apparaît. Les deux yeux sont affectés de cataracte. De l'athérosclérose, du diabète avec perte de sensibilité à l'insuline apparaissent prématurément. L'athérome des artères coronaires entraîne des infarctus précoces. Les malades ont une forte tendance à attraper des cancers. La plupart d'entre eux meurent vers l'âge de 47 ans de cancers ou de maladies cardiovasculaires. Ces signes et symptômes caricaturent un vieillissement prématuré [46]. Mais la détérioration de l'état des individus atteints de cette maladie ou de maladies voisines ne ressemble qu'approximativement à un vieillissement accéléré. Certaines manifestations du vieillissement sont plus accélérées que d'autres [18].

Ce syndrome, très rare, est une **maladie génétique**. Elle est récessive. Elle n'apparaît que lorsque le gène correspondant, que l'on connaît, comporte la mauvaise mutation responsable de la maladie à la fois sur les deux chromosomes homologues. Ce gène, appelé WRN (comme Werner), code pour une protéine qui comporte deux domaines actifs distincts. Un des domaines a une fonction d'hélicase, l'autre, d'exonucléase [46]. Lors de la division cellulaire, les hélicases de l'homme, comme celles de la levure (lire page 169) servent à ouvrir correctement la double hélice d'ADN en deux simples hélices. Par la suite, ces simples brins vont être recopiés pour faire de nouveaux doubles brins. Les nucléotides nécessaires pour faire le nouveau brin sont accrochés les uns à la suite des autres en face de ceux du brin préexistant à l'aide d'enzymes appelées polymérases. Les exonucléases servent à corriger des erreurs. Après que chaque nouveau nucléotide aie été ajouté à la chaîne en formation, une exonucléase vérifie que ce dernier nucléotide est bien le bon : celui qui est apparié à celui de la chaîne complémentaire préexistante. Si le nucléotide n'est pas le bon, l'exonucléase l'enlève et insère à la place le nucléotide correct.

La mutation correspondant au syndrome de Werner fait perdre à la protéine

WRN ses deux fonctions de contrôle et de correction [46]. Certes, la protéine WRN n'est pas la seule à contribuer aux corrections d'erreurs. Mais chez les malades atteints de ce syndrome, les cellules sont bien plus sensibles aux agents mutagènes, et les erreurs s'accumulent 10 à 100 fois plus vite sur leur ADN que chez les sujets normaux [17]. Ceci explique la grande fréquence des cancers chez ces patients. Leurs cellules sont aussi plus vulnérables à l'oxydation [17], ce qui contribue à un vieillissement accéléré. On peut comprendre que l'ADN étant moins bien corrigé et donc moins performant, l'activité antioxydante des cellules soit moins bonne.

LA PROGÉRIA

Les enfants atteints de progéria (ou syndrome de Hutchinson-Gilford) vieillissent très prématurément et meurent de vieillesse vers 13 ans. Ils semblent normaux à la naissance, mais ils grandissent plus lentement. Ils commencent déjà à perdre leurs cheveux et leur peau commence à vieillir dès un an [47]. À 6 ans, leur front est en partie dégarni. Ils n'ont pas de graisse sous-cutanée. Ils sont prématurément atteints d'ostéoporose et d'athérosclérose [48]. Mais leur intelligence est normale et ils sont pleinement conscients de leur maladie. Dans plus de 90 % des cas, ils meurent à cause de l'athérosclérose des artères coronaires et cérébrales [47].

Les protéines appelées lamines sont dans le noyau de la cellule. Elles participent entre autres à la régulation de l'expression des gènes et au bon déroulement de la réplication de l'ADN [49]. Indépendamment, en 2003, une équipe américaine et un équipe française ont trouvé que la progéria est due à une mutation accidentelle du gène appelé LMNA, qui code pour la lamine A [47, 48]. Il suffit que la mutation ait lieu sur un des deux gènes homologues (mutation hétérozygote) pour que se déclenche la maladie. L'autre gène doit donc alors être réprimé. La mutation ne peut pas venir des parents, car ils seraient morts avant de pouvoir avoir des enfants. Donc il s'agit d'une mutation nouvelle, de novo [47]. On a trouvé que l'erreur se produit lors de la spermatogenèse [50]. Ceci peut expliquer l'extrême rareté de la maladie, qui ne touche qu'une centaine d'enfants dans le monde [51].

D'autres mutations de la lamine A sont à l'origine de diverses maladies génétiques, qui sont graves, mais ne sont pas des vieillissements prématurés. La progéria n'est pas complètement identique à un vieillissement accéléré. On n'observe pas chez ces malades de cataractes, de cancers dus à l'âge et de déclin des facultés mentales. Mais on pense que la lamine protège contre une des causes du vieillissement. On peut se demander si, même quand elle est normale, cette protection est on non suffisante. Qu'elle soit insuffisante ne serait pas surprenant, puisque nous vieillissons. Eriksson et al [47] pensent qu'il serait intéressant de savoir si des variants normaux de ce gène sont associés à des longévités exceptionnelles et si l'accumulation au cours de la vie de cellules contenant des mutations du gène LMNA peut contribuer au vieillissement. Dans une étude portant sur 250 centenaires, des recherches ont déjà commencé pour trouver d'éventuelles variations du LMNA favorisant une grande longévité [50].

CONCLUSION

Un petit nombre de gènes peuvent avoir une influence considérable sur la vitesse du vieillissement. Mais ces gènes n'apparaissent pas comme commandant un vieillissement programmé, chez l'homme et les organismes pour lesquels nous avons mentionné ci-dessus l'influence des gènes.

Il semble bien que certains de ces gènes contribuent à des programmes de lutte contre le vieillissement, déclenchés chacun par un gène (un bon gène !). C'est le cas par exemple de Sir2 et SIRT1. D'autres participent à la lutte contre des maladies mortelles, par exemple p53 contre le cancer et sont activés ou désactivés selon l'environnement ou selon que l'organisme est ou non attaqué. D'autres gènes poussent au contraire à accélérer le métabolisme et à négliger la maintenance, qui a un coût en énergie, pour favoriser un développement et une reproduction plus rapides, quitte à engendrer une usure et un vieillissement eux aussi plus rapides.

Tout concourt à montrer que le vieillissement est dû à des réactions chimiques désordonnées, conduisant à un désordre incompatible avec l'ordre nécessaire à la vie.

Certaines réactions se produisent par hasard. La plus fréquente est l'oxydation de molécules autres que celles du combustible et des intermédiaires prévus pour fournir l'énergie nécessaire à la vie, ou de molécules déjà abîmées, dont l'organisme veut se débarrasser. Ce n'est pas surprenant, puisque nous sommes entourés d'oxygène, gaz hautement réactif et que tout ce qui n'est pas déjà complètement oxydé tend à s'oxyder davantage, ce qui se produit par exemple quand le fer rouille. Parmi les autres réactions chimiques désordonnées, on peut citer la glycation non enzymatique, la méthylation, la calcification là où il ne faut pas, les erreurs lors de la réplication de l'ADN, non nécessairement dues à des radicaux libres.

Certaines réactions chimiques désordonnées semblent dues, au moins pour une part, à un mauvais réglage des équilibres nécessaires à la vie. C'est le cas du raccourcissement des télomères dû à une réplication imparfaite, incapable de recopier jusqu'au bout, de la dérive de la méthylation, de l'épissage alternatif, etc. La méthylation, la calcification inopportunes et une mauvaise lecture des gènes peuvent être dues au hasard, à un mauvais réglage ou aux deux à la fois. Des causes extérieures peuvent accentuer ou réduire le dérèglement.

La dérive de l'épissage alternatif et de la lecture des gènes doit être une cause très importante de vieillissement. Mais je ne pense pas qu'on puisse la considérer comme un programme de vieillissement. On doit pouvoir la comparer à une voiture qui n'aurait plus de freins lorsqu'elle est arrivée à destination (pour nous, l'âge adulte). Elle continuera alors sur son élan jusqu'à ce qu'elle aille s'abîmer dans le décor. On ne peut pas dire qu'elle soit programmée pour cela. Il existe bien un plan de développement de l'individu jusqu'à l'âge adulte, dans lequel les différentes réactions biochimiques sont programmées pour dépendre du temps. Peut-être peut-on considérer que le programme de développement de l'individu jusqu'à l'âge adulte est incomplet. Certes, certaines caractéristiques de l'individu cessent de changer une fois qu'il est devenu adulte. Par exemple, il cesse de grandir. Mais la nature a « oublié » une partie de la fin du programme, où l'ordre devrait être donné d'arrêter toute dérive, pour nous et les autres espèces à vieillissement progressif. Elle n'a peut-être pas oublié pour tout le monde. Cela pourrait être le cas des espèces à vieillissement négligeable. Les individus y grandissent de plus en plus lentement. De même peut-être, les vitesses des dérives diminuent pour tendre vers zéro.

En tout cas, cette dérive étant influencée par des facteurs extérieurs comme les stress, on doit pouvoir agir dessus.

En revanche, l'apoptose est une mort programmée de la cellule [52, 53]. Un vieillissement ou une mort programmés de certaines cellules existent lors de l'embryogenèse pour sculpter les formes de l'embryon, par exemple pour faire disparaître le tissu entre les doigts. Ils existent aussi chez des espèces à vieillissement accéléré après la reproduction, comme les saumons et certaines souris marsupiales. Chez ces espèces, la mort subite est due à la libération d'une overdose de corticostéroïdes peu de temps après l'accouplement [6].

Toutefois, d'après Ameisen, l'apoptose est sans doute aussi une cause de vieillissement de l'individu, les cellules se suicidant prématurément quand les conditions sont défavorables. Par exemple, les neurones meurent quand l'oxygène vient à manquer à la suite de l'obstruction d'une artère parce qu'elles se suicident avant même d'être asphyxiées [53]. Les gènes influent aussi sur le vieillissement en contribuant plus ou moins à des apoptoses prématurées et inopportunes, contraires à l'intérêt de l'individu.

La dérive de la lecture des gènes est peut-être une cause de vieillissement beaucoup plus importante que par exemple les dégâts dus aux radicaux libres. En effet, quelques sites oxydés sur des protéines sont peut-être une cause beaucoup moins grave de désordre que la fabrication de protéines très différentes, quand l'organisme déraille parce que les gènes se mettent à être lus de travers. C'est peut-être en agissant là dessus qu'on pourra un jour multiplier la durée de vie par 10, 100, 1000, etc.

Il est à noter que, comme l'ont constaté les biologistes, l'existence de plusieurs façons de lire les gènes complique singulièrement non seulement l'étude du vieillissement, mais de façon générale toute l'influence des gènes sur les caractéristiques des individus.

Dans la mesure où la dérive de la lecture des gènes est due à un programme incomplet, c'est une cause première de vieillissement. Les espèces à vieillissement négligeable seraient des organismes pour lesquels les dérives sont nulles à l'état adulte et les défenses contre les réactions chimiques parasites d'oxydation, de glycation, etc. quasi parfaites. Ces défenses ne seraient pas altérées avec le temps en l'absence de dérive. Il n'y a pas d'épissage chez les êtres unicellulaires procaryotes (sans noyau, ce qui est le cas des bactéries). Leurs gènes sont lus d'une seule façon. L'absence de dérive de la lecture pourrait expliquer que des clones de ces cellules puissent être immortels.

Si la dérive est une cause de vieillissement plus importante que l'oxydation, alors pourquoi observe-t-on une si bonne corrélation entre l'efficacité de la lutte contre l'oxydation et le taux de vie (lire page 31) ? Parce que pour qu'un animal vive plus longtemps, il faut qu'il soit mieux protégé à la fois contre toutes les causes de vieillissement. De la même façon, pour qu'une voiture puisse faire de très nombreux kilomètres, il faut que tous ses éléments soient de très bonne qualité.

POURQUOI LES CELLULES CANCÉREUSES SONT IMMORTELLES ?

LA PLUPART DES CELLULES CANCÉREUSES PARAISSENT IMMORTELLES. Elles semblent en effet capables de se diviser indéfiniment. Elles restent toujours jeunes et pleines de vitalité [3]. De nombreuses tumeurs cancéreuses contiennent des cellules variantes qui prolifèrent indéfiniment et sont appelées immortelles [54]. Pour être sûr que leur nombre de divisions possible est infini, il faudrait les cultiver pendant un temps infini, donc attendre un temps infini, ce qui est évidemment impossible. Mais pour les cultures pour lesquelles on a le plus grand recul, le nombre de divisions observé est déjà considérable.

C'est le cas des cellules HeLa. Ces cellules cultivées encore de nos jours sont issues d'un prélèvement fait en 1951 sur une tumeur de l'utérus d'une patiente qui s'appelait Henrietta Lacks [3]. Au rythme d'une division par semaine [55], cela faisait de l'ordre de 3000 divisions en 2006.

Dans la pratique, si, en culture, des cellules humaines se sont divisées plus de 150 fois, on peut être quasi certain qu'elles peuvent se diviser indéfiniment, et on les considère comme immortelles [56].

Pourquoi la plupart des cellules cancéreuses sont immortelles ? On ne le sait pas encore vraiment. Mais elles possèdent plusieurs caractéristiques qui contribuent à ce qu'elles vivent très longtemps :

ELLES EXPRIMENT LA TÉLOMÉRASE

Il semble bien que lorsqu'elles sont immortelles, les cellules cancéreuses expriment la télomérase. L'horloge du vieillissement par le raccourcissement des télomères est arrêtée dans les cellules cancéreuses. L'activité de la télomérase a été observée dans plus de 80 % des cancers les plus graves [57]. Elle a été détectée dans 95 % des cancers du sein avancés. Elle est moins grande dans des cancers moins avancés. La télomérase est un marqueur de la progression maligne.

Dans certains types de cancers, l'activation de la télomérase a cependant été observée à des stades précoces [57]. On a pensé qu'on pourrait guérir le cancer en empêchant les cellules cancéreuses de faire de la télomérase. On a ainsi pu faire vieillir des cellules HeLa en inhibant leur activité télomérase. Elles ne se sont ensuite dédoublées qu'un peu plus d'une vingtaine de fois. Mais cette méthode peut nuire à celles des cellules normales qui expriment aussi la télomérase : les cellules sexuelles et les cellules souches.

Certains biologistes pensent que la plupart des cancers se forment à partir de cellules souches. En effet, la télomérase n'a pas besoin d'y être réactivée, puisqu'elle s'exprime déjà. En outre, comme les cellules souches se divisent beaucoup plus souvent que les autres cellules, les risques de mutations sont aussi beaucoup plus grands [58].

Il a été dit que la non expression de la télomérase et la contribution du raccourcissement des télomères au vieillissement était le prix à payer pour se protéger du cancer. Ce n'est pas vrai si la plupart des cancers se développent à partir des cellules souches.

ELLES TRANSFORMENT LE SUCRE EN ACIDE LACTIQUE

Les cellules peuvent tirer de l'énergie du glucose de plusieurs façons. La plus efficace est de le brûler, ce qui donne du gaz carbonique et de l'eau. Mais pour cela, il faut de l'oxygène. En l'absence d'oxygène, un peu d'énergie peut être obtenue par ce qu'on appelle la glycolyse qui produit de l'acide lactique. La glycolyse est différente de la fermentation alcoolique, qui produit un peu plus d'énergie en produisant de l'alcool (de l'éthanol) et du gaz carbonique [59]. Chez tous les mammifères, homme compris, le glucose est parfois transformé en acide lactique quand l'oxygène manque localement, par exemple pour fournir de l'énergie à des muscles lors d'efforts violents pour lesquels l'oxygène ne peut pas arriver assez vite.

Le rendement énergétique de la glycolyse est très mauvais. Alors que la combustion d'une molécule gramme (ou mole) de glucose libère 700 kilocalories, sa transformation en acide lactique n'en libère que 56, soit 12,5 fois moins. L'ATP (ou adénosine triphosphate) est le transporteur universel d'énergie chez tous les êtres vivants. La combustion d'une mole de glucose permet d'obtenir 38 moles d'ATP, la glycolyse seulement 2 [60].

Lorsqu'on cultive des tissus vivants normaux, la glycolyse a lieu en l'absence d'oxygène, mais est presque complètement éliminée par la présence d'oxygène. C'est ce qu'on appelle l'effet Pasteur, par analogie avec des observations faites par Pasteur sur des levures [61]. Par contre, la glycolyse est beaucoup plus importante dans les tumeurs cancéreuses et n'est que partiellement réduite par la présence d'oxygène. Les cellules cancéreuses ne peuvent toutefois pas survivre en l'absence totale d'oxygène [61]. Mais la glycolyse doit leur être essentielle, puisque, lorsque la carnosine empêche la glycolyse, elle tue les cellules cancéreuses (lire page 41).

La glycolyse est une réaction chimique beaucoup plus douce que la combustion. Elle doit produire beaucoup moins de radicaux libres oxydants. Elle doit donc contribuer à l'immortalité potentielle des cellules cancéreuses. Cependant, en gaspillant l'énergie disponible, le cancer épuise le malade [62]. C'est une politique imprévoyante, à court terme : le cancer, on en meurt.

Les cellules cancéreuses ne sont immortelles que dans un milieu de culture protégé. Dans la nature, elles tuent leur hôte et meurent avec lui. Utiliser la glycolyse au lieu de la respiration n'est pas une bonne solution pour vivre plus longtemps. Les cellules cancéreuses ne sont pas un bon modèle de ce point de vue.

ELLES NE SE SUICIDENT PAS

Lorsqu'une cellule normale se divise, il existe des contrôles ou « check points ». Les principaux points de contrôles sont les gènes p53 et RB. Lorsque l'ADN est endommagé, par exemple lors de la division, les gènes p53 et RB sont prévenus de l'incident et donnent l'alerte. La cellule ralentit ses autres activités pour se consacrer essentiellement à la réparation, avant que les dégâts s'étendent. Si elle était en train de se diviser, la division va s'arrêter le temps de la réparation. Ou bien la réparation réussit, et la cellule reprend ses activités en cours. Ou bien la réparation échoue, parce qu'elle est trop difficile à faire. Alors, la cellule se suicide : c'est l'apoptose [63, 64].

Il peut arriver par malchance que les dégâts se produisent juste sur p53 ou RB. Alors, la cellule va plus ou moins négliger de réparer les dégâts ultérieurs apparaissant au hasard sur l'ADN. Si elle ne peut pas faire la réparation, elle ne se suicidera pas. Le hasard pourra faire que des gènes dits oncogènes seront mutés et leur mutation conduira à une absence de contrôle des divisions cellulaires. Alors, la cellule se divisera sans arrêt, sans autorisation, et indéfiniment si elle exprime la télomérase et si d'autres facteurs éventuels de vieillissement sont supprimés [54] : elle sera devenue cancéreuse.

De petites, mais aussi d'énormes erreurs apparaissent dans le génome des cellules cancéreuses. Alors qu'une erreur correspondant à un nucléotide erroné (une « faute d'orthographe ») ne peut se voir qu'en lisant la suite de nucléotides constituant l'ADN, point n'est besoin d'une analyse aussi fine pour voir les grossières erreurs de ces cellules. Un microscope optique ordinaire suffit. En effet, il manque parfois carrément un morceau à un chromosome. Ce morceau perdu peut s'accrocher à l'extrémité d'un autre chromosome. Parfois, cette extrémité était auparavant normale. Parfois, cet autre chromosome s'était cassé et le morceau perdu par le premier chromosome va s'accrocher à l'endroit de la cassure. Autre grossière erreur : certaines cellules ont plus de deux chromosomes homologues [65]. Parfois, elles ont même plusieurs noyaux. Ces erreurs pourraient se comparer à un programme d'ordinateur amputé d'un quart ou d'un tiers de son contenu et auquel serait éventuellement accroché un autre programme sans aucun rapport. Évidemment, ce programme ne marcherait pas. Et pourtant dans notre cas, paradoxalement, non seulement les cellules cancéreuses survivent, mais elles peuvent se diviser indéfiniment !

Les changements ne semblent pas se produire tout à fait au hasard [65]. Lorsque les cellules sont engagées sur la voie de la cancérisation, elles passent par des crises pendant lesquelles la plupart d'entre elles meurent. Seules certaines mutations sont favorables à une multiplication anarchique et indéfinie, ou tout au moins ne s'y opposent pas. Parfois même, une énorme erreur y est favorable. Tel est le cas du chromosome dit de Philadelphie. Ce chromosome apparaît parfois fortuitement dans une cellule souche à l'origine des cellules du sang. Il est constitué de l'accrochage d'un morceau du chromosome 9 avec un morceau du chromosome 22. Cette jonction modifie un gène appelé oncogène d'Abelson. Normalement ce gène contrôle un facteur de croissance : il sert de frein à la division cellulaire. Quand ce gène est modifié par la jonction, ce frein ne marche plus. La cellule va se multiplier à un rythme effréné : une leucémie myéloïde chronique s'est déclarée. On trouve ce chromosome dans la majorité des cas de cette maladie [65]. Mais ceci semble montrer que, pour vivre sa vie dans l'indépendance, une cellule n'a pas besoin d'un génome rigoureusement écrit. Une grande part de ce qui y est écrit normalement ne doit pas être tellement utile pour vivre indépendamment. Une écriture approximative est suffisante.

Cependant, il existe aussi d'autres cellules, normales celles-là, qui vivent aussi dans l'indépendance : les organismes unicellulaires. Il ne semble pas que leur génome soit bourré d'erreurs. Mais leurs conditions de vie sont plus difficiles. Les cellules cancéreuses vivent dans un milieu à 37 °C. Le boire et le manger sont servis. Elles sont difficiles à reconnaître parce qu'elles viennent de l'organisme. Elles ont du temps devant elles avant que les défenses immunitaires réagissent. Le plus souvent, les microbes, plus faciles à reconnaître parce qu'étrangers, sont tout de suite attaqués. Pour survivre, ils doivent donc être bien adaptés au combat. Pour ces conditions de vie difficiles, ils doivent avoir besoin d'un génome correctement écrit.

Il est important de noter que les mutations nécessaires pour rendre des cellules immortelles ne les rendent pas forcément cancéreuses.

Par exemple, des kératinocytes (des cellules fabriquant la kératine des ongles, des cheveux, ou des sabots chez les animaux) ont été rendus immortels en leur faisant exprimer la télomérase et en subissant spontanément une mutation abolissant un contrôle. Elles étaient encore capables de se différencier et ne se divisaient que quand elles en avaient reçu l'ordre [66].

ELLES SONT PLUS RÉSISTANTES À L'OXYDATION QUE LES CELLULES NORMALES

Des cellules qui ne vieillissent pas restent toujours dans le même état. On doit donc s'attendre à ce que le degré d'oxydation des protéines et des lipides (graisses) des cellules cancéreuses ne varie pas au cours du temps lorsqu'elles restent toujours dans le même environnement, alors que ce degré augmente dans les cellules normales à mesure qu'elles vieillissent. Mais je n'ai pas trouvé de références bibliographiques au sujet des protéines.

Concernant les lipides, des cellules du foie normales (des hépatocytes) ont été comparées à leurs homologues devenues cancéreuses (des hépatomes). En milieu de culture normal, les lipides des hépatomes sont moins oxydés que ceux des hépatocytes. Et lorsque des molécules oxydantes sont ajoutées au milieu, elles oxydent beaucoup plus les hépatocytes que les hépatomes, dans un rapport de plus de 20 dans certains cas [67].

Les lipides des membranes de cellules cancéreuses résistent ainsi mieux à l'action de molécules oxydantes que celles des cellules normales [68]. Les raisons en sont complexes. Les acides gras insaturés (considérés comme meilleurs pour la santé que les saturés) sont plus réactifs chimiquement que les autres. Ils s'oxydent plus facilement. Or il se trouve que la proportion d'acides gras saturés est plus élevée dans les membranes des cellules cancéreuses que dans les cellules normales. C'est ce qui contribuerait à leur plus grande résistance à l'oxydation [68].

Côté antioxydants, on peut dire que les cellules cancéreuses n'en contiennent pas forcément plus que les cellules normales. Elles peuvent même en renfermer moins [68]. Cependant, on a observé que les enzymes antioxydantes sont particulièrement actives, tout au moins dans certains cas [69]. C'est le cas de la superoxyde dismutase au manganèse. Lorsque le gène p53 ne s'exprime plus normalement, la Mn SOD s'exprime plus fortement [70].

QUATRIÈME PARTIE

QUE POURRAIT-ON FAIRE DANS LE FUTUR ?

BEAUCOUP DE CONNAISSANCES ONT ÉTÉ ACQUISES SUR les mécanismes du vieillissement. Différents régimes et une bonne hygiène de vie peuvent contribuer à ne pas vieillir trop vite et rester plus longtemps en bonne santé, en restant dans un cadre naturel. Nous avons vu que les connaissances actuelles suggèrent fortement qu'on peut dès aujourd'hui dépasser un peu la limite de longévité imposée par la nature grâce à des anti-âges. Les théories du vieillissement suggèrent aussi qu'on doit pouvoir allonger la vie beaucoup plus, de plusieurs décennies, voire de plusieurs siècles. Si ces dernières recherches semblent difficiles, celles sur les produits anti-âge le sont moins.

Elles devraient être assez faciles, mais demanderont beaucoup de temps, et donc d'argent. Il faut donc que les décideurs qui financent soient convaincus de l'intérêt de ces recherches.

POURSUIVRE LA RECHERCHE SUR LES ANTI-ÂGES

LORSQUE L'ON RASSEMBLE SUR UN TABLEAU [1], les expériences faites jusqu'ici, on voit que leur nombre est tout à fait insuffisant pour connaître quantitativement l'effet des antioxydants sur la longévité dans les meilleures conditions.

- Il faudrait faire plus de tests sur la limite de Hayflick. Dans ce domaine, presque tout reste à faire. Il faudrait mesurer le nombre de doublements de cellules en culture pour plusieurs concentrations de tous les anti-âges mentionnés.

- Il faudrait mener de nouvelles études sur la longévité des animaux en multipliant les séries d'expériences, pour plusieurs dosages et différentes durées de supplémentation au cours de diverses périodes de la vie. Dans chaque série, il faudrait un nombre suffisant d'animaux pour que l'effet du supplément sur leur longévité moyenne et maximale puisse être connu à 1 ou 2 % près. Il serait aussi utile d'étudier ensuite l'effet de deux ou plusieurs anti-âges, pour voir dans quelle mesure leurs effets s'ajoutent.

- Il faudrait également mener de nouvelles études sur la longévité et la santé de l'homme. Dans la mesure où on trouve des volontaires, il faudrait multiplier les expériences comme celles qui ont été faites avec les vitamines E et C et celles du genre SUVIMAX. Et ne pas se contenter d'une seule concentration dans un seul mélange d'antioxydants. Quand un tel programme n'est pas complètement réalisable faute de volontaires et d'argent, il faudrait, par des comparaisons avec les modèles animaux en déduire les dosages optimums chez l'homme.

DE LA SOURIS À L'HOMME : CALCUL DES DOSES CONSEILLÉES

Dans des comparaisons faites dans la deuxième partie, nous avons supposé que des doses d'anti-âges proportionnelles au poids de l'être vivant, ou à la quantité de nourriture consommée par jour, ont un même effet. Par exemple, pour passer de la souris à l'homme, on multiplie par le poids de l'homme et on divise par celui de la souris. Certains pensent que les bons et les mauvais effets d'un médicament varient comme une puissance du poids comprise entre 2/3 et 1 [2,3]. Pour des formes semblables, la surface d'un animal est proportionnelle à la puissance 2/3 de son poids. (Elle est proportionnelle au carré des dimensions, alors que le poids est proportionnel au cube des dimensions). Pour un même flux de chaleur par cm^2 de surface (pour un même pouvoir isolant de la peau (ou de la peau et des poils ou des plumes)), la quantité de nourriture pour maintenir le corps à 37° C est donc elle aussi proportionnelle à la puissance 2/3 du poids de l'animal.

Pour étudier les effets secondaires de la DHEA, nous avons évalué chez l'homme, des doses correspondant à une même proportion de la nourriture consommée que chez le rat. Les considérations ci-dessus ne remettent donc pas en cause le rapport 100 entre les doses ayant provoqué des cancers du foie chez les rats et celles proposées pour l'homme. Les comparaisons ont aussi été faites par rapport à la nourriture pour la vitamine E, le sélénium, le bêta-carotène et la coenzyme Q10, et par rapport à la quantité d'eau bue pour la mélatonine. Elles ont été faites par rapport au poids pour la vitamine B5, la centrophénoxine et la carnosine. Mais on ne connaît pas d'effets secondaires graves de ces trois produits. Pour la vitamine B5 et la centrophénoxine, les doses que j'ai proposées sont très inférieures aux doses thérapeutiques. Pour la centrophénoxine, il faut cependant se méfier, puisque de trop fortes doses raccourcissent la vie des souris. Si l'on transpose les doses des souris à l'homme, après calcul [4], il est donc plus prudent de ne pas dépasser 200 mg/jour, et encore plus prudent de ne pas dépasser 70 mg/jour. C'est beaucoup moins que la dose thérapeutique, de 500 mg/jour. Pour la carnosine, les 100 mg/kg de souris qui ont allongé leur durée de vie correspondent, par le même calcul à 330 mg pour l'homme, au lieu de 6 g. Les doses proposées par la *Life Extension Foundation* risquent donc d'être un peu trop élevées. Les 330 mg, c'est presque exactement ce qu'on a trouvé dans un rumsteck. C'est un peu plus que ce que je prends, en supplément, en moyenne, par jour. Pour la vitamine B5, le même calcul donne 36,6 mg au lieu de 700 mg/jour pour un homme de 70 kg. C'est beaucoup moins que la dose thérapeutique, de 300 mg/jour, et comparable à ce que je prends éventuellement, ou au double de ce que je prends le plus souvent, en moyenne, par jour.

- Il faudrait compléter les études d'effets secondaires possibles. Pour certains des produits que nous avons décrits, les études d'effets secondaires sont déjà assez avancées. C'est le cas quand ils servent depuis longtemps de médicaments, comme la vitamine C. Dans d'autres cas, les études restent tout à fait insuffisantes. Il serait bon de savoir à partir de quels dosages la DHEA favorise le cancer du foie et protège contre d'autres cancers chez les rats, ainsi que chez des animaux comme les singes qui produisent naturellement de la DHEA.

- Il faudrait multiplier les études d'effets secondaires dues à des supplémentations multiples à long terme, chez les animaux et chez l'homme.

- Il faudrait poursuivre l'étude de la pénétration des anti-âges au niveau des cellules. Pour qu'une supplémentation d'anti-âge soit efficace, il faut qu'elle entraîne une augmentation de sa concentration dans les cellules des différents organes.

Nous avons vu dans la première partie que, parmi les mammifères, les espèces ayant les plus grands taux de vie, l'homme en tête, sont celles qui les plus grandes concentrations en antioxydants. Il y a donc une certaine régulation naturelle. Mais on peut penser qu'un apport dû à une supplémentation n'est pas tout de suite éliminé et qu'on bénéficie pendant quelque temps d'une concentration supérieure à sa valeur naturelle à l'équilibre. Il serait très utile de connaître comment varie notre concentration cellulaire d'anti-âges en fonction du temps écoulé après la supplémentation. Quelques études ont déjà été faites avec la vitamine E et la coenzyme Q10 [5,6,7].

- Il faudrait regarder l'effet des antioxydants sur le stress oxydant lui-même car peu d'études ont encore été faites [8,6,9]. On appelle stress oxydant le stress causé par l'oxydation des protéines, des lipides, de l'ADN. Plus ces oxydations sont importantes, plus on considère que ce stress est grand.

De même, il serait utile de mesurer systématiquement l'effet de supplémentations de produits anti-glycation sur le degré de glycation des protéines in vivo.

Plus généralement, il faudrait mesurer systématiquement l'effet des anti-âges sur la vitesse de vieillissement. Pour cela, il faudrait mesurer leurs effets sur les différents paramètres utilisés pour définir ce qu'on appelle l'âge biologique [10], et voir comment varie cet âge avec les supplémentations, en fonction de l'âge chronologique. (L'âge chronologique, couramment utilisé, est défini par le temps écoulé depuis la naissance).

QUEL EST L'OBJECTIF DE TOUT CE TRAVAIL ?

Déterminer l'optimum. Il doit exister une limite de prolongation de la vie, un optimum qu'on ne peut pas dépasser, avec les meilleurs dosages des meilleurs anti-âges, minimisant les degrés d'oxydation et de glycation, et optimisant les taux d'hormones, pour des produits comme la mélatonine ou la DHEA. Il doit aussi y avoir un optimum pour le ralentissement de la vitesse de vieillissement et la prolongation de la vie en bonne santé, sans doute avec des dosages comparables à ceux qui prolongent le plus la vie. Nous pensons que cet optimum doit être sensiblement supérieur à celui correspondant au meilleur régime naturel possible.

Il semble certain qu'on ne pourra jamais devenir immortel seulement en prenant des anti-âges, parce que notre organisme ne les utilise sans doute pas forcément au mieux, et surtout parce qu'il existe plusieurs causes de vieillissement. Nous avons mentionné dans la deuxième partie que si les effets déjà observés d'anti-âges étaient cumulatifs, on pourrait espérer allonger la durée de vie moyenne de 76 à **140 ans**. L'avenir dira, si on fait les recherches nécessaires, si cela sera possible un jour.

MANIPULER NOS GÈNES

On pourra peut-être dans le futur freiner la vitesse de vieillissement en modifiant nos gènes. Mais ce sera très difficile. Les techniques actuelles permettent de faire pénétrer un gène venu de l'extérieur dans une cellule. On utilise pour cela des procédés chimiques ou physiques, et beaucoup plus souvent des rétrovirus [11] ou des adénovirus [12]. Mais, que se soit par une méthode physique ou chimique ou par un rétrovirus, le gène thérapeutique ne pénètre pas dans toutes les cellules. Quand il pénètre, il est placé au hasard dans le génome. Il n'est à un bon endroit que dans une petite proportion de cellules, par exemple une sur mille. Or, ce qui nous intéresse, c'est d'allonger le plus possible notre vie et pour cela de modifier de la même façon, exactement aux mêmes bons endroits, le génome de toutes les cent mille milliards de cellules d'individus adultes, et sans laisser dans leur génome de morceaux d'ADN de virus ou d'un vecteur quelconque. On ne sait pas encore le faire. Espérons qu'on trouvera le plus vite possible comment faire. C'est en effet sans doute seulement ainsi qu'on pourra échapper indéfiniment au vieillissement et à la mort de vieillesse.

QUID DE LA THÉRAPIE GÉNIQUE ?

Pourtant, on a déjà soigné par thérapie génique des individus atteints de maladies génétiques. Mais pour cela, on n'a pas changé le mauvais gène par le bon dans toutes leurs cellules. On a prélevé des cellules du tissu ou de l'organe défaillant, on a fait entrer au hasard le bon gène dans ces cellules, on a sélectionné celles où il était correctement placé et on les a réimplantées dans l'individu. C'est ainsi qu'on a guéri des « enfants bulles » n'ayant pas de système immunitaire. Mais certains ont été par la suite atteints d'une maladie ressemblant à une leucémie [13]. Manipuler des virus et des gènes reste encore très dangereux.

En attendant... On peut chercher à agir juste en aval des gènes en introduisant les bonnes protéines, et en inhibant la fabrication des mauvaises

en réduisant au silence [14] les gènes qui les fabriquent, pour vivre plus longtemps.
Nous avons déjà mentionné des gènes qui réduisent d'autres gènes au silence : les gènes Sir et SIRT.

MODIFIER NOS GÈNES POUR MIEUX RÉSISTER À L'OXYDATION ET À LA GLYCATION

Les augmentations de longévité d'animaux, comme les vers, les levures, les mouches et les souris, obtenues jusqu'à maintenant, ont presque toutes été obtenues par des mutations diminuant le stress oxydant, soit en faisant vivre au ralenti, soit en améliorant les défenses contre les espèces oxydantes. Les augmentations de longévité ainsi obtenues sont beaucoup plus considérables que celles obtenues avec des supplémentations en antioxydants, bien que ces deux méthodes agissent contre la même cause de vieillissement. Ceci suggère qu'une bonne capacité à utiliser des antioxydants est encore plus importante que leur apport externe.

On pourrait par exemple se modifier génétiquement pour avoir les meilleurs allèles de nos sirtuines ou de nos gènes PON1 et HRAS1 dont nous avons parlé dans la troisième partie.

Nous avons vu que les oiseaux sont particulièrement bien protégés contre le vieillissement, et que la grande concentration de coenzyme Q10 de leurs mitochondries semble en être une des causes, une autre étant le faible degré d'insaturation de leurs lipides membranaires. On peut dans un premier temps essayer d'augmenter aussi notre concentration de coenzyme Q10 dans nos mitochondries en prenant des suppléments. Dans un deuxième temps, il serait utile de savoir par quel mécanisme les oiseaux retiennent beaucoup de coenzyme Q10 dans leurs mitochondries. On pourrait éventuellement se servir de ces connaissances pour faire des médicaments modifiant notre métabolisme de façon à ce que nous retenions autant de coenzyme Q10 que les oiseaux. Dans un troisième temps, nous pourrions nous modifier génétiquement pour retenir naturellement autant de coenzyme Q10 qu'eux dans nos mitochondries. Nous avons déjà mentionné que si nous avions les mêmes défenses qu'eux contre le vieillissement, nous pourrions espérer **vivre 200 ans**, compte tenu de ce que leur taux de vie est 2,5 fois plus grand que le nôtre.

Des modifications génétiques nous permettant de mieux résister à la glycation seraient aussi à étudier. Il serait bon de comparer l'efficacité de la protection globale contre la glycation, que ce soit par la carnosine ou par d'autres moyens, chez les différentes espèces, pour savoir quelle est la meilleure façon de se protéger.

FORCER TOUTES NOS CELLULES À FAIRE DE LA TÉLOMÉRASE

Le raccourcissement des télomères à chaque division cellulaire est une des causes premières de vieillissement, avec entre autres l'oxydation et la glycation. C'est une cause première, car il n'est dû ni à l'oxydation, ni à la glycation. Nous avons vu que la télomérase permet de rajouter des télomères, et ainsi de leur redonner leur longueur initiale : de « remonter l'horloge » des télomères. Il serait donc nécessaire de nous modifier génétiquement pour que toutes nos cellules expriment la télomérase, ou au moins de les y forcer avec des médicaments adéquats, pour que nous puissions devenir immortels. Ceci étant ce n'est pas une condition suffisante, puisque dans les cultures de cellules, il reste des télomères lorsque la limite de Hayflick est atteinte : les cellules meurent avant d'autre chose. Il faudrait comprendre pourquoi, malgré tout, l'expression de la télomérase a pu paradoxalement augmenter considérablement le nombre de doublements, dans les expériences de Morales que nous avons mentionnées.

Il est à noter que toutes nos cellules portent le gène pour faire de la télomérase. Il n'est donc pas nécessaire d'en ajouter un, mais de forcer ce gène à continuer à s'exprimer ou de faire en sorte qu'il ne soit pas réduit au silence.

MODIFIER NOS GÈNES POUR STABILISER LES ÉQUILIBRES

Actuellement, on ne sait pas encore bien pourquoi nos productions d'hormones, les degrés de calcification de nos os et de nos artères varient avec l'âge. Nous avons mentionné que ces variations, tout en contribuant au vieillissement, doivent aussi en être une conséquence. En tout cas, elles semblent bien ne pas être des causes premières de vieillissement. Il ne semble donc pas qu'on puisse se modifier génétiquement directement pour les stabiliser. On doit pouvoir les stabiliser en se modifiant génétiquement pour supprimer ces causes premières.

Si on arrivait à les supprimer, logiquement nos concentrations d'hormones et de calcium ne devraient plus varier avec l'âge.

METTRE DES FREINS À NOS VÉHICULES

On pourrait appeler la dérive des équilibres des adultes avec l'âge, la « théorie des véhicules sans frein».

Une programmation de changements dépendants du temps permet à l'embryon, puis à l'enfant de se transformer jusqu'à l'âge adulte, où les capacités de l'individu sont devenues optimales. Le mieux serait alors pour l'individu qu'il n'y ait plus de changements. Il est souhaitable que le programme s'arrête. Or, ce n'est pas le cas chez les espèces à vieillissement progressif. Nous avons vu dans la troisième partie que les méthylations et déméthylations continuent inutilement, et que la lecture des gènes continue à dériver de façon inopportune, pouvant mener à l'apparition de maladies graves, comme la chorée d'Huntington ou la sclérose latérale amyotrophique. Nous avions dit que tout se passe comme si la nature avait négligé de terminer son programme. Le programme n'est correctement écrit que jusqu'à l'arrivée à l'âge adulte. C'est suffisant pour pouvoir se reproduire. La sélection naturelle n'a donc pas sélectionné des programmes arrêtant les changements une fois cet âge atteint. Les changements continuent donc à vau-l'eau. Thierry Souccar écrit que, programmé pour se reproduire, l'homme n'est que le véhicule de l'immortalité de l'ADN. Nous redisons que nous sommes comme des véhicules sans freins, et que, une fois arrivés à destination (à l'âge adulte), nous continuons à avancer sans contrôle, jusqu'à ce que nous allions nous abîmer dans le décor au premier virage. Il s'agit certainement d'une cause très importante de vieillissement.

Alors, que faire pour trouver des freins, pour agir contre cette cause première de vieillissement ? Les espèces à vieillissement imperceptible semblent avoir un programme correctement écrit jusqu'au bout, sauf qu'il ne met pas complètement un terme aux changements, puisque ces espèces continuent à grandir à l'état adulte. Il faudrait voir si chez ces espèces, la dérive de la méthylation et de la lecture des gènes cesse à l'âge adulte. Leur fin de programme pourrait être un bon modèle pour savoir comment nous modifier pour ne plus vieillir par une dérive incontrôlée. Nous avions dit que cela nous permettrait peut-être de vivre 10, 100, 1000 fois plus longtemps. Mais modifier notre génome en utilisant le modèle risque d'être très difficile. Il faudrait un arrêt complet. Il serait gênant de mesurer 4 m de haut et de peser 200 kg à l'âge de 200 ans.

Dans la partie précédente, on avait remarqué que la dérive de la lecture des gènes étant influencée par des facteurs extérieurs comme le stress, on devait pouvoir agir dessus par de tels facteurs. Cela est envisageable lorsqu'un seul gène cause une maladie apparaissant avec l'âge. Cela ne l'est guère si la dérive liée à l'âge concerne des milliers de gènes.

Si on pouvait rétablir la longueur des télomères, le degré de méthylation et la façon de lire des gènes que l'on a à 25 ans, on pourrait peut-être ainsi **rajeunir**, au moins partiellement.

Les cellules humaines immortalisées pourraient être un meilleur modèle (lire ci-dessous).

PERCER COMPLÈTEMENT LE SECRET DES CELLULES CANCÉREUSES

Nous avons vu que l'expérience montre que les mutations qui rendent les cellules immortelles ne les rendent pas forcément cancéreuses. Mais l'immortalité se trouve sur la voie de la cancérisation. Il s'agirait donc de savoir s'arrêter à l'immortalité, sans aller plus loin. Il faudrait donc faire subir à toutes nos cellules les mutations génétiques pouvant les rendre immortelles tout en ne se divisant que quand elles en reçoivent l'ordre. Evidemment, le risque de mourir d'un cancer tout de suite généralisé en serait considérablement accru, sauf si on connaissait parfaitement la façon d'éviter les mutations spontanées transformant les cellules immortelles en cellules cancéreuses.

Il faudrait connaître parfaitement pourquoi les cellules peuvent devenir immortelles, et comprendre parfaitement ce fonctionnement merveilleux qui élimine complètement l'usure et les injures du temps. Il faudrait savoir comment font les cellules cancéreuses pour être complètement résistantes à l'oxydation. Les cellules cancéreuses ne se suicident pas même si elles n'arrivent pas bien à réparer leur ADN. On pourrait envisager de modifier génétiquement nos cellules pour qu'elles ne se suicident pas non plus dans ce cas.

Les quatre caractéristiques des cellules cancéreuses : télomérase, utilisation de la glycolyse, résistance à l'oxydation, absence de suicide, permettent de comprendre pourquoi elles vieillissent moins vite que les autres. Elles n'expliquent pas pourquoi elles ne vieillissent pas du tout. Par exemple, la glycolyse ne doit pas éliminer complètement l'action néfaste des radicaux libres oxydants. Il faudrait comprendre parfaitement pourquoi, et résoudre complètement cette énigme. On connaît déjà des voies qui mènent les cellules à la sénescence. On observe l'inactivation de certaines de ces voies lors de transformations cancéreuses [15]. Il faudrait modifier les cellules de façon à ce que toutes ces voies possibles soient supprimées.

Lorsque des cellules sont immortalisées et ne vieillissent pas, elles ne doivent pas changer au cours du temps. En particulier, les fréquences relatives des différentes façons de lire leurs gènes ne doivent pas changer avec le temps. Il faudrait savoir pourquoi cette lecture dérive chez les cellules mortelles, et ne dérive pas chez les cellules immortelles. Il faudrait aussi savoir à quel âge chez les cellules mortelles les gènes sont lus de la même façon que chez les cellules immortelles. Les cellules humaines immortalisées seraient un bien meilleur modèle que les espèces à vieillissement négligeable pour savoir arrêter la dérive de cette lecture, parce qu'elles sont humaines et que leur génome ne diffère de celui des cellules humaines normales que par un petit nombre de mutations. De ces mutations, il ne faudrait garder que celles qui rendent immortel.

Non seulement les cellules cancéreuses peuvent être immortelles, mais elles peuvent être capables de rajeunissement. Une tumeur peut être capable de fabriquer des vaisseaux sanguins tout neufs, même chez une personne âgée. Il faudrait savoir comment elles font, et s'en servir à des fins utiles.

REMETTRE DE TEMPS EN TEMPS TOUTES NOS HORLOGES DU VIEILLISSEMENT À ZÉRO

Il est merveilleux que deux êtres soient capables par reproduction sexuée de créer un nouvel être vivant tout neuf, dont les horloges du vieillissement ont été remises à zéro. Mais notre esprit ne va pas dans ce nouvel être. Comment mettre à profit ces possibilités pour pouvoir permettre à notre esprit de rester conscient dans ce monde que nous connaissons, en continuant indéfiniment à pouvoir appréhender le monde dans un corps toujours jeune ?

Il faudrait savoir si les horloges de l'oxydation, de la glycation, de la méthylation et de la dérive de la lecture des gènes restent à zéro dans les cellules sexuelles ou si elles sont remises à zéro lors de la formation de l'œuf.

L'horloge des erreurs génétiques est remontée par l'ovule et le spermatozoïde, car l'ovule corrige au moins en partie les erreurs du spermatozoïde, et réciproquement, erreurs qui ne sont pas placées aux mêmes endroits sur ces deux cellules. Cette correction réciproque n'est pas faite à la conception, car les chromosomes issus du spermatozoïde ne font que se placer à côté de leurs homologues issus de l'ovule. Elle n'est pas non plus faite lors du développement de l'individu. Elle ne se fait que pour la génération suivante. Ce sont alors les chromosomes des futurs grands-parents qui vont se corriger l'un l'autre. Ce processus de réparation de l'ADN s'appelle la recombinaison homologue [16].

Comment pourrait-on utiliser la recombinaison homologue pour corriger nos erreurs génétiques ? On sait séquencer le génome humain. Il faudrait séquencer le génome de plusieurs cellules différentes et comparer ces séquences. On pourrait ainsi distinguer les erreurs comme étant les différences entre génomes réparties au hasard : on distinguerait le « bruit » du génome correct. Puis, on synthétiserait un ADN correct. On l'attacherait ensuite à un virus, qui le ferait pénétrer dans les cellules. Puis, le double brin d'ADN correct se séparerait en deux, ainsi que celui de la cellule. Un brin de l'ADN correct formerait une double hélice avec un brin de l'ADN de la cellule, et le corrigerait. L'ADN de toutes nos cellules étant ainsi corrigé, nous serions rajeunis. Nous avions imaginé un tel système dans le « Virus de jouvence » [17], mais notre description était moins explicite. Nous avions appelé les virus chargés de corriger nos cellules des **virus de jouvence**.

Evidemment, mettre au point un tel système de corrections serait extrêmement difficile. Heureusement, nous savons maintenant que l'on semble pouvoir déjà freiner un peu le vieillissement, et que l'on pourra sans doute bientôt le freiner beaucoup voire même rajeunir, par des méthodes moins compliquées.

UTILISER AUSSI LES SECRETS DE LA REPRODUCTION ASEXUÉE

La brebis Dolly avait des télomères trop courts. La reproduction asexuée semble bien toutefois entraîner un rajeunissement important. Il faudrait savoir ce qui se passe pour les horloges de l'oxydation, de la glycation, des télomères, des méthylations, de la lecture des gènes, dans le cas d'une reproduction asexuée artificielle : quand on remplace le noyau d'un œuf par celui d'une cellule somatique pour faire une grenouille ou une brebis clonée, quand on obtient une nouvelle plante à partir d'une bouture ou dans celui d'une reproduction asexuée naturelle. Dans ce type de reproduction, les cellules ne se corrigent pas mutuellement leurs erreurs génétiques. Mais au moins la cacophonie en résultant est supprimée dans le cas où cette reproduction passe par une seule cellule.

Il serait très intéressant de pouvoir mettre à profit les connaissances sur le rajeunissement au moins partiel dû à la reproduction asexuée pour pouvoir rajeunir au moins quelque peu. On pourrait peut-être trouver ainsi des méthodes de rajeunissement plus douces qu'en s'inspirant de la reproduction sexuée.

SE FAIRE CRYOPRÉSERVER EN ATTENDANT L'IMMORTALITÉ

Si nous avons de grandes chances de vivre beaucoup plus longtemps que nos parents, nous avons nous-mêmes hélas très peu de chances de pouvoir vivre jusqu'à la découverte de la jeunesse éternelle. Alors, que faire ? Pourrions-nous attendre en étant à très basse température ? A des températures suffisamment basses, les réactions biochimiques sont arrêtées. Tout se passe comme si le temps était arrêté.

Les sociétés cryonics américaines cryopréservent des gens qu'ils refroidissent jusqu'à la température de l'azote liquide juste après leur mort, en vue d'une résurrection éventuelle. L'idée est en soi intéressante, et je souhaite qu'un jour on sache ressusciter quelqu'un après conservation à très basse température. Mais que penser des techniques que les cryonics utilisent actuellement ?

Il faut distinguer la cryobiologie et les cryobiologistes d'une part et les sociétés cryonics d'autre part car ce sont deux choses très différentes. Les cryobiologistes sont des scientifiques, qui font des recherches sérieuses pour savoir comment cryopréserver (conserver à très basse température) sans dégâts des systèmes vivants variés, et ils trouvent comment faire. Les sociétés cryonics congèlent des gens après leur mort par des techniques qui, disons le tout de suite, ne sont pas encore au point. Dans les statuts de la Société Internationale de Cryobiologie, il est dit que ce que font les cryonics, ce n'est pas de la science, mais un acte de foi. Les cryobiologistes ne veulent surtout pas être confondus avec les cryonics.

QU'EST-CE QUE LA CRYOBIOLOGIE ?

Le préfixe « cryo » vient du grec « kruos » qui veut dire froid. La cryobiologie est l'étude des systèmes vivants à très basse température et ses applications. Lorsqu'on conserve un système vivant à très basse température, c'est généralement dans l'azote liquide. Celui-ci bout à -196 °C. Quand on utilise de l'azote liquide en cryobiologie, il est toujours à sa température d'ébullition, à -196 °C. Quand un système vivant est conservé à très basse température, les cryobiologistes parlent généralement de cryopréservation plutôt que de congélation. En effet, on sait dans certains cas cryopréserver sans aucune formation de glace, même à très basse température. Dans ce cas, le système n'est pas congelé. Le terme de congélation ne peut être utilisé que lorsque de la glace est présente. Tout l'enjeu de la cryobiologie est de parvenir à éviter les dégâts lors du refroidissement et du réchauffement des systèmes vivants. La température de l'azote liquide est trop basse pour provoquer des dégâts.

QUELS SYSTÈMES VIVANTS SAIT-ON CRYOPRÉSERVER SANS DÉGÂTS ACTUELLEMENT ?

On dit qu'il n'y a pas eu de dégâts quand le système revit sans séquelles quand on le ramène à la température ambiante après cryopréservation. Il doit avoir conservé toutes ses fonctions. Un système qui ne les a pas toutes conservées est l'analogue d'une personne qui a survécu à un accident, mais avec une jambe de moins.

On dit d'un système en cryopréservation capable de revivre après réchauffement qu'il est en **animation suspendue**, un troisième état qui n'est ni la vie, ni la mort. C'est comme une horloge momentanément arrêtée mais qui peut repartir, alors que la mort serait l'analogue d'une horloge cassée et irréparable.

On sait actuellement cryopréserver sans dégâts un très grand nombre de systèmes vivants. Mais ce sont encore des systèmes relativement simples, comme par exemple :

- des cellules isolées en suspension,
- des spermatozoïdes et des embryons humains,
- des tissus vivants comme la peau, des veines, des nerfs,

- des cœurs de grenouilles, des cœurs d'embryons de poulets
- des reins de lapins.

Le premier organe de mammifère à avoir été cryopréservé avec succès est le rein de lapin. En 2005, on a réussi à cryopréserver à -130 °C un rein de lapin avec suffisamment peu de dégâts pour qu'il supporte la vie. Après réchauffement, le rein a été transplanté sur le lapin sur lequel il avait été prélevé (autotransplantation), l'autre rein ayant été enlevé. Le lapin ne pouvait utiliser que le rein qui avait été refroidi. Les lapins ont survécu et urinaient normalement. Les auteurs de cette très grande découverte sont Gregory Fahy et Brian Wowk du laboratoire de la 21st Century Medicine (Californie) [18]. C'est une avancée majeure. A cette température (- 130 °C), un organe peut être conservé pendant des années avant transplantation !

Un refroidissement de 0,15 °C/ minute et un réchauffement de 0,4 °C/minute sont suffisants pour éviter toute formation de glace dans les solutions qu'ils ont utilisées. On peut aisément refroidir et réchauffer n'importe quel organe humain à ces vitesses. Ils ont dû résoudre le problème des dégâts dus au froid seul. Ce problème ne doit pas dépendre de la taille de l'organe. Donc si on cherche, on devrait bientôt savoir cryopréserver n'importe quel organe humain sans dégâts. Mieux, on devrait pouvoir refroidir un corps humain à des vitesses supérieures à 0,2 °C/minute. Cela devrait être suffisant pour éviter toute formation de glace !

On ne sait cependant pas encore cryopréserver sans dégâts à une aussi basse température les autres organes de l'homme et des mammifères. Le mieux qu'on a su faire par ailleurs est la préservation sans dégâts de cœurs de rats à -10 °C et de foies de rats à -4 °C. De même on est encore totalement incapable de cryopréserver artificiellement des êtres vivants adultes. Cependant, certains êtres vivants sont capables de se cryopréserver naturellement. C'est le cas par exemple de certains insectes, certains coquillages, de la grenouille des bois, *Rana Sylvatica*, qui peut revivre après avoir été refroidie à -8 °C avec 65 % de l'eau de son corps transformée en glace [19].

OUI OU NON, FAUT-IL SE FAIRE CRYOGÉNISER AUJOURD'HUI ?

Il existe trois sociétés cryonics, toutes les trois situées aux Etats-Unis : la société Alcor, la société cryonix du Michigan et la société Trans Time. Les personnes qu'elles gardent à très basse température sont dites « cryogénisées ». Comment ces sociétés conservent-elles les gens ? Elles imitent les procédures des cryobiologistes, comme par exemple celle de Fahy pour les reins de lapins ou celles qui sont utilisées pour la préservation d'organes. Cela doit diminuer en partie les dégâts. En même temps, cela donne un air de sérieux à leurs pratiques. Dans la majorité des cas, ces sociétés ont congelé des gens tout à fait morts, cerveau inclus, sans aucun espoir de revivre même sans les dégâts dus à la cryogénisation. Leurs tarifs pour une telle prestation sont très élevés puisque se faire congeler chez Alcor coûtait en mars 2005, 150 000 dollars au minimum. Cette somme paye la cryogénisation, puis le maintien dans l'azote liquide sans limitation de durée.

Se faire cryogéniser aujourd'hui est un pari. Mais il diffère beaucoup de celui des anti-âges. Prendre des anti-âges ne coûte pas cher. La probabilité de gagner est très élevée, celle de perdre presque nulle si on prend des doses modérées. Avec la cryogénisation, la probabilité de gagner est, sinon nulle, tout au plus infime. Mon avis est que ce pari un peu fou ne peut valoir la peine d'être fait que si on est suffisamment riche pour que cela ne prive de rien. Et si on y croit et si on veut s'aventurer à faire ce pari, il vaut mieux exiger d'être cryopréservé selon des méthodes proches de celle utilisée par Fahy pour les reins de lapins.

Quand la presse critique les sociétés cryonics, des arguments scientifiques et « moraux » sont évoqués pêle-mêle. Or, on peut très bien être contre ce que font les cryonics actuellement parce que cela ne marche pas, et en même temps souhaiter qu'on sache cryopréserver les gens sans dégâts. C'est mon cas. Je souhaite que la cryogénisation des humains sans dégâts soit bientôt au point, parce que je souhaite l'immortalité et que je considère que se faire cryogéniser pourrait être un moyen d'attendre son avènement [20].

Si la cryopréservation des humains en bonne santé était au point, le mieux serait de se faire cryopréserver de son vivant, mais la question serait de savoir quand.

CINQUIÈME PARTIE

POURQUOI NE VOULOIR JAMAIS MOURIR

Certains cherchent à s'immortaliser
par leur progéniture ou leurs œuvres.
Je préfère m'immortaliser en ne mourant pas.

Woody Allen

IMMORTALISTES CONTRE « MORTALISTES » : Y-A-T-IL UN AU-DELÀ ?

LES PROGRÈS DE LA SCIENCE LAISSENT ENTREVOIR LA POSSIBILITÉ d'allonger la vie, en freinant ou même en inversant le vieillissement, au-delà des limites naturelles, peut-être même un jour indéfiniment. Face à ces possibilités, les gens ont des attitudes différentes. Parmi ceux qui ont des opinions bien définies, on rencontre deux sortes d'attitudes. Certains souhaitent prolonger leur vie le plus longtemps possible et souhaitent que l'on fasse un maximum de recherches pour prolonger la vie. Ce sont les immortalistes. D'autres ne veulent pas changer l'ordre naturel et acceptent l'idée de mourir, pourvu que ce ne soit pas prématurément. En particulier, ils acceptent facilement l'idée de mourir une fois leurs enfants élevés. Ce sont les « mortalistes ».

Les sociétés cryonics, qui congèlent des gens juste après leur mort en vue d'une résurrection éventuelle (technique qui n'est pas encore au point) ont une définition un peu différente d'un immortaliste. Outre celle donnée ci-dessus, ces sociétés considèrent qu'un immortaliste pense qu'allonger la vie indéfiniment sera sans doute accessible grâce à la congélation et aux progrès de la biologie pour les gens vivant actuellement. Ce sont elles d'ailleurs qui ont inventé le terme d'immortaliste. Mais il est évident qu'on peut très bien être immortaliste sans être pour les procédés de ces sociétés. Le mot « mortaliste » n'existe pas encore en français. Mais son équivalent « deathist », aussi inventé par les cryonics, existe déjà en anglais.

J'ai toujours été naturellement immortaliste, dès le moment où, enfant, j'ai appris que tout le monde mourrait. Cela m'a toujours paru évident que ce serait mieux de ne jamais mourir. J'ai toujours été extrêmement surpris que tout le monde ne pense pas comme moi, que tant de gens acceptent si facilement la mort. Si on me demande pourquoi j'aimerais vivre indéfiniment, je réponds tout simplement « pour continuer à penser, à voir, à entendre, pour continuer à être conscient de ce qui se passe ». Cela me paraît d'une évidence totale. Mais cela ne satisfait pas les « mortalistes ». Aussi, je me propose de contrer les arguments des « mortalistes » : la surpopulation, l'aggravation des problèmes d'environnement, le progrès, l'évolution, l'au-delà, les « on s'ennuierait », « il n'y aurait que des vieux », « place aux jeunes », « ce n'est pas l'individu, mais l'espèce qui compte », etc. Comme la mort existe depuis la nuit des temps et qu'elle a jusqu'ici été inévitable, l'homme a inventé toutes sortes de raisons pour essayer de la justifier pour qu'elle paraisse moins insupportable. Les idées mortalistes sont de ce fait extrêmement ancrées dans les mentalités et les dialogues entre immortalistes et « mortalistes » s'apparentent souvent à des dialogues de sourds, particulièrement en France. Aux États-Unis en revanche, on est beaucoup plus ouvert aux idées nouvelles, y compris à la remise en cause de notre destin biologique. Je voudrais quand même essayer de changer les opinions des « mortalistes », de les convaincre que ce serait infiniment mieux de vivre indéfiniment malgré les problèmes pratiques que cela pourrait poser, essayer d'en faire des immortalistes. Si tout le monde souhaitait prolonger sa vie indéfiniment, plus de recherches seraient faites dans ce sens et plus nous aurions de chances d'en profiter.

« IL N'Y A QU'À CROIRE EN L'AU-DELÀ ! »

J'ai plusieurs fois entendu cet argument, exactement sous cette forme. Mais croire en l'au-delà ne le crée pas ! L'existence ou non d'un au-delà est bien évidemment totalement indépendante du fait que nous y croyons ou non. Se persuader d'y croire ne peut être qu'une drogue psychique pour être moins malheureux à l'idée de mourir, pour mieux accepter la mort. La vraie question est de savoir si l'au-delà existe réellement. Malheureusement, il n'y a aucun moyen de le savoir. C'est en tout cas ce que je pense. J'avoue mon ignorance : je suis agnostique. Les connaissances actuelles ne permettent absolument pas de savoir ni s'il y a un au-delà, ni *a fortiori* de savoir ce qu'il peut être, s'il y en a un.

Certaines personnes en état de mort apparente ont eu l'impression d'avoir vu l'au-delà. Il peut être très intéressant en soi d'étudier, d'essayer de comprendre la signification de ce qu'elles ont ressenti. Mais elles n'étaient pas vraiment mortes, puisque leur organisme était encore en état de fonctionner. Le doute est beaucoup trop grand sur la nature de ce qu'elles ont ressenti, qui peut

peut-être s'apparenter au rêve, pour en conclure à l'existence d'un au-delà et encore moins pour justifier la mort.

Je pense aussi qu'on ne peut pas savoir si Dieu existe ou non, ni plus généralement s'il existe ou non des esprits surnaturels qui pourraient avoir une influence sur nos esprits dans un éventuel au-delà. En cela aussi je suis agnostique. En tout cas, on peut interpréter le comportement des humains sans faire appel à une quelconque influence surnaturelle mais uniquement à partir de ce qui se passe dans le cerveau et qui est déterminé par les lois de la physique.

On admet souvent que s'il y a un au-delà, on y sera jugé et que selon ce qu'on a fait sur Terre, l'au-delà sera plus ou moins plaisant. Cela aussi n'est qu'une supposition. Je pense aussi qu'on ne peut absolument pas savoir s'il y a un jugement ou non, ou, d'une manière plus générale, si la nature de ce qui nous arrive dans un éventuel au-delà dépend ou non de ce qu'on a fait ici-bas. Je suis encore agnostique sur ce point.

Puisqu'on ne sait rien, tout ce qu'on peut imaginer, plaisant ou non, est possible après la mort, ainsi que des choses qu'on ne peut pas imaginer.

L'éventualité à mon avis la plus terrible est que nous ne soyons plus jamais conscients après la mort, que ce soit un néant qui ne finisse jamais. Il est sûr que l'état de néant existe, puisqu'il existe même quand nous vivons : nous passons périodiquement par cet état chaque nuit, quand nous dormons sans rêver. Nous tombons subitement dans un néant total quand nous sommes endormis pour une opération. Les « mortalistes » disent que cela ne fait rien si c'est le néant après la mort puisque nous ne le saurons pas. Mais quel dommage, si nous oublions à tout jamais tout ce que nous avons vu, fait, appris pendant la vie, si après c'est comme si nous n'avions jamais vécu, si pour nous c'est comme si l'univers entier n'avait jamais existé et n'existera jamais ! Si la vie mène au néant, elle n'a absolument pas de sens, c'est complètement absurde ! Les « mortalistes » diront : « oui, mais il y aura encore les autres. Ils continueront à penser. Ce qu'on a fait leur servira ». D'abord, ayons l'honnêteté de reconnaître qu'on n'est en moyenne surtout utile qu'à soi-même, car ce qu'on coûte à la société est comparable à ce qu'on lui apporte. Quand à la survie des autres, c'est une bien maigre consolation, s'ils sont eux-mêmes aussi condamnés à disparaître dans le néant. Et quand on est dans le néant, pour soi-même, c'est comme si les autres n'existaient pas non plus et n'avaient jamais existé. On ne fait plus partie de l'humanité.

Il me semble qu'« exister » est une notion relative. On dit que s'il n'est jamais possible de le savoir, cela n'a pas de sens de parler de ce qu'il a pu y avoir avant le « Big Bang », l'explosion initiale d'où, selon les théories modernes, est né l'Univers. De même, pour un mort qui n'en est pas conscient, l'existence de l'univers n'a pas de sens.

Il se peut aussi que tout de suite après la mort, ou après une période de néant plus ou moins longue, notre « moi », ce que l'on appelle notre esprit, soit à nouveau conscient. On ne peut pas écarter cette possibilité. En effet, puisque notre esprit a été porté une fois à la conscience par des causes qui lui sont extérieures, il n'y a pas de raisons pour qu'il ne soit pas possible que le même esprit soit à nouveau porté à la conscience par des causes de même nature ou de nature différente. Puisque rien de ce qu'on peut imaginer ne peut être exclu, la métempsycose sur Terre en une forme de vie que nous connaissons, humaine mais aussi animale si les animaux pensent réellement, ainsi qu'un au-delà ailleurs dans l'univers ou en dehors de l'univers, existent peut-être. La durée finie de la période de néant peut éventuellement avoir un sens si la nouvelle conscience a lieu sur Terre ou dans notre univers, elle peut ne pas en avoir dans le cas d'un au-delà autre, ailleurs. C'est évidemment beaucoup moins terrible si la période de néant a une fin, même si elle dure très longtemps. Mais dans ce cas, qu'est-ce qui peut nous attendre ?

L'hypothèse la plus plaisante est que nous soyons tous accueillis au paradis par Dieu, éventuellement après quelques temps de purgatoire. Mais il n'est pas non plus exclu que l'au-delà soit l'enfer. Il se peut que Dieu ne soit ni infiniment puissant ni infiniment bon ni infiniment juste, ou par exemple que nos esprits soient ballottés à tout jamais entre les influences d'un esprit du bien et d'un esprit du mal, voués alternativement au bonheur et au malheur sans qu'il n'y ait jamais la moindre justice. Ces esprits ont été imaginés dans les religions sous les noms de Dieu et le diable ou de Dieu du bien et de Dieu du mal. Les notions de paradis, de purgatoire et d'enfer traduisent l'incertitude qu'a toujours eue l'homme sur le côté plaisant ou déplaisant d'un éventuel au-delà.

On peut imaginer que Dieu est l'esprit de l'univers, son corps étant formé des étoiles et des autres corps célestes, regroupés en galaxies. Il peut ne porter aucun jugement soit parce qu'il ne veut pas, soit parce qu'il ne peut pas. Ou bien, comme selon les théories modernes de la religion, ce que l'homme a fait sur Terre entraîne son malheur ou son salut dans l'au-delà sans que Dieu n'intervienne. Le résultat pour l'individu revient quelque peu au même. L'au-delà peut aussi exister sans Dieu ni diable.

On s'imagine arriver dans l'au-delà avec toutes ses facultés. Mais un jugement n'a de sens que si on a gardé la mémoire. Même si on est à nouveau conscient, rien n'est moins sûr.

Notre esprit a la chance extraordinaire d'avoir à sa disposition une machine merveilleuse d'une extrême complexité, le corps, qu'il n'a pas eu besoin de construire. Il est merveilleux de pouvoir ressortir à tout moment des souvenirs et des connaissances de l'inconscient. C'est ce qu'on appelle la mémoire. La mémoire n'est pas l'intelligence, mais c'est un outil indispensable à son fonctionnement.

On a souvent imaginé un au-delà où nous serions de purs esprits. De là notre univers serait ou ne serait pas « visible ». Dans ce monde, les esprits pourraient ou non se « voir » et communiquer entre eux, « voir » ou ne pas « voir » Dieu. Si l'on ne peut « voir » et communiquer avec personne, ça risque d'être l'enfer. Le bonheur ou le malheur dans un tel monde pourrait ne pas être en relation avec un quelconque jugement de ce que nous avons fait sur Terre, ni de façon plus générale avec ce que nous y avons fait, mais dépendre des lois d'une sorte de « physique » du monde des esprits.

Mais comment un esprit pourrait-il bien penser, se souvenir, raisonner sans corps, alors que lorsque nous sommes vivants notre pensée et notre mémoire ne peuvent fonctionner que grâce à notre cerveau ? On ne peut toutefois pas démontrer que dans un autre monde avec d'autres lois ce ne soit pas possible et on ne peut pas totalement exclure cette possibilité mais si ça peut marcher, c'est un mystère complet. Il y a aussi des gens qui pensent que la notion de temps qui s'écoule n'y aurait pas de sens. On peut aussi se demander comment un pur esprit qu'on appelle Dieu pourrait être très ou même tout-puissant et comment il pourrait penser. On peut d'ailleurs noter que dans les religions polythéistes et monothéistes, les esprits humains dans un tel au-delà sont supposés être en présence non pas d'un ou de deux (Dieu et le démon) purs esprits, mais de nombreux autres esprits (dans la religion chrétienne : Dieu, les anges et les démons).

Mais il se peut aussi très bien que la conscience soit totalement impossible sans cette machine que nous appelons un corps. Les religions ont dû y penser qui ont imaginé la résurrection des corps, puis la vie éternelle. Un nouvel état de conscience ne peut cependant pas être exclu même dans ce cas si notre esprit a la chance de disposer à nouveau, après un temps plus ou moins long de néant, d'une nouvelle machine. Cette possibilité est ce qu'on a appelé la métempsycose. Cette nouvelle machine pourrait être un corps humain, ou aussi une machine d'un type différent, comme les corps des animaux. Malheureusement ces machines sont beaucoup moins perfectionnées. Nous avons mentionné plus haut que nous n'aurions plus forcément toutes nos facultés mentales dans l'au-delà. Ce sera le cas non seulement si nous sommes réincarnés dans un humain débile, mais aussi si c'est dans un animal stupide. Et il y a beaucoup plus d'animaux que d'humains, particulièrement si on compte ceux de petite taille.

Contrairement à ce qui a été dit dans des religions orientales, il n'y a aucune raison de supposer que la qualité de la machine dont nous disposerions serait d'autant meilleure que nous avons été meilleurs dans la vie précédente. Cela pourrait dépendre là aussi de lois d'une sorte de « physique des esprits » totalement étrangère à la justice. On peut affirmer avec une quasi certitude que s'il y a métempsycose, il n'y a pas de mémoire des vies antérieures, même si on a la chance d'être à nouveau réincarné en un humain. Car autrement de nombreuses personnes se rappelleraient de leurs vies antérieures, ce qui n'est pas le cas.

Le cerveau sert à l'esprit, mais par sa construction et ses expériences il lui imprime ses caractéristiques, le tempérament, le caractère : tout état d'esprit est reflété par un état de la matière. Aussi, il semble logique de penser qu'un esprit non incarné n'a aucune caractéristique : lors d'une nouvelle réincarnation, le tempérament et le caractère seraient totalement indépendants de ceux de l'incarnation précédente ou de l'expérience d'un passage éventuel dans un hypothétique monde des esprits, dont le souvenir serait effacé. L'esprit n'est pas sexué et pourrait tout aussi bien être réincarné dans un être du sexe opposé. Mais si les esprits non incarnés n'ont aucune caractéristique, ils sont aussi indiscernables, comme les électrons. Même si on imagine qu'un jour on puisse les atteindre, on ne pourrait pas les distinguer et on ne pourrait jamais retrouver parmi eux celui d'un être cher. On ne pourrait alors jamais savoir si la réincarnation existe.

Outre la terrifiante possibilité que la mort soit le néant à tout jamais, les autres possibilités que l'on peut imaginer n'ont rien de rassurant. La mort apparaît dans la plupart des cas imaginables comme une perte de contrôle totale de soi-même, un retour à une totale dépendance de forces qui nous dépassent. La seule exception importante correspond au cas où nous serions accueillis par Dieu l'esprit de la nature et de l'Univers et où nous comprendrions tout avec lui et en lui. Mais ce n'est malheureusement qu'une hypothèse.

Dans le doute le plus total, mieux vaut chercher à rester en vie le plus longtemps possible, dans cette vie bien réelle. Profitons au maximum et le plus longtemps possible de la chance extraordinaire de posséder ce corps merveilleusement construit sans que nous ayons eu à intervenir. On aura l'éternité devant nous pour voir ce qu'il y a de l'autre côté, si seulement il y a quelque chose à voir.

LES RELIGIONS

Le thème central des religions est la croyance en un au-delà. Un non-croyant ne peut pas croire que cette croyance puisse être venue d'une révélation surnaturelle. C'est donc l'homme qui a imaginé l'existence d'un au-delà, par peur du néant.

La croyance en un au-delà peut être utile dans la mesure où la mort est inéluctable, en rendant les gens plus heureux et en les rendant moins désespérés, en donnant l'impression que la vie a un sens.

La peur d'un jugement dans l'au-delà a pu contribuer à rendre les gens meilleurs. Mais cette croyance a très souvent été exploitée pour maintenir l'ordre établi même s'il est fondé sur de graves injustices. On a dit aux pauvres que cela ne faisait rien d'être pauvres puisque ainsi ils auraient plus de chances d'aller au paradis. C'est ce qui a amené Karl Marx à dire que la religion est l'opium du peuple.

La croyance en l'au-delà est dangereuse dans la mesure où elle a de tout temps été exploitée pour justifier la mort, non seulement à la fin « normale » de sa vie, mais aussi la mort prématurée. Elle a été abondamment exploitée pour plus facilement envoyer les soldats se faire tuer au combat. Cette croyance a notamment beaucoup servi dans les guerres soi-disant « saintes ».

Les morales enseignées par les religions peuvent être tout à fait respectables, par exemple celle enseignée par Jésus, un non-violent prêchant l'amour du prochain (au nom duquel hélas au cours des siècles beaucoup de gens ont été tués par d'autres qui n'ont rien compris à son enseignement). Mais les religions ne sont peut-être que de grandes superstitions très organisées dont le but principal est de justifier la mort. Ce sont des drogues psychiques ayant ce but. On accepte d'autant plus volontiers le manque total de rigueur de leurs justifications de l'au-delà qu'elles contribuent à la bonne marche de la société. La religion est un double opium utilisé à la fois pour faire accepter les inégalités sociales et pour justifier la mort.

Autrefois l'incertitude sur l'au-delà se traduisait dans les religions par la croyance en un paradis et en un enfer : on craignait que l'au-delà ne soit pas agréable. Maintenant, le plus souvent les gens ne croient plus qu'au paradis, éventuellement à un purgatoire provisoire avant l'entrée au paradis, considérant qu'un Dieu infiniment bon ne peut pas infliger à des gens une souffrance sans fin. Cette croyance permet de diminuer la douleur de ceux qui ont perdu un proche. Que de fois entend-on dire au sujet de quelqu'un qui vient de mourir : « c'est bien triste pour ceux qui l'aimaient, mais lui maintenant, il est en paix, il est heureux ». Je ne suis pas d'accord avec les gens qui disent que quand quelqu'un meurt, c'est surtout triste pour son entourage. Non, c'est surtout triste pour celui qui meurt. En tout cas, tout le monde reconnaîtra que le changement est infiniment plus important pour lui que pour les autres. Croire qu'après la mort c'est le paradis est très dangereux. On ne peut en effet pas mieux justifier la mort qu'en disant que c'est le paradis !

Non, gardons la raison et n'oublions pas que nous ne savons pas ce qu'il y a après. Dans le doute restons en vie le plus longtemps possible. Pour le cas où il y aurait un jugement, le meilleur pari de Pascal est d'être bon avec les autres. Tout le monde y gagnera.

Autrefois, l'homme était plus raisonnable et avait plus de doutes que maintenant. Ayons les mêmes doutes que Hamlet :

« Être ou ne pas être, c'est toute la question.
Est-il plus noble pour l'esprit d'endurer
Les frondes et les flèches de l'injuste fortune,
Ou de prendre les armes contre les flots adverses
Et de leur faire face pour en finir. Mourir... dormir,
Rien d'autre ; et d'un sommeil se dire qu'on en finit
Du mal de cœur, des mille chocs naturels
Dont hérite la chair : tel est le dénouement
A souhaiter à genoux. Mourir... dormir ;
Dormir... peut-être rêver : oui, voilà où l'on achoppe.
Car dans ce sommeil de mort, quels rêves viennent
quand on s'est échappé du tourbillon de vivre,
Il faut s'y arrêter...voilà la pensée
Où naît la calamité d'une si longue vie.
Qui donc souffrirait le fouet et les injures du temps,
Les méfaits du tyran, l'arrogance de l'orgueilleux,
Les peines de l'amour déprisé, la loi si lente,
L'insolence des gens en place et les brimades
que patiemment le juste doit souffrir des indignes,
Quand à soi-même on peut se donner quitus
Avec une pauvre pointe ? Qui prendrait des fardeaux
Pour grogner et suer sous le poids de la vie
Si la terreur de ce qui suit la mort...
Pays inexploré d'où, s'il passe la borne,
Nul voyageur ne revient...n'embrouillait nos desseins,
Nous faisant préférer nos propres malheurs
A la fuite vers d'autres qui nous sont inconnus ?...

William Shakespeare

Hamlet, 1600 (Traduction de François Maguin, dans Hamlet, Flammarion, 1995).

LA SURPOPULATION : UN RÉEL PROBLÈME

Je crois à la valeur suprême de l'individu,
à son droit à la vie, à la liberté,
à la recherche du bonheur.

John D. Rockefeller Jr [1]

BEAUCOUP DE GENS CRAIGNENT L'AGGRAVATION DES PROBLÈMES de surpopulation que pose l'allongement de la durée de vie. Il y a là un réel problème.

Les sociétés cryonics nient cela carrément. Elles prétendent qu'il reste plein de place sur la Terre [2]. Et s'il vient à en manquer, elles croient que les ressources du système solaire sont suffisantes pour y construire dans l'espace un million de cités célestes habitées chacune par des millions d'habitants [2], où les conditions de vie seraient créées artificiellement, comme dans la station spatiale internationale. Il ne me paraît pas sérieux du tout d'imaginer de loger ainsi des milliers de milliards d'individus. La quantité limitée de combustibles fossiles dont la Terre dispose ne permettra certainement jamais l'immense dépense d'énergie nécessaire à leur construction. Mais les gens des sociétés cryonics sont des marchands. Ils nient donc systématiquement tout ce qui peut poser problème et qui risque de dissuader les gens de se faire congeler.

Dans les livres sur la lutte contre le vieillissement, même lorsque quelques considérations sont faites sur des sociétés où l'on vivrait très longtemps, on ne parle pas de la surpopulation, comme si c'était un sujet tabou ou si on avait peur d'en parler. Pourtant, il est très important de savoir répondre à ceux qui veulent s'opposer à la prolongation de la vie à cause de la surpopulation !

D'une façon plus générale, la surpopulation est presque devenue un sujet tabou en France dans les journaux et à la télévision, ce qui est très regrettable.

NE NIONS PAS CE QUI EST UNE RÉALITÉ

Mon opinion est que la surpopulation est un problème très important et difficile à résoudre. On n'a pas le droit de le nier et de faire la politique de l'autruche.

Il ne faut pas non plus miser d'avance sur des solutions qui n'existent pas encore. On pourra peut-être enfin un jour utiliser la fusion de l'hydrogène mais il serait très imprudent de chercher à résoudre le problème de la surpopulation par une fuite en avant vers l'inconnu. On ne doit compter à chaque instant que sur les techniques déjà utilisables. On ne peut et on ne doit pas nier que la Terre est surpeuplée, avec six milliards d'habitants en 2000 contre moins de deux milliards en 1900 et que la surpopulation est due essentiellement à un allongement de la durée de vie qui n'a pas encore été compensé par une baisse de natalité suffisante dans beaucoup de pays. La surpopulation est la cause principale de la misère particulièrement dans les pays à forte natalité, suivie par l'inégalité de la répartition des richesses, qui pour une part en est une conséquence. On peut discuter à perte de vue avec les natalistes sur la quantité d'étendues non encore exploitées sur la Terre. Mais de toutes façons il faut du temps et beaucoup de technique pour exploiter les étendues restantes, peu attractives et difficilement exploitables. L'augmentation de la population annihile les bienfaits de la science et de la technique. On ne pourrait pas comprendre autrement que la faim existe encore aujourd'hui malgré les immenses progrès de la production, à l'époque de l'homme sur la Lune. On reste toujours au point de départ. Les pays les plus pauvres sont justement ceux où on se multiplie le plus vite, comme en Afrique noire et au Moyen Orient. Si le nombre de gens était le même aujourd'hui qu'en 1900, ils seraient tous très riches dans tous les pays du monde grâce à la science et à la technique.

Pour manger à sa faim, si la densité de population est suffisamment faible, il n'y a même pas besoin de techniques sophistiquées : des méthodes de culture archaïques suffisent.

Les deux grands problèmes de notre époque sont le laisser-faire des naissances dans les pays pauvres et le gaspillage des ressources non renouvelables comme les combustibles fossiles essentiellement dans les pays riches et la pollution qui en résulte. Toute augmentation de population contribue à aggraver les problèmes de gaspillage et de pollution. Heureusement la natalité baisse dans beaucoup de pays.

En tout cas, pour se donner les moyens de vivre plus longtemps il ne faut pas nier les problèmes que cela peut poser, mais au contraire en être bien conscient pour mieux les combattre, contrairement à ce que font les cryonics.

Les « mortalistes » répondront : « Puisque allonger la durée de vie pose tant de problèmes, alors pourquoi vouloir l'allonger ? ». Certes, pour l'humanité dans son ensemble, cela semble plutôt une gêne. Mais ce n'est pas l'humanité dans son ensemble qui pense, qui est un être vivant. L'espèce humaine n'est qu'une juxtaposition d'individus qui pensent, ont des joies, des peines. L'individu est aussi important que l'espèce. On n'a pas le droit de sacrifier l'individu à l'espèce et de justifier la mort par des raisonnements globaux. D'ailleurs, la surpopulation pose problème justement parce qu'en abaissant le niveau de vie elle contribue à ce que nous vieillissions plus vite et que nous mourrions plus tôt. Alors, on ne va pas essayer de remédier à la surpopulation en empêchant les gens de vivre plus longtemps, utilisant de ce fait justement le mal qu'elle cause ! La vie de l'individu est sacrée.

On m'a dit que cela ne valait guère la peine de vivre le plus longtemps possible à cause des problèmes que cela nous poserait. J'ai répondu « Mieux vaut vivre avec des problèmes que d'être mort sans problèmes ». On m'a dit à propos de la recherche de l'immortalité « Mais c'est dangereux ! » (Sous-entendu pour l'espèce à cause des problèmes de surpopulation et des nuisances qui leur seraient associées). J'ai répondu « Qu'est-ce qu'il y a de pire que d'être mort ? ».

ALORS, COMMENT FAIRE POUR RÉDUIRE LES PROBLÈMES DUS À LA SURPOPULATION ?

La seule méthode moralement acceptable est de réduire la natalité. Il faut bien le reconnaître : plus nous vivrons longtemps, moins il faudra faire d'enfants. Et après ! C'est ce qu'on fait déjà dans les pays développés depuis que la longévité moyenne a considérablement augmenté. Personne ne s'en plaint dans sa vie privée, où le plus souvent on a pris, conformément aux conseils de Malthus, la bonne habitude de n'avoir que le nombre d'enfants que l'on est capable d'élever. On a bien accepté de réduire la natalité pour l'adapter à une longévité de 80 au lieu de 40 ans il y a 150 ans [3]. Pourquoi ne le ferions-nous pas pour vivre 160 au lieu de 80 ans ? Pour avoir une population stationnaire, il faudra faire en sorte que le nombre de naissances soit à peu près égal à celui des gens qui meurent. Pour cela, il faudra ajuster la natalité à la mortalité et en aucun cas le contraire, même si la longévité augmente tellement qu'il ne faudra plus avoir qu'un enfant par famille, et même aucun enfant si nous ne vieillissions plus du tout. Hélas, on ne peut pas imaginer éviter que des gens meurent dans des accidents. Aussi, même dans ce cas, il faudrait quelques enfants pour remplacer ces gens-là. La jeunesse éternelle n'est malheureusement pas une garantie certaine d'immortalité.

On répondra « Quel dommage de ne plus faire d'enfants ! N'est-il pas merveilleux de donner la vie ! ». Oui, mais le prix à payer est terrible, à la mesure de cette merveille, si c'est notre propre disparition ! Ce serait merveilleux si les enfants naissaient pour rester en plus et non pas à la place des parents. On dira que c'est égoïste de ne plus faire d'enfants pour vivre toujours. Mais est-il si altruiste de faire des enfants en sachant qu'ils vont mourir, pire, en souhaitant qu'ils meurent un jour ?

Pour les « mortalistes », il ne faut pas priver les générations futures d'être portées à la vie afin de pouvoir toujours rester nous-mêmes en vie car ils pensent que c'est égoïste. « En vérité ce serait triste si les bébés étaient bannis parce que toutes les ressources disponibles seraient utilisées pour maintenir en vie les hommes et les femmes adultes et leurs ancêtres ranimés » disait ainsi la cryobiologiste mortaliste Audrey U. Smith [4] qui faisait un raisonnement global dans lequel l'individu n'a pas de place. Pourtant, on accepte bien de nos jours d'empêcher de très nombreux enfants de naître et de vivre en utilisant la contraception. Il m'a été dit qu'il pouvait être bon de limiter les naissances pour vivre mieux et plus longtemps seulement jusqu'à un certain point. Alors, où serait la limite ? Devrait-elle correspondre à la durée de vie limite qui peut nous être imposée par la nature dans les meilleures conditions de vie, sans freiner artificiellement le vieillissement ? Dans ce cas, pourquoi la durée de vie imposée par la nature serait-elle préférable à une durée plus longue ?

UN SUJET TABOU. QUELLE IMPORTANCE RELATIVE ACCORDER À LA VIE DE PERSONNES NON ENCORE CONÇUES ?

Doit-on considérer que la vie éventuelle d'individus potentiels (enfants non encore conçus) a autant d'importance que celle des individus déjà existants ? Ou que le bonheur et la longévité des gens déjà existants sont plus importants que la vie éventuelle des futurs enfants ? Doit-on considérer qu'il est juste et bien qu'on ne fasse naître de nouveaux individus que si cela nous plaît et ne nous nuit pas ? On soulève là un sujet tabou : même dans les discussions entre natalistes et antinatalistes, je n'ai jamais vu formuler ces questions. Les natalistes parlent plutôt globalement, en évoquant les avantages selon eux d'une population jeune et nombreuse. Le pape invoque le caractère non naturel de la contraception.

On peut facilement **démontrer par l'absurde** qu'on ne doit pas donner autant d'importance à la vie potentielle de gens qui n'existent pas encore qu'à celle de ceux qui vivent déjà. Si on considérait qu'elle est aussi importante, on pourrait en tirer des conséquences que notre bon sens trouverait tout de suite immorales et qui conduiraient à une misère et une insécurité permanente. Ainsi, il ne serait pas plus grave de tuer quelqu'un que d'empêcher un enfant d'être conçu : n'importe quel crime pourrait être justifié par le remplacement d'une vie par une nouvelle naissance. Inversement, toute contraception serait un crime et cette morale nous obligerait à être toujours le plus nombreux possible, dans la misère maximum compatible avec la survie. C'est malheureusement ce qui se passe encore de nos jours dans beaucoup de pays pauvres où les naissances ne sont pas contrôlées.

Levons cette absurdité en bannissant cette façon de voir et considérons que la vie de ceux qui existent déjà est plus importante que celle de ceux qui n'existent pas encore. On peut donc limiter les naissances pour vivre mieux et plus longtemps et pour que les progrès de la science et de la technique augmentent notre niveau de vie et notre longévité.

Il y a des gens qui diront « Alors, je n'aurais pas dû exister ! ». Non, évidemment, on ne peut pas dire que certaines personnes n'auraient pas dû naître. Même si avant une conception (ou avant le stade de développement de l'embryon à partir duquel on considère que c'est une nouvelle personne humaine) on peut penser qu'il vaudrait mieux qu'elle n'ait pas lieu, une fois qu'une nouvelle personne existe, il devient tout d'un coup infiniment important de la maintenir en vie et de lui assurer le bonheur. Ce changement subit d'importance de zéro à l'infini peut paraître simpliste, mais c'est bien ce que dit la loi.

D'autres auront de la peine pour tous ces esprits qui n'auront pas eu la chance de devenir conscients à cause de notre allongement de durée de vie. Je me suis souvent demandé si ces esprits sont en nombre fini ou infini. N'est-il pas étonnant qu'on puisse sortir des milliards d'esprits du néant et qu'à chaque naissance il se trouve toujours un esprit qui puisse être incarné ? S'il est infini, chacun d'entre nous avait une chance infiniment petite, donc nulle d'exister. Raison de plus pour vouloir profiter de cette chance extraordinaire et de vouloir en profiter le plus longtemps possible.

Les cryonics reconnaissent eux-mêmes malgré tout qu'un certain contrôle des naissances peut être nécessaire et que s'il faut choisir il vaut mieux limiter la natalité que laisser les gens mourir de vieillesse ou de maladies liées à l'âge en ne luttant pas contre le vieillissement [2].

Ralph Andrews [5] considère lui que ce serait contraire à la science de renoncer à rallonger la vie par peur de la surpopulation. *« Je ne crois pas qu'il faille que la peur de la surpopulation empêche la science de progresser et de quelque façon que ce soit (...) Je crois que nous devons faire ce que nous faisons et que nous devons en affronter ensuite les conséquences tout en avançant. Jeter l'éponge, abandonner les recherches sur le vieillissement sous prétexte que cela risque de soulever des problèmes sociaux ou éthiques insurmontables dans le futur, c'est l'antithèse de la science. On doit avancer même en sachant que l'on va au-devant de problèmes éthiques, (...) sociologiques, et résoudre les problèmes quand ils sont là. C'est ce qu'on a toujours fait depuis que le monde est monde ».*

IL N'Y AURAIT QUE DES VIEUX !

J'ai souvent entendu cette réflexion. Beaucoup de gens se plaignent du vieillissement des populations occidentales. Au contraire, c'est très bien, puisque c'est parce que nous vivons plus longtemps ! Actuellement, l'allongement de la durée de vie a surtout eu pour cause de meilleures conditions de vie et de meilleurs soins quand une partie, une fonction du corps se met à mal marcher. Alors, plus de gens survivent avec un corps dont toutes les fonctions sont très usées et déficientes. Le nombre de gens âgés à la fois chronologiquement et biologiquement a continuellement augmenté au détriment du nombre de jeunes. Il n'en sera plus de même quand ce sera la cause du mal elle-même, le vieillissement, qui sera attaqué, ce qu'on commence un peu à savoir faire aujourd'hui. Dans un premier temps, quand on saura freiner le vieillissement, seuls pourront être considérés comme biologiquement vieux les gens très âgés chronologiquement, par exemple au-dessus de 90 ans. Ceux qui auraient commencé à être dépendants à 80 ans ne le seront plus qu'à partir de 100, voire 110 ans, etc. Plus tard, si on sait stopper le vieillissement, ou même rajeunir, il n'y aura plus du tout de vieux. Au contraire, il n'y aura plus que des jeunes ! Il n'y aura que des gens jeunes biologiquement, quel que soit leur âge chronologique, leur date de naissance. Les centenaires auront la même vigueur physique et mentale, la même beauté qu'à 20 ans. L'apparence des gens ne permettra plus de savoir leur âge. Les gens chronologiquement vieux ne différeront des plus jeunes que par une plus grande expérience.

UNE SOCIÉTÉ TRÈS LONGÉVITALE POURRAIT-ELLE ÊTRE STABLE ?

Pourrait-on supporter la discipline nécessaire au maintien de sociétés où la durée de vie dépasserait largement son maximum naturel ou même serait infinie ? Les auteurs de science-fiction présentent souvent l'immortalité comme une calamité. Je ne partage évidemment pas du tout ce point de vue global dans lequel l'importance de l'individu est considérée comme négligeable. C'est considéré comme une calamité en particulier parce qu'on imagine des sociétés où les individus, bien que devenus immortels, ne peuvent pas se retenir de continuer à se multiplier d'une façon débridée. Dans « Le Grand Secret » de Barjavel, pour que la Terre ne soit pas surpeuplée, les immortels sont enfermés dans une île où ils ne peuvent pas se reproduire parce que l'eau de boisson contient un contraceptif. Cela tourne à la catastrophe le jour où les femmes trouvent le moyen de faire plein d'enfants.

Il est en fait très probable que l'allongement de la vie sera progressif. De toutes façons, sauf s'il se produit de grandes catastrophes (guerres, crises économiques, catastrophe écologique, etc.), notre durée de vie ne va faire qu'augmenter grâce à la science. C'est le progrès. La santé et la longévité sont ce qu'il nous apporte de mieux. Donc il faut accepter l'idée que dans le futur il faudra faire de moins en moins d'enfants, même dans les pays dont la natalité est actuellement la plus faible. Il ne faudra pas chercher à se maintenir au-dessus du seuil de renouvellement de générations qui n'auront pas besoin d'être totalement remplacées quand leur durée de vie augmentera ou mieux quand elles ne disparaîtront plus.

Même si on devient immortels, il ne sera peut-être pas nécessaire de ne plus faire d'enfants du tout. En effet, avec un enfant par famille le nombre de gens par génération diminuerait très vite, pour ne plus être que de l'ordre de six millions au bout de 300 ans, six mille au bout de 600 ans et six au bout de 900 ans. La population totale du globe n'aura alors que doublé (voir note page suivante). Espérons que la Terre pourrait supporter l'énorme fardeau des 12 milliards d'habitants qui en résulterait.

Si on sait un jour cryopréserver l'homme sans dégâts, la résurrection future de ces êtres congelés risquera-t-elle de poser des problèmes de place ? Pour que cela contribue substantiellement aux problèmes de surpopulation, il faudrait qu'une proportion non négligeable d'humains, dépassant la centaine de millions, soient ressuscités. Ce n'est pas pour demain qu'un tel problème se posera. Apprenons d'abord à savoir cryopréserver l'homme sans dégâts. On se posera la question plus tard.

L'augmentation de la durée de vie risque de contribuer par la surpopulation qui peut en résulter, même avec une limitation drastique des naissances, à un épuisement plus rapide des combustibles fossiles, à un plus grand effet de serre, à des famines, des épidémies, des conflits meurtriers. Cela risque d'arriver encore beaucoup plus si les gens ne font pas assez d'efforts pour économiser les ressources naturelles, ne limitent pas les naissances et s'il y a conflit entre immortalistes et natalistes. Le pire qui pourrait en résulter serait la mort de beaucoup de personnes. Cependant, si on ne fait rien, en cent ans, la maladie du vieillissement aura fait environ six milliards de morts. Peut-il nous arriver pire catastrophe ?

Par ailleurs, il se peut qu'on s'aperçoive après coup que les gens qu'on croyait immortels ont été maintenus en vie par des moyens trop imparfaits et qu'après un allongement substantiel de leur durée de vie ils se mettent tout d'un coup à mourir en masse, avec très peu de descendants. Ce ne serait pas pour autant la fin de l'humanité. En effet, comme il faudra toujours autoriser quelques naissances, au moins pour remplacer les personnes tuées dans des accidents, il restera toujours des individus naturellement jeunes chronologiquement et biologiquement pour assurer la relève.

Méfions-nous de ceux qui, sous prétexte de vouloir diminuer la surpopulation ou de faire des économies, cherchent à freiner l'allongement de la durée de vie.

Aujourd'hui rien n'est fait pour encourager l'allongement de la durée de vie. Au contraire, hôpitaux et cliniques n'obtiennent pas des crédits et des postes en quantité suffisante pour assurer des soins corrects aux personnes âgées. Les maisons de retraites sont encore en nombre insuffisant et leur prix exorbitant n'est pas du tout remboursé. On cherche aussi souvent à forcer les gens à accepter une hospitalisation à domicile même lorsque c'est une charge beaucoup trop lourde pour la famille et que le malade serait mieux soigné à l'hôpital. On néglige de soigner certaines affections quand les malades sont jugés trop âgés. On décourage les gens de faire des examens de santé préventifs au delà d'un certain âge. On n'encourage pas les recherches sur le vieillissement. On entretient la croyance selon laquelle le vieillissement sera toujours inévitable. On affirme carrément qu'allonger la durée de vie n'est pas souhaitable. La possibilité que des produits anti-âges puissent allonger la vie est tournée en dérision. On insiste lourdement sur leurs effets secondaires possibles même quand ils sont très improbables. On s'arrange pour qu'il soit presque impossible de s'en procurer ou on interdit carrément la vente de certains de ces produits. On nie systématiquement la possibilité de découvrir la façon de cryopréserver les gens sans dégâts et on ne donne aucun crédit pour chercher dans ce but pour être plus sûr qu'on n'y arrivera pas.

Battons-nous énergiquement contre ce type d'agissements. Vive l'individu ! Vive l'allongement de la durée de vie, même si cela contribue à la surpopulation !

Note

Si deux générations sont séparées de trente ans, la génération qui naîtra au bout de 300 ans aura 210 =1024 ≈ 1000 fois moins d'individus. Celle qui naîtra au bout de 900 ans aura 10003 = un milliard de fois moins d'individus. La population totale ne peut être multipliée au maximum que par 1+1/2+1/4+...+1/2n +...= 2.

QUEL SERAIT NOTRE BONHEUR ?

DANS UNE SOCIÉTÉ OÙ L'ON VIVRAIT TRÈS LONGTEMPS, même si on a eu des enfants, on vivra beaucoup plus longtemps que le temps nécessaire pour les élever. Il faudra donc s'occuper autrement. Doit-on se plaindre du temps libre ainsi libéré alors que nous serons encore en pleine santé ?

LES ENFANTS, DES DÉVOREURS DE TEMPS

Les enfants sont très amusants et mettent plein de vie dans la maison. Mais les corvées qu'il faut faire pour eux sont-elles si plaisantes ? Quand ils jouent, ce sont les enfants qui profitent de la vie. Pendant ce temps, les parents font le travail nécessaire à la famille et manquent de temps pour jouer avec eux. La vie n'est que jeux et insouciance jusque vers 5 ans. C'est peut-être la meilleure période de la vie quand les enfants sont beaucoup aimés par leurs parents, ont des jouets intéressants et des compagnons de jeux. Ils apprennent sans s'en rendre compte. Après, il faut étudier. Ce qu'on apprend peut être très intéressant. Mais les efforts à fournir et la compétition avec les autres peuvent être pénibles. Puis, il faut trouver un métier, trouver une compagne pour vivre ensemble et pouvoir faire l'amour. Quand on est ainsi casé, on pourrait se dire qu'on va être enfin tranquille et avoir beaucoup de temps pour des loisirs, pour s'amuser. Pas du tout ! Quand on a des enfants, il faut tout recommencer à zéro ! Et c'est pire qu'avant. Quand les enfants sont tout petits et qu'ils s'amusent le plus, c'est le moment où l'on a le plus de corvées. Le mieux, ce n'est pas de s'occuper d'enfants, c'est d'en être un. Bien sûr, il n'y a pas que des corvées. On passe de bons moments à jouer avec eux, à faire des promenades, à voyager avec eux, à leur faire découvrir ce que l'on sait, etc. Mais il y a le fait qu'il a fallu tout recommencer. Après, une fois qu'ils sont grands et n'ont plus besoin de nos services, ils s'en vont. Ils vont recommencer à zéro avec leurs propres enfants. Nous sommes tous comme Sisyphe et son rocher. Pourquoi tant de mal pour toujours repartir à zéro puis être anéanti ? Y a-t-il quelque grand dessein prévu par une divinité supérieure ? Je ne le crois pas. La cause de tout cela n'est que le hasard et la nécessité, le hasard des mouvements et des rencontres des atomes et des molécules. Mais il n'y a pas de but.

L'ENNUI ? CONNAIS PAS

Ceux qui pensent qu'ils s'ennuieraient s'ils vivaient très longtemps manquent vraiment beaucoup d'imagination. Le monde moderne nous propose beaucoup plus de loisirs et d'activités qu'autrefois. On ne doit pas cependant dédaigner les loisirs qui existent depuis longtemps, tels que jeux de carte, jeux de société, jeu de boules, promenades, peinture, musique, jardinage si on a la chance de posséder un jardin. La lecture nous offre beaucoup plus de possibilités qu'autrefois, avec les innombrables revues en plus des livres récents et des livres classiques. Parmi les loisirs plus modernes, même si on fait une sélection sévère, le cinéma et la télévision proposent plein de choses à voir. Si on veut revoir une émission, un film, on peut faire des enregistrements. On peut ainsi connaître l'émission de façon plus approfondie, plus en détail. Si on habite en ville, on peut compléter en allant au théâtre. Si on a un ordinateur, l'informatique, la navigation sur Internet peut prendre la plus grande partie du temps libre ! On peut aussi faire des photos, des films. Quant aux sports, la vie moderne en propose beaucoup plus qu'autrefois. On peut faire du sport en salle, marcher dans la nature, faire de l'escalade, du vélo, de la natation, jouer au ballon, etc. La montagne est un enchantement au printemps quand elle est couverte de fleurs. L'hiver, le ski peut être pratiqué même quand on n'habite pas à côté des montagnes. Ramasser des champignons est une bonne distraction en automne. Les multiples transports modernes donnent de très nombreuses possibilités de voyages, proches ou lointains. Par ailleurs, on peut également profiter de ses loisirs pour approfondir ses connaissances dans n'importe quel domaine. Il existe par exemple des cours inter-âges, des universités du temps libres ou des universités populaires qui permettent entre autres d'apprendre de nouvelles langues, de suivre des cours de géologie, de botanique, d'astronomie, etc.

Si on préfère avoir des occupations utiles aux autres, de multiples associations proposent des activités bénévoles : défense de l'environnement, politique, soutien aux malades, aide aux pauvres, etc.

En fait, malheureusement, c'est le temps qui manque le plus souvent, car le travail ou les activités bénévoles, les multiples paperasses de la vie moderne, le bricolage, les réparations, la cuisine, les courses, etc. sont dévoreurs de temps. Il reste peu de temps libre même si on ne s'occupe pas d'enfants. Et dire qu'il y en a qui ont peur de s'ennuyer !

QUELLE RETRAITE POUR LES IMMORTELS ?

Je ne pense pas que l'on pourra encore beaucoup allonger la durée de vie tant que l'on n'agira pas sur le vieillissement lui-même. Certains craignent même que la durée de vie diminue à cause des pesticides, des antibiotiques présents dans la nourriture, des nitrates, de la pollution de l'air, etc. [6]. Dans ces conditions, il ne sera peut-être pas souhaitable de trop retarder l'âge de la retraite. Il ne faudrait surtout pas qu'une trop grande augmentation de cet âge diminue la durée de vie. Il en sera autrement lorsque celle-ci sera substantiellement allongée en freinant, voire même en inversant le processus du vieillissement. Comme il faudra travailler beaucoup plus tard, on risquera de ce fait moins de s'ennuyer et on continuera plus longtemps à se sentir utile. En revanche, la durée du temps de travail sera peut-être encore réduite. Après les 35 heures, les 30 heures, etc. Toutefois, la haute technicité d'une société longévitale nécessitera toujours beaucoup de travail et de connaissances. Les gens chronologiquement vieux étant presque aussi performants que les jeunes, il leur sera plus facile qu'actuellement de changer de métier, d'entreprise. On pourra changer pour des professions radicalement différentes des précédentes sans trop risquer d'hypothéquer son avenir, et s'embarquer ainsi pour une nouvelle vie [7]. Roy Walford imagine par exemple, après avoir été gérontologue, de devenir guide pour touristes en Égypte, ce qui l'obligerait à se transformer tout entier [7].

Dans le cas limite où on deviendrait immortels, j'avais imaginé, dans le *Virus de Jouvence* [8] une retraite périodique, par exemple tous les 100 ans (le nombre 100 est tout à fait arbitraire), après quoi on travaillerait dans un nouveau domaine. Cette retraite pourrait être suivie de quelques années d'études permettant de compléter ses connaissances générales et d'acquérir les connaissances nécessaires pour un nouveau métier. On pourrait aussi imaginer des sortes d'années sabbatiques à intervalles beaucoup plus courts que l'on pourrait utiliser pour des loisirs ou pour une formation.

FINIE LA SOLITUDE !

On peut redouter la vieillesse et la retraite par crainte de la solitude si on est célibataire, séparé, veuf ou veuve ou si on le devient, ou par crainte de ne se retrouver qu'avec des vieux. On peut discuter sur la beauté ou la laideur de la vieillesse. Mais il me semble assez évident que les vieux apparaissent comme laids ou au moins sans aucun attrait à la plupart des gens, y compris aux yeux des autres vieux. Peau ridée et flasque, cheveux gris ou blancs ou calvitie, dos courbé, gros ventre, n'ont rien de séduisant. La tenue de bain devient impitoyable. On aime en général bien mieux regarder des jeunes que des vieux. Souvent aussi, la compagnie des vieux n'est pas drôle parce qu'ils ne savent plus s'amuser, se distraire, parce qu'ils n'ont plus de projets d'avenir, parce qu'ils font de moins en moins de choses. Ils deviennent de plus en plus fatalistes et acceptent de plus en plus l'idée de disparaître. Aussi, souvent, les vieux sont rejetés par les jeunes, et même se rejettent entre eux. Ils sont alors peu sociables. Cela changera avec le ralentissement du vieillissement. Les gens de 60, 70, 80 ans resteront encore séduisants. On aura plus longtemps assez de dynamisme pour pouvoir bien s'amuser. On pourra beaucoup plus longtemps rester en compagnie de gens à l'aspect plaisant, que ce soit ceux du même âge ou des plus jeunes qui accepteront plus facilement la compagnie d'aînés à l'aspect encore juvénile. Tout ralentissement du vieillissement retardera aussi l'âge où l'on aura peur de s'ennuyer en n'étant qu'avec des gens biologiquement vieux.

La trop grande fréquence de la solitude, qui nous guette encore plus qu'avant quand nous sommes vieux et à la retraite, vient pour une part d'une mauvaise organisation de la société et d'une mauvaise conception des relations humaines. De nos jours encore, pour beaucoup de gens, en dehors du couple procréateur, point de salut. Ceux-là considèrent comme normal que les autres vivent seuls chez eux, soient seuls la nuit. Pourquoi les gens ne vivraient-ils ensemble que pour procréer ou dans le cadre d'un couple qui pourrait ou a pu procréer ou qui imite le couple procréateur (comme le cas des couples homosexuels) ? Dans une société où l'allongement de la durée de vie nécessitera d'avoir de moins en moins d'enfants, il sera de moins en moins souhaitable que les gens vivent ensemble essentiellement dans le cadre du couple procréateur. Il sera de plus en plus souhaitable que les gens soient souvent sous le même toit et vivent ensemble, en particulier la nuit, en dehors de ce cadre. Quand on est jeune et qu'on ne possède encore presque rien, il est facile de se mettre à deux et de tout partager. Quand on a déjà vécu longtemps, qu'on a accumulé des affaires et des souvenirs du passé, si on est séparé, veuf ou veuve, il est beaucoup plus difficile de partager avec une nouvelle personne. Sortir souvent, faire des marches en groupe et même aller chez des amis dans la journée, peut laisser une grande impression de solitude quand on se retrouve seul chez soi au retour. A mon avis la meilleure solution est la résidence alternée. Il serait à mon avis très souhaitable que les gens se reçoivent souvent non seulement pour dîner, mais aussi pour passer la nuit sous le même toit. Et ce, non seulement dans le cadre des relations amoureuses mais aussi dans celui d'amitiés ordinaires entre personnes du même sexe ou de sexe opposé. Il est bien accepté qu'on dorme chez des amis qui habitent loin, quand on les voit au cours d'un voyage. Mais lorsqu'ils résident dans la même ville, les gens trouvent cela suspect. Pour beaucoup de personnes encore, dormir sous le même toit veut presque dire dormir dans le même lit. Pour ces gens, une personne seule, c'est-à-dire ne faisant pas partie d'un couple, doit être seule la nuit. Il faudrait changer cette mentalité. La résidence alternée devrait permettre à beaucoup de gens, en particulier les célibataires, les gens séparés, les veufs et les veuves, de vivre longtemps heureux, même à un âge avancé.

Si on est propriétaire d'un logement assez grand, une autre solution est de prendre un locataire qui loge dans une partie qui ne soit pas trop indépendante.

LA NATURE, UN SPECTACLE ÉTERNEL

Y a-t-il une fatalité qui ferait qu'on finirait par s'ennuyer quoi qu'on fasse si on vivait indéfiniment ? Se lasserait-on de toutes les occupations quelles que soient leurs intérêts et leur diversité ? Comment peut-on l'affirmer sans en avoir fait l'expérience ? Faire l'expérience d'une vie extrêmement longue où l'on resterait toujours jeune serait le seul moyen de savoir si on s'ennuierait. Si c'était possible dès maintenant, je serais tout prêt à faire cette expérience. A mon avis, ceux qui disent qu'on s'ennuierait le disent entre autres pour justifier la mort pour qu'elle leur paraisse moins insupportable. Si demain, on découvrait comment rester éternellement jeune, je suis presque sûr que tout le monde réclamerait la cure de jouvence.

D'ailleurs, la durée de vie que nous impose la nature est tout à fait arbitraire. Elle est terriblement courte par rapport aux ères géologiques, à l'âge de la Terre, de l'Univers. Je désirerais ardemment vivre des millions, voire des milliards d'années, ou mieux encore un temps infini et je ne vois pas pourquoi je devrais forcément m'ennuyer. Ce qui fait la valeur de la vie n'est pas tellement les petits événements de sa vie personnelle. C'est le fait d'être spectateur de la nature, de l'univers, un spectacle grandiose et d'une grande beauté qui durera toujours, sauf si l'univers finissait par disparaître. Mais même s'il devait y avoir un jour une fin du monde et de l'univers, ce serait dans un nombre respectable de milliards d'années, une éternité par rapport à notre vie misérablement courte. La vie est une lumière qui permet de voir l'univers, de le vivre.

Malheureusement, si c'est le néant après la mort, pour chacun d'entre nous, la fin du monde et de l'univers n'aura pas lieu dans des milliards d'années, mais quand nous mourrons.

POURRIONS-NOUS ÊTRE HEUREUX S'IL NE FALLAIT PLUS FAIRE D'ENFANTS ?

Il se peut qu'un jour, lorsque la science nous permettra de rester éternellement jeunes, faute de place, nous n'ayons plus du tout le droit de faire des enfants, excepté un très petit nombre pour remplacer les gens morts dans des accidents. Pourrions-nous être quand même heureux ?

De par leur construction naturelle, les corps de l'homme et de la femme, comme ceux de tous les êtres vivants, sont profondément marqués par la sexualité, que ce soit le sexe lui-même ou les caractères sexuels secondaires qui façonnent tout le corps humain. Tout est comme s'ils étaient faits pour se reproduire. La très forte libido pousse l'homme et la femme à s'unir dans l'acte qui, lorsqu'on laisse faire la nature (en l'absence de contraception), peut aboutir à la procréation. De plus, les adultes ont spontanément un très fort désir d'avoir et de s'occuper d'enfants : ce sont les instincts maternel et paternel.

Avoir des enfants, est-ce le but de la vie ? Il ne pourrait y avoir de but qui nous serait assigné de l'extérieur que si la nature était consciente. Supposer qu'elle est consciente, c'est présumer qu'elle a un esprit, c'est-à-dire que Dieu existe. Il faut aussi supposer que Dieu nous a imposé comme but de nous reproduire. Rien ne prouve qu'il en soit ainsi. La science ne connaît que le principe de causalité. La biologie nous apprend qu'il n'y a pas de « force vitale », que les êtres vivants obéissent aux mêmes lois de la physique que la matière inanimée. Tout porte donc à penser qu'aucun but ne nous est imposé. Nous sommes totalement libres de choisir le but de notre vie. Notre corps n'est pas fait pour se reproduire. Simplement, la sélection naturelle a favorisé les êtres capables de se reproduire.

Notre cerveau est-il construit de telle sorte que nous ne pourrions être heureux adultes que si nous avions des enfants ? Comme il manque de la place sur Terre, se reproduire implique disparaître tôt ou tard. Alors, y a-t-il une malédiction qui ferait que nous ne pourrions être heureux qu'en préparant notre mort et d'où il résulterait que nous serions forcément malheureux si nous vivions indéfiniment ? Je pense que non. Il semble que le cerveau ne soit pas pré-programmé pour quoi que ce soit.

De toutes façons, si on peut un jour prolonger indéfiniment la vie et si c'est une nécessité vitale d'avoir de la place, il faudra peut-être pour beaucoup de gens faire un choix : ou avoir des enfants et mourir ou ne pas avoir d'enfants et avoir le droit de vivre indéfiniment. Dans ce cas-là, si je faisais partie des gens qui auraient à faire ce choix, je choisirais de vivre indéfiniment, comme tous les immortalistes. D'ailleurs, je me demande dans quelle mesure les « mortalistes » seraient si prêts à se sacrifier pour leurs descendants, alors qu'ils n'acceptent même pas d'économiser l'énergie fossile et de moins polluer pour eux. Les personnes qui prétendent qu'elles préféreraient mourir pour laisser la place à leurs descendants si la science permettait d'échapper à la vieillesse et à la mort ne sont peut-être que des hypocrites.

En fait, si nous restions éternellement jeunes, nous éprouverions sans doute beaucoup moins le besoin de nous reproduire. Actuellement, nous reportons notre désir d'immortalité sur nos enfants, faute de pouvoir rester nous-mêmes. Si nous restions jeunes, à quoi bon se reproduire ? Nous n'en aurions peut-être plus besoin pour être heureux. Avec la contraception, cela n'empêcherait pas de pouvoir faire l'amour autant que l'on désirerait. Il faudrait recommander juste le contraire de ce que dit le pape. Au lieu de ne faire l'amour que dans les conditions où l'on peut procréer, on ne devrait le faire qu'à condition de ne pas procréer. L'amour ne servirait qu'au bonheur et au plaisir.

Les croyants pensent qu'ils seront heureux dans un paradis où ils vivront éternellement sans se reproduire. Pourquoi ce qui serait possible dans l'au-delà ne le serait-il pas sur Terre ?

L'ENFANCE, UN PARADIS PERDU

J'avais mentionné dans le *Virus de jouvence* [8] que les enfants sont toujours très peinés quand ils apprennent qu'ils sont mortels. Ils réalisent tout de suite l'horreur de la mort, avant d'être conditionnés pour mieux l'accepter. Ou alors, ils se consolent si on leur fait croire qu'il y a un au-delà, idée qu'ils acceptent d'autant plus volontiers que le néant leur fait peur. Ils semblent beaucoup plus désirer vivre indéfiniment que les adultes. Je pense que leurs premières réactions sont les bonnes, car le conditionnement en est encore absent. Les adultes sont trop préoccupés par la perpétuation de l'espèce et ne pensent pas assez à eux. Je disais alors : « Pour retrouver un goût de vivre suffisant, essayons de regarder la vie (...) avec nos yeux d'enfants. Sachons nous amuser comme des enfants. Pensons à notre rôle merveilleux de spectateurs de l'univers, sachons contempler la nature avec l'œil curieux et étonné des enfants. N'ayons pas de honte ridicule et irrationnelle à redevenir des enfants. Oublions notre âge, essayons de ne plus appartenir au temps ».

J'avais aussi imaginé un paradis peuplé d'enfants. « Ne serait-il pas merveilleux de rester éternellement enfant, comme Peter Pan ? Le plus beau paradis que l'on puisse imaginer ne serait-il pas peuplé d'enfants ou d'êtres ayant les connaissances des adultes, mais ressemblant aux enfants par leur spontanéité, leur absence de complexes et de conventions, leur goût de la vie et des plaisirs simples ? ». Évidemment, ce que j'avais dit alors peut être contesté. Le goût des plaisirs simples n'est peut-être pas très compatible avec de très grandes connaissances et il pourrait être dommage de vivre dans un monde dont le plaisir amoureux serait absent. Mais je continue à croire que par certains côtés les enfants peuvent être supérieurs aux adultes.

POURQUOI LES GENS ACCEPTENT-ILS SI FACILEMENT DE MOURIR ?

Freud, en mentionnant Schopenhauer, parle de la possible existence d'une pulsion de mort, qui voudrait à nouveau abolir la vie et rétablir l'état inorganique [9]. Il me semble évident que de telles pulsions existent chez les gens qui se suicident et chez les kamikazes. Peut-on penser que si beaucoup de gens prétendent que cela ne les intéresserait pas de devenir immortels, c'est parce que la mort les attire, comme le vide attire celui qui a le vertige ? Sont-ils aussi poussés par cette pulsion, ou celle-ci n'existe-t-elle que chez les rares personnes suicidaires ?

On peut douter d'une telle pulsion d'abord parce qu'on ne peut pas démontrer qu'elle existe. En effet une pulsion ne peut pas se mesurer.

En tout cas, si l'homme était tant attiré par la mort par de telles pulsions, comment pourrait-on expliquer que son désir d'immortalité se soit si fortement exprimé dans le passé ? Si les religions sont utilisées pour justifier la mort, elles n'en expriment pas moins un très fort désir d'immortalité. Ce vieux rêve de l'humanité s'est exprimé dans la croyance en un au-delà, en des dieux considérés comme supérieurs aux hommes parce qu'immortels. Il s'est exprimé dans la construction des pyramides d'Égypte, des églises, des mosquées, des temples, dans la croyance en la résurrection du Christ. Celle-ci est souvent célébrée comme une victoire sur la mort. Les poètes, comme Ronsard et Lamartine et les écrivains, comme Goethe dans Faust, et La Fontaine ont beaucoup écrit sur le regret de voir le temps passer, sur le désir d'arrêter la fuite du temps et de ne pas mourir.

Alors pourquoi maintenant que la durée de vie a été considérablement allongée et qu'on commence à envisager de l'allonger encore beaucoup plus, y a-t-il apparemment beaucoup plus de gens qu'autrefois qui prétendent que cela ne fait rien de mourir ?

Cette contradiction fait penser à la loi de Le Chatelier, une loi de la physique selon laquelle tout système en équilibre tend à s'opposer à tout changement.

On veut changer l'équilibre de l'humanité en réduisant le nombre de ceux qui meurent. Alors, par esprit de contradiction, il y a plus de gens qui disent qu'ils veulent mourir un jour. Il y a en outre une inertie, un temps de réponse, dans les habitudes de concevoir la vie. Celle-ci est très fortement augmentée par un formidable instinct grégaire. Les gens sont terrorisés par la peur de ne pas penser comme tout le monde, d'être considérés comme « anormaux ». Plutôt mourir, plutôt négliger la lutte contre le vieillissement et contre ses conséquences, que de ne pas penser comme tout le monde et d'être considéré de ce fait comme quelqu'un d'un peu bizarre ! Toucher à notre destin biologique en freinant artificiellement le vieillissement, en allant contre la nature, on n'a encore jamais vu ça ! Quel sacrilège aux yeux des « mortalistes » ! Ceux-ci veulent imposer une pensée unique dans ce domaine.

Maintenant dans la littérature, on ne se plaint plus de la fuite du temps. Dans les livres et les films de science-fiction, comme par exemple *Le Grand secret* de Barjavel ou le film *For ever Young*, l'immortalité est toujours présentée comme une calamité. Si l'on vante dans les revues de vulgarisation les bienfaits des produits anti-vieillissement, c'est toujours pour dire qu'on sera beau et en bonne santé plus longtemps, mais on ne souhaite pas de prolongation de la vie. Seules les sociétés cryonics et un très petit nombre de livres indépendants, surtout aux États-Unis où les nouvelles façons de penser sont plus facilement acceptées qu'en France, prônent ouvertement la recherche de l'immortalité.

SAUTER LA « BARRIÈRE DE POTENTIEL » DE L'OPINION

Imaginons une boule au fond d'un creux. A côté, il y a un autre creux dont le fond est plus bas. Mais les deux creux sont séparés par une crête sur laquelle il faut monter pour passer de l'un à l'autre. Il faut fournir de l'énergie à la boule en lui donnant des impulsions pour qu'elle ait assez d'élan pour passer par dessus la crête. Mais quand elle sera tombée dans l'autre trou elle finira par s'immobiliser plus bas, donc avec moins d'énergie. De même quand on envoie deux noyaux atomiques l'un vers l'autre ils commencent par se repousser d'autant plus fortement qu'ils sont plus près parce qu'ils portent des charges électriques de même signe. Puis, quand on a réussi à les rendre extrêmement proches, ils s'attirent, les forces nucléaires extrêmement puissantes mais à très courte portée l'emportant sur la répulsion électrique. Les deux noyaux fusionnent en un nouveau noyau très stable, à un niveau d'énergie beaucoup plus bas. Dans les deux cas on dit qu'une barrière de potentiel a été franchie. On peut franchir la barrière soit en prenant assez d'élan, soit en l'abaissant quand c'est possible.

Dans le cas de l'allongement de la durée de vie, la barrière de potentiel, ce sont les habitudes de pensée, la conception de la vie, la peur de la surpopulation, de l'inconnu, l'incrédulité, l'instinct grégaire. Seuls des esprits indépendants, de fortes personnalités sont capables de ne pas penser comme tout le monde. Espérons que la gérontologie arrivera rapidement à établir des façons indubitables de rallonger artificiellement la vie et que des personnes haut placées pour lesquelles les foules ont une grande considération arriveront à convaincre beaucoup de gens dont l'esprit n'est pas trop grégaire. Alors espérons-le, tout d'un coup, au delà d'une « masse critique » de convaincus, l'immense majorité des gens changera d'avis et réclamera que tout soit fait pour prolonger la vie. La barrière de potentiel aura été franchie.

LE PARADIS TERRESTRE

L'immortalité sur terre serait-elle le paradis ou l'enfer ? Certes ce serait l'enfer si on ne peut pas concevoir le bonheur autrement qu'en préparant sa mort. Autrement, je ne vois pas pourquoi on ne pourrait pas y être tellement heureux que ce serait une sorte de paradis terrestre. Après tout, le paradis terrestre tel que le décrit la bible ne différait-il pas de notre vie sur terre essentiellement parce qu'on y était immortel grâce à l'Arbre de Vie ?

Écoutons Michel Allard, médecin gérontologue à Paris, répondant à la question « une extrême longévité, pour quoi faire ? » [10] :

« Cette extrême longévité, pour quoi faire ? Il est évident qu'il y a un bénéfice immédiat. Chaque jour de plus, c'est plus de roses qu'on va cueillir, c'est le quotidien qui se prolonge, qui se perpétue. Mais derrière il y a peut-être une autre dimension, qu'on connaît encore très mal, qu'on commence juste à appréhender, qui est la vie humaine dans sa plénitude, c'est-à-dire dans la libération du temps. Au présent, on est tous comme des myopes avec le nez sur le tableau. Avec l'âge, on s'en éloigne et peu à peu ce tableau prend du poids. C'est un véritable panorama qui va se dérouler sous nos yeux. Tout vient en perspective. Actuellement, il y a sans doute trop peu de centenaires qui sont allés si loin là-bas dans cette terra incognita. Ils n'ont pas réalisé vraiment ce qu'on attendait d'eux. C'est trop anecdotique, mais plus il va y avoir de gens qui vont y aller, plus on va réfléchir. Il va y avoir de nouvelles dimensions dans des tas de domaines, comme la psychologie, la philosophie, mais aussi la littérature, la poésie. Il y a des tas de choses à écrire extraordinaires, à découvrir ».

L'IMMORTALITÉ VA-T-ELLE À L'ENCONTRE DE L'ÉVOLUTION ?

Les « mortalistes » font des raisonnements globaux, mentionnant l'espèce humaine comme si sa sauvegarde seule était en jeu, comme si elle devait être considérée comme un être vivant, une pensée, un esprit globalement unique. Ils raisonnent avec le plus complet mépris pour les individus. Ils brandissent l'évolution pour justifier notre disparition. Sommes-nous encore si imparfaits pour que nous acceptions à notre tour d'être sacrifiés à l'évolution ? L'évolution, pour quoi faire ? Comment les « mortalistes » conçoivent-ils l'homme parfait, le surhomme qui en serait le résultat, à quelle époque imaginent-ils son apparition ? Verrait-il dans l'infrarouge, entendrait-il les ultrasons, serait-il super-intelligent, serait-il capable d'utiliser plein de gadgets ? Mais après tout, le summum de la perfection ne serait-il pas justement d'avoir un corps suffisamment bien fait pour durer indéfiniment, ne serait-ce pas justement d'être immortel ?

L'ÉVOLUTION EST IMMORALE

Pourquoi tant admirer l'évolution ? Si elle a permis d'aller du singe à l'homme moderne, doit-on oublier que cela a été au prix d'immenses souffrances ? La sélection des plus aptes ne peut se faire que lorsque la misère et l'ignorance sont telles que les autres ne peuvent pas survivre. C'est extrêmement injuste et immoral d'éliminer les plus faibles, car ils ne sont pas responsables de leur état. La nature, pour « améliorer la race » est aussi cruelle et injuste que les nazis ! Ne peut-on pas dire : ça suffit ! La morale veut au contraire qu'on défende le faible et l'opprimé.

L'ÉVOLUTION, CE N'EST PLUS LE PROGRÈS

L'évolution du corps de génération en génération n'a lieu que lorsque les individus doivent s'adapter à leur environnement et lorsque ceux qui sont incapables de s'y adapter ne survivent pas. À partir d'un certain niveau de civilisation, ce n'est plus l'homme qui s'adapte à son milieu, mais le milieu qui est modifié pour mieux convenir à l'homme, qui n'évolue plus physiquement dans le sens de plus de robustesse, d'agilité, d'adresse.

Un niveau de vie élevé, en préservant, heureusement pour eux, les plus faibles, supprime l'évolution : il n'y a plus d'évolution naturelle vers le progrès dans nos sociétés.

S'il y a une évolution naturelle, elle risque plutôt d'aller dans le sens d'une dégénérescence. Comme avec la civilisation l'homme adapte son milieu à lui-même, il n'y a plus de sélection des plus aptes et toutes les mutations sont retenues, qu'elles soient favorables ou défavorables. C'est très bien ainsi, car tout individu est sacré et doit être préservé quels que soient ses défauts ou même ses tares.

Par exemple, l'homme, contrairement aux animaux, ne peut survivre quand il fait froid sans se couvrir de vêtements. Depuis que nos lointains ancêtres ont commencé à se couvrir de peaux de bêtes, des humains plus frileux ont pu survivre à l'hiver et se reproduire. Nous sommes malades si nous buvons l'eau des ruisseaux, les chiens peuvent le faire. Les diabétiques étant mieux soignés qu'avant, il y en a de plus en plus.

Qu'en est-il pour l'intelligence ? Il serait tout à fait naïf de croire qu'il est écrit que l'intelligence moyenne de l'homme doit tout le temps croître avec le temps quoi qu'il arrive, que cela fait partie d'un progrès inéluctable de l'humanité. Ce n'est pas parce que les gens étudient de plus en plus que leurs enfants seront de plus en plus intelligents. Les caractères acquis ne se transmettent pas, contrairement à ce que pensait Lamarck. L'intelligence moyenne ne peut croître que s'il y a sélection des plus intelligents, ou si les plus intelligents ont plus d'enfants que les autres (en considérant l'intelligence comme héréditaire, ce à quoi je crois). Ce n'est pas le cas aujourd'hui. Donc l'intelligence moyenne de l'homme n'augmente plus.

Donc l'évolution naturelle ne peut en aucun cas justifier la mort.

Avec un niveau de vie élevé, ce qui est tout à fait souhaitable pour le bonheur des individus, la seule évolution moralement acceptable ne pourra être obtenue qu'en modifiant artificiellement le génome des individus par génie génétique (ou en supprimant les embryons porteurs de tares avant qu'ils puissent être considérés comme des individus, comme cela se fait déjà parfois). Évidemment, les modifications génétiques des individus ne peuvent être moralement acceptables que si elles sont faites avec leur libre consentement, sans aucune pression de la société en fonction de normes discutables. À l'avenir, seule une évolution artificielle ainsi obtenue pourra être considérée comme morale et éviter une dégénérescence de l'humanité.

Elle peut se faire quelle que soit la vitesse à laquelle les générations sont renouvelées. Elle peut même se faire si l'homme devient immortel.

NATURE, JE TE HAIS PARCE QUE TU NOUS TUES TOUS

Certains « mortalistes » s'indigneront à l'idée de s'opposer au cours de la nature. Pour eux, naturel = bien, contre nature = mal. Pourquoi ce qui est naturel serait-il forcément bien et pourquoi à l'inverse aller contre la nature serait-il forcément mal ? Affirmer cela serait condamner toute intervention humaine modifiant la nature, serait condamner tout progrès dû à la science et à la technique. Il est vrai que lorsqu'on modifie la nature il faut le faire avec précaution, et tenir compte des conséquences que cela peut avoir à long terme. Mais ce n'est pas parce que cela comporte des risques que c'est mal en soi.

Nous faisons tous les jours des choses « contre nature ». Ça peut être arracher les mauvaises herbes dans son jardin pour faire pousser des fleurs ou retourner un champ pour faire pousser du blé ou bien encore opérer quelqu'un de l'appendicite.

La nature est merveilleusement belle à voir et magnifique à contempler. Sa complexité et son immensité sont prodigieuses et dépassent notre entendement. C'est un spectacle grandiose et sans fin. Cela justifie de vouloir pouvoir la contempler indéfiniment sans qu'elle nous fasse de mal.

La nature extra-terrestre et surtout celle qui est en dehors du système solaire n'ont guère à craindre de l'homme. Mais il faut préserver la beauté de la nature terrestre. Aucun tableau de peintre, aucune réalisation humaine ne peut atteindre la beauté de ce qu'on peut voir dans la nature, de ce qu'elle a fait.

Malheureusement, la cruauté de la nature égale sa beauté. Elle dépasse en cruauté, en méchanceté et en injustice tout ce qu'ont pu faire les hommes les plus vils : elle fait mourir tout le monde. Injuste, elle dote les individus de possibilités très inégales. Elle fait davantage souffrir les faibles et les fait mourir prématurément. Pourquoi accepterait-on si facilement de la nature un comportement qui paraîtrait intolérable de la part d'un humain ? Croire que ce que fait la nature est toujours bien reviendrait à dire que tout est pour le mieux dans le meilleur des mondes possibles, comme disait Voltaire par la voix de Pangloss [11], ce qui est évidemment complètement faux.

Mais des « mortalistes » me diront : « sans la nature, tu n'existerais pas ! ». C'est vrai qu'elle peut être considérée comme la mère de tous les hommes et de toutes les femmes. Mais c'est une marâtre qui tue tous ses enfants, comme Médée.

Agissons donc contre la nature, faisons des choses contre nature ! L'ordre naturel, pourtant si vanté, est mauvais, parce que notre mort en fait partie. C'est bien de faire des choses contre nature si cela nous permet d'être plus heureux et si cela nous permet de vivre mieux et plus longtemps, dans la mesure bien sûr où on est suffisamment prévoyant pour changer l'ordre naturel sans que cela compromette notre futur et celui des autres. Méfions-nous de la nature, qui a plus d'un tour dans son sac, mais surtout ne l'adorons pas. Elle ne le mérite pas.

A l'inverse, vieillir est normal, naturel et mal en même temps.

L'ÉVOLUTION N'A AUCUN BUT

Certaines personnes croient que l'évolution doit toujours correspondre à un progrès. D'autres croient qu'elle est voulue par quelque divinité, qui nous sacrifierait au but qu'elle poursuit. Je crois que c'est une illusion. Aucune divinité ne préside à nos destinées et à celle de l'espèce. Si Dieu existe, il n'intervient pas. Il laisse les choses évoluer au gré des lois de la physique. Autrement, on s'en apercevrait, car ses interventions seraient contraires aux lois de la physique : c'est ce qu'on appelle des miracles. On n'a jamais pu prouver qu'il y a eu des miracles. Il n'y a aucune finalité dans les lois de la physique, qui sont uniquement causales. L'évolution n'a donc aucun but. C'est à nous de nous donner les buts qui nous plaisent le mieux. Nous sommes totalement **libres** de les choisir.

L'expérience montre que l'évolution, même complètement naturelle, ne mène pas toujours au progrès. Des civilisations ont périclité. De nombreuses espèces animales et des peuples ont disparu.

Depuis Darwin, on sait que l'évolution n'est due qu'au hasard et à la nécessité : au hasard des rencontres entre les atomes et les molécules et à la sélection naturelle des plus aptes. La sélection naturelle a favorisé les êtres vivants qui permettent le mieux à l'information qu'ils portent dans leur ADN de se transmettre indéfiniment. C'est cette information qui est immortelle. Certes, d'innombrables copies sont perdues avec la mort des individus. Mais la nature a sélectionné des modes de reproduction permettant de faire suffisamment de copies de l'information pour qu'il en reste toujours beaucoup. La sélection ne jouant plus une fois que nous nous sommes reproduits, la nature n'a pas sélectionné les individus vivant le plus longtemps possible mais ceux se reproduisant le mieux.

Thierry Souccar dit à ce sujet : « *programmé pour se reproduire, l'homme n'est que le véhicule de l'immortalité de l'ADN. Celui-ci se régénère au fil des copies et donc des générations. Passée la maturité sexuelle, le véhicule n'est plus réparé et finit à la casse* » [12].

Si cette triste destinée ne nous plaît pas, pourquoi ne pas se révolter contre la nature ? Pourquoi les véhicules ne se révolteraient-ils pas ? Dans le passé, il était impossible d'échapper à cette fatalité, car la science ne nous en donnait pas les moyens. Si cela devient possible maintenant, pourquoi ne pas en profiter, pour le bien des individus ?

Selon Michael Rose, « *le fait que nous n'ayons aucune importance au regard de l'évolution, le fait que nous ne soyons que le meilleur panier qu'elle ait trouvé pour transporter des œufs sans les casser n'est certes pas très valorisant. Notre orgueil en prend un coup, l'idée que nous soyons les créatures chéries de Dieu construites à son image aussi. Mais paradoxalement, certains y puisent l'assurance que le monde nous appartient. Ils se disent que si l'évolution, cette force à la puissance absolue, se fiche de nous, alors, paradoxalement, cela signifie que nous sommes libres de poursuivre nos propres buts, de tout tenter pour conquérir notre propre immortalité* ». « N'est-ce pas trop d'arrogance ? N'y a-t-il pas dans le fonctionnement de l'évolution quelque chose de trop incommensurable pour nous, certains diront le doigt de Dieu, qui nous commande de ne pas y toucher ? » [13]. Ce genre d'idée fait sourire Michael Rose, qui, à l'université Irvine de Californie, joue avec les leviers de l'évolution. Il sélectionne des drosophiles (les mouches du vinaigre) qui se reproduisent tard et vivent longtemps [13]. Pour lui, « *l'évolution n'a rien de sacré (...). L'évolution a sa signification propre. Ce n'est pas une valeur humaine. Nous sommes humains, nous ne sommes pas obligés de nous y soumettre. Nous pouvons faire ce que nous voulons. Il n'y a pas de problème éthique là-dedans.* ».

Michael Rose n'est pas le premier à jouer avec l'évolution. Depuis des millénaires, l'homme a remplacé l'évolution naturelle des animaux domestiques et des plantes qu'il cultive par une évolution essentiellement artificielle, par les multiples sélections qu'il a opérées. De ce fait, la plupart des espèces domestiques sont devenues totalement distinctes des espèces sauvages. Il modifie aussi déjà artificiellement sa propre évolution en soignant les plus faibles et ceux qui sont atteints de tares héréditaires et en adaptant son environnement à lui-même.

LA LEÇON DES PLANTES

Une extrême longévité et une évolution très lente ne mettent pas forcément l'espèce en péril. Les séquoias, qui vivent plus de 4000 ans, nous montrent qu'une espèce peut se maintenir quand ses individus vivent très longtemps. Le ginkgo biloba, dont les individus peuvent atteindre l'âge respectable de 1000 ans, n'a pas évolué depuis l'ère primaire : depuis au moins deux cent millions d'années ! [14].

VIVRE PLUS LONGTEMPS FAVORISE LA CONNAISSANCE

A mesure que les connaissances progressent, il faut de plus en plus de temps aux jeunes pour apprendre, même en ne se focalisant que sur l'essentiel. Autrefois, un jeune était prêt à entrer dans la vie active avant d'atteindre l'âge adulte. Maintenant, les étudiants finissent leurs études longtemps après l'avoir atteint. Il faut une dépense d'énergie considérable pour transmettre l'immense savoir humain de génération en génération en repartant à zéro à chaque nouvelle génération. On peut donc penser que le savoir évoluerait plus rapidement si l'homme vivait plus longtemps et se reproduisait moins vite.

Vivre plus longtemps (en bonne santé et en possession de tous ses moyens) serait donc non seulement un bien pour chaque individu mais en outre favoriserait l'évolution des connaissances dans le sens du progrès. La proportion d'actifs ne serait pas diminuée si le vieillissement était ralenti artificiellement puisque les gens seraient en état de travailler plus longtemps. Si les gens continuaient leurs études encore plus tard, ils pourraient apprendre davantage. Ce sera nécessaire si les connaissances de l'humanité augmentent encore. Si la vie active durait plus longtemps, ils pourraient atteindre un niveau de connaissance de leur travail et une efficacité plus grande. Mais ceci ne pourrait être souhaitable que si le vieillissement était freiné artificiellement.

A la limite, si on devenait immortels, le progrès des connaissances pourrait encore se faire si chaque individu continuait à apprendre toute sa vie, en continu ou par périodes. Le renouvellement des générations n'est absolument pas nécessaire à ce type d'évolution.

COMMENT DIRIGER NOTRE ÉVOLUTION

On doit tout faire pour prolonger la vie quelles qu'en puissent être les conséquences, même pour l'environnement et l'équilibre avec la nature. De même, on doit bien sûr tout mettre en œuvre pour que le moins de gens possible se tuent dans des accidents, pour éviter les guerres, le terrorisme, la violence, en faisant valoir l'importance et le caractère sacré de la vie des individus.

La deuxième priorité est de réduire la natalité au fur et à mesure de l'allongement de la vie pour qu'elle reste toujours au plus égale à la mortalité dans tous les pays du monde. C'est la meilleure façon de diminuer le risque de famines et de guerres et cela contribue à moins polluer.

Quand de nouvelles connaissances peuvent avoir des applications autres que la prolongation de la vie, on doit prendre son temps avant de les mettre en œuvre et donner la priorité absolue au fait d'éviter des conséquences néfastes à long terme, priorité qui doit absolument passer avant le profit. Le gaspillage du pétrole, la libération de milliards de tonnes de gaz carbonique dans l'atmosphère et les très grandes menaces d'effet de serre et de réchauffement du climat qui en résultent sont un exemple de ce qu'il ne faut pas faire.

Actuellement, l'homme, même s'il ne le dit pas, a tendance à se comporter comme s'il pensait : « après moi, le déluge ! ». S'il savait que l'avenir n'était pas seulement pour ses descendants mais pour lui-même, il deviendrait peut-être plus sage et plus prévoyant dans l'exploitation de la planète.

La survie de l'espèce sera donc peut-être moins en danger si l'homme devient immortel, malgré les problèmes de place que cela pourra poser.

De toutes façons, une évolution future à laquelle nous ne participerons pas ne nous intéresse pas. Nous voulons vivre ! Nous voulons une évolution à laquelle nous participerons !

CONCLUSION

NOUS AVONS PASSÉ EN REVUE LES PRINCIPALES THÉORIES DU vieillissement, ainsi que les différentes façons de vieillir observées dans la nature, et les longévités de différentes espèces. L'absence de vieillissement et l'immortalité semblent déjà exister dans la nature. Ceci suggère qu'aucune loi physique ne s'y oppose. Rien n'interdit que nous puissions par étapes dépasser de plus en plus la limite de longévité imposée par la nature, puis un jour échapper complètement au vieillissement et à une mort inéluctable.

On ne peut pas encore agir à l'échelle de l'individu contre certains mécanismes du vieillissement, comme le raccourcissement des télomères ou la dérive avec l'âge de la lecture des gènes. Mais on peut déjà agir quelque peu contre le vieillissement par oxydation et contre le vieillissement par glycation en prenant des anti-âges. On peut aussi agir en rétablissant à leurs valeurs observées chez les jeunes les taux de certaines hormones, comme par exemple la DHEA ou la mélatonine.

On peut freiner le vieillissement (sans dépasser les limites de longévité imposées par la nature) par des régimes appropriés. Certains, comme les auteurs de l'étude SUVIMAX, prétendent qu'on ne peut pas mieux lutter contre le vieillissement que par une alimentation optimisée. Je suis en complet désaccord avec cette opinion très pessimiste. Celle-ci est sans doute inspirée par une peur d'aller contre la nature. Il y a en effet des gens qui préfèrent mourir plutôt que de s'opposer à l'ordre naturel !

Mais il ne suffit pas d'être en désaccord pour des raisons philosophiques. Il faut par l'expérience vérifier si oui ou non on peut faire mieux qu'avec le meilleur régime possible, et ainsi dépasser les limites naturelles.

Les diverses études que j'ai rapportées dans ce livre permettent de proposer des doses optimales des divers anti-âges, ou du moins des intervalles de doses qui semblent particulièrement favorables. Ces doses ont été comparées avec ce qu'on peut trouver dans la nourriture. Dans la plupart des cas, ce qu'on peut se procurer avec le meilleur régime possible est insuffisant. Il y a des exceptions. C'est le cas de la vitamine C. Mais quand un régime peut par chance fournir une dose suffisante d'un anti-âge, celles d'autres anti-âges deviennent insuffisantes. Les régimes sont incompatibles entre eux. Aussi, de ces comparaisons, nous avons conclu que pour vivre le plus longtemps possible, et en bonne santé, il vaut mieux compléter le régime le plus favorable par des suppléments d'anti-âges. J'ai donné l'exemple de ce que je prends moi-même : des doses modérées, par précaution inférieures à ce qui est suggéré dans la littérature et déduit des études sur les animaux et sur l'homme, pour minimiser le risque d'effets secondaires. Mais ces doses sont supérieures à ce qu'on peut trouver par de simples régimes. Ceux qui le désirent pourraient suivre mon exemple, toutefois à leurs risques et périls : je ne suis pas médecin (mais même les médecins peuvent se tromper). C'est peut-être risqué de prendre des anti-âges. Mais si on ne prend rien, on vieillit et on meurt. Si on ne peut que repousser les échéances, c'est toujours cela de gagné.

Nous avons rappelé que les acides gras insaturés oméga-3 protègent efficacement le cœur. Mais ce qu'on sait moins, c'est que ce sont les acides gras saturés qui protègent le mieux contre le vieillissement. Les oméga-3, très conseillés pour les cardiaques, ne sont pas du tout des produits anti-âges. Nous avons conclu des diverses études que le mieux semble être de ne pas trop manger d'acides gras saturés et de protéger les insaturés contre l'oxydation par des suppléments d'antioxydants.

Dans ce livre, je n'ai pas parlé des liftings et autres méthodes pour paraître plus jeune, car ces ravalements de façade irréversibles ne sont que des replâtrages pour cacher le vieillissement. Ils ne peuvent pas faire vivre en meilleure santé et plus longtemps. Ce qui m'intéresse, ce n'est pas de cacher les effets visibles du vieillissement, c'est de freiner ou d'inverser le vieillissement lui-même, donc au niveau moléculaire.

Si par chance les effets des anti-âges s'ajoutent et sont comparables chez l'homme et chez les souris et les rats, une évaluation très approchée suggère qu'avec des doses judicieuses d'anti-âges, nous pourrions peut-être vivre en moyenne environ 140 ans.

Ce serait un progrès spectaculaire. Mais ce ne serait encore rien par rapport à la durée des âges géologiques, à l'âge de la Terre, à l'éternité.

Les expériences que j'ai rapportées dans ce livre sont à mon avis suffisantes pour qu'il vaille la peine de faire le pari de prendre des anti-âges. Elles restent toutefois encore insuffisantes pour avoir des certitudes scientifiques. Aussi, j'ai suggéré la réalisation de beaucoup d'autres expériences.

Nous pourrions ainsi chercher à nous modifier génétiquement pour mieux résister naturellement contre les radicaux libres oxydants. Si nous avions les mêmes protections que les oiseaux, nous pourrions espérer vivre 200 ans.

J'ai aussi suggéré de nombreuses autres études pour pouvoir vivre encore beaucoup plus longtemps, non seulement en freinant le vieillissement, mais aussi si possible en rajeunissant.

Pour faire des recherches, il faut du temps, et de l'argent pour payer les chercheurs et leur permettre d'acheter du matériel. Les recherches ont été jusqu'ici suffisantes pour faire des progrès considérables dans la compréhension des mécanismes du vieillissement. Elles ont été faites surtout en Amérique, aux Etats-Unis, le pays de l'homme sur la Lune, un pays qui certes a de grands défauts dans certains domaines, mais où on n'a pas peur du nouveau, où on n'a pas peur de tout remettre en cause par la science, y compris l'ordre naturel quand il ne convient pas à l'individu. C'est un pays où on a le culte de l'individu, ce qui est très bien. Les Français sont trop fatalistes pour donner beaucoup d'argent à ce genre de recherches.

La génétique est à la mode. Cela permet d'avoir des crédits pour étudier certains aspects du vieillissement. La lutte contre le vieillissement ouvre un très grand marché. Espérons que l'appât du gain contribuera à faire avancer plus vite les recherches dans ce domaine, sans trop nous fourvoyer en nous présentant comme des produits miracles une multitude de produits qui n'en sont pas, en créant la confusion entre les produits qui ont réellement un effet et ceux qui n'en ont pas, pour faire acheter n'importe quoi et faire dépenser le plus possible.

La mode actuelle est plus à chercher à rester jeune ou à continuer à en avoir l'air, pour pouvoir continuer à plaire et à séduire, qu'à chercher à vivre plus longtemps. On peut espérer cependant que les recherches dans ce sens contribueront aussi à augmenter la longévité.

Ce qui nous intéresse, ce n'est pas seulement que nos lointains descendants deviennent un jour immortels. Cela ne serait d'aucun intérêt pour nous-mêmes. Nous voulons nous aussi profiter le plus vite possible des progrès de la longévité. Aussi, il faudrait, maintenant qu'un allongement considérable de la durée de vie semble accessible scientifiquement, faire un maximum d'efforts dans les recherches contre le vieillissement pour sauver dès maintenant d'une mort certaine des milliards de gens, ou au moins pour repousser le plus possible cette échéance fatale, ainsi que l'horrible décrépitude qui précède cette mort de vieillesse qui vient à petit feu, par la maladie du vieillissement, cette terrible maladie mortelle « normale ».

Le but de ce livre était donc de montrer que prolonger considérablement la vie doit être possible et est souhaitable. Aussi, j'espère que mes arguments contre les théories « mortalistes » auront convaincu un grand nombre de gens. Malheureusement, comme il est très probable que nous soyons nés trop tôt pour pouvoir profiter nous-mêmes de la découverte de l'immortalité, il faudrait que nous puissions attendre son avènement en étant conservés à très basse température. C'est ce que proposent les sociétés cryonics avec des méthodes qui ne marchent pas pour l'instant. Je souhaite que la cryopréservation sans dégâts soit bientôt au point. Pour cela aussi, il faut travailler. Heureusement, les chercheurs californiens sont près du but. Ce n'est donc pas en France, mais en Amérique que la découverte de la cryogénisation des humains sans dégâts sera faite.

Si on vit de plus en plus longtemps, il faudra faire de moins en moins d'enfants. Espérons que les gens seront capables de suivre cette dure discipline, qui sera une question de vie ou de mort (faute de place) pour eux. La natalité baisse déjà assez rapidement dans la plupart des pays du monde, alors que la longévité augmente. Beaucoup de natalistes s'en plaignent. Certains se lamentent de voir que les générations ne sont plus remplacées en Europe. Nous trouvons au contraire que c'est très encourageant et qu'il est souhaitable que cela continue. Cela nous laissera plus de place pour vivre plus longtemps.

Mais trouver l'immortalité des individus ne sera pas possible si l'espèce humaine elle-même est menacée à cause de son imprévoyance dans une économie à court terme où seul compte le profit. L'humanité continue à gaspiller les ressources naturelles, en particulier les combustibles fossiles. Les gaz à effet de serre s'accumulent dans l'atmosphère. Aussi, de toutes façons, il faut faire le maximum d'efforts pour ne plus continuer à grignoter notre capital et pour trouver un équilibre avec la nature. Pour cela, il ne faut pas hésiter à prendre des mesures qui s'opposent à l'économie capitaliste quand celle-ci pousse au gaspillage des ressources naturelles. Il faut préserver la nature non seulement pour nos descendants, mais aussi pour nous-mêmes si nous devons vivre beaucoup plus longtemps.

Les croyants pensent qu'après la mort, il y aura un au-delà où au moins ceux qui auront été suffisamment bons sur terre verront Dieu. Il se peut aussi que l'immortalité ne nous tombe pas du ciel. Dieu, s'il existe, a peut-être voulu que nous la trouvions nous-mêmes, par la Science. Si cette dernière le permet, ce sera la seule façon de la trouver si par malheur il n'y a pas d'au-delà.

RÉFÉRENCES ET NOTES

PREMIÈRE PARTIE

1. HAYFLICK L., MOORHEAD PS. : *The serial cultivation of human diploid cell strains*, Experimental Cell Research, Vol. 25, 1961, p. 585-621.

2. HAYFLICK L. : *The cellular basis for biological aging in Handbook of the biology of aging*, Ed.C.E.Finch and L.Hayflick, N Y, 1977.

3. HAYFLICK L. : *La biologie cellulaire du vieillissement*, Pour la Science, mars 1980, mensuel n° 29, p. 84-92.

4. MARTIN GM. : *Replicative life-span of cultivated human cells. Effects of donor's age, tissue, and genotype*, Laboratory Investigation, Vol. 23, No 1, p. 86-92, 1970.

5. ORGEL LE. : *The maintenance of the accuracy of protein synthesis and its relevance to aging*, Proc. Nat. Acad. Sci. USA, Vol. 49, 1963, p. 517

6. ORGEL LE. : *The maintenance of the accuracy of protein synthesis and its relevance to ageing : a correction*, Proc. Nat . Acad. Sci. USA, Vol. 67, 1970, p. 1476.

7. MARTIN GM. : *Genetic analysis of ageing : role of oxidative damage and environmental stresses*, Nature Genetics, Vol. 13, 1996, p. 25-34.

8. BECKMAN KB. : *The free radical theory of aging matures,* Physiological Reviews, Vol. 78, No 2, 1998, p. 547-581.

9. HARMAN D. : *Aging : a theory based on free radical and radiation chemistry*, J. Gerontol., Vol. 11, 1956, p. 298-300.

10. DELCOURT C. : *Les agissements des radicaux libres*, La Recherche, n° 322, juillet/août 1999, p. 62-65.

11. STADTMAN ER : *Protein oxidation and aging*, Science, Vol. 257, 1992, p. 1220-1224.

12. AMES BA., SHINGENAGA MK., PARK E.-M. : *Oxidation damage and repair : chemical, biological and medical aspects*, Pergamon Press, Elmsford, NY, 1991, p. 181-187.

13. SHIGENAGA MK., HAGEN TM., AMES BN. : *Review. Oxidative damage and mitochondrial decay in aging,* Proc. Nat. Acad. Sci USA, Vol. 91, 1994, p. 10771-10778.

14. MCCORD JM. : *Superoxide dismutase. An enzymic function for erythrocuprein (hemocuprein)*, J.Biol.Chem., Vol. 244, p. 6049-6055, 1969.

15. Dans son livre sur la superoxyde-dismutase (SOD)*, Guy Jadot mentionne des études sur sa concentration dans les globules rouges (ou érythrocytes) (les cellules du sang qui transportent l'oxygène). Celle-ci est à peu de choses près la même chez tous les individus et indépendante de l'âge chez les gens en bonne santé. En revanche, chez les gens physiologiquement vieillis et avec des problèmes de santé dus à l'âge, cette concentration peut être trop faible ou trop élevée. Elle est très variable dans les cellules cancéreuses. Certaines maladies sont associées à des taux de SOD trop faibles, d'autres à des taux trop élevés. Curieusement, les mongoliens ont dans leurs globules rouges des taux de SOD 50 % supérieurs à la normale. Guy Jadot mentionne des comparaisons des concentrations de cette enzyme dans les érythrocytes des animaux et de l'homme. Elles sont peu dépendantes de l'espèce. Il faut toutefois noter que le cas des globules rouges est peu intéressant, car ces cellules sont assez rapidement renouvelées et ne vivent que 120 jours. Elles n'ont pas besoin d'être spécialement protégées contre le vieillissement. Nous parlerons plus loin des fortes corrélations avec la longévité dans le foie.

Une superoxyde-dismutase contient un atome de cuivre et un atome de zinc et une autre, un atome de manganèse. La première est codée par un gène qui est sur le chromosome 21 et la deuxième sur le chromosome 6. Les mongoliens font plus de SOD parce qu'ils possèdent le chromosome 21 en triple exemplaire (trisomie 21).

Le taux naturel de SOD peut varier un peu pour s'adapter aux besoins liés à l'environnement. Elle devient plus élevée quand on vit en atmosphère polluée.

Mais des taux trop importants de SOD peuvent être dangereux entre autres en inhibant certains processus oxydatifs normaux du métabolisme.

Contrairement à celle de la SOD qui est constante, la concentration de glutathion-peroxydase dans les érythrocytes augmente avec l'âge. Elle double de la naissance à l'âge adulte. Vers 60 ans, sa concentration est d'environ 20 % supérieure à celle d'un homme jeune. Les taux de glutathion peroxydase et de catalase dépendent des espèces animales. Chez la souris et le canard un faible taux de catalase est compensé par un taux élevé de glutathion peroxydase. Mais on n'a pas trouvé de corrélation générale entre les variations des deux enzymes d'une espèce à l'autre.
* GUY JADOT : Chapitre D. Mécanismes généraux de défense de l'organisme. Dans : *Les superoxyde-dismutases*, Masson, 1988.

16. Avant correction, on estime que la fréquence des mutations dues à la duplication dans les cellules avec noyau varie de 1 pour 5000 à 1 pour 10^7 copies de bases, ce qui ferait pour $6X10^9$ bases, entre 600 et $1,2X10^6$ erreurs. Mais après correction, dans les cellules humaines, la fréquence des erreurs (des mutations) dues à la duplication qui restent serait seulement d'environ $1,4X10^{-10}$ pour chaque paire de bases de l'une ou l'autre des cellules filles* ! Pour chacune d'elles, il a fallu recopier $3X10^9$ nucléotides. La fréquence des cas où aucune erreur ne reste sur une nouvelle cellule après correction est $(1\text{-}1,4X10^{-10})^{3x10exp9}$ = 0,657, soit 66 % des duplications. (Et en remplaçant $3X10^9$ par $6X10^9$ on trouve qu'aucune erreur n'est faite pendant la duplication sur aucune des cellules filles dans 43 % des cas). Une erreur reste sur une nouvelle cellule dans $3X10^9X1,4X10^{-10}X(1\text{-}1,4X10^{-10})^{(3x10exp9)-1}$ = 0.276   28 % des cas. On trouve qu'il reste 2 errreurs dans 0,058   6 % des cas. Il y a plus de 2 erreurs dans 100-65,7-27,6-5,8=0,9 % des cas. C'est une reproduction très haute fidélité ! Recopier six milliards de lettres sans se tromper dans plus de 43 % des cas !
* FEIG DI., LOEB LA. : *Endogenous mutagenesis.* In : *DNA repair mechanisms : impact on human diseases and cancer*, Jean-Michel H.Vos, Springer-Verlag, 1995, p. 175-185.

17. OSADA H., TAKAHASHI T. : *Genetic alterations of multiple tumor suppressors and oncogenes in the carcinogenesis and progression of lung cancer,* Oncogene, Vol. 21, 2002, p. 7421-7434.

18. SOZOU PD., KIRKWOOD TBL. : *A stochastic model of cell replicative senescence based on telomere shortening, oxidative stress, and somatic mutations in nuclear and mitochondrial DNA*, J.Theor. Biol., Vol. 213, 2001, p. 573-586.

19. Des études sur des mutations dans une zone particulière de lymphocytes (une variété de globules blancs) ont montré que la proportion de mutants était environ 10 fois plus élevée chez les personnes âgées que chez les nouveaux nés (7×10^{-5} contre $0{,}7 \times 10^{-5}$). Mais ces études n'ont pas permis de savoir si la vitesse à laquelle apparaissent les mutations augmente ou non avec l'âge (a). Dans les mitochondries, le bombardement par les radicaux libres est plus intense que dans le noyau. La vitesse de mutations est 10 à 20 fois plus grande dans l'ADN des mitochondries que dans celui du noyau (b). Ce rapport est déjà élevé, mais il serait surprenant qu'il ne le soit pas encore beaucoup plus s'il n'y avait aucun système de correction dans les mitochondries, ce qu'on a longtemps cru. On a découvert récemment des mécanismes de réparation dans les mitochondries, un peu moins efficaces que dans le noyau (c). L'ADN d'une mitochondrie est très petit, 100 000 fois plus petit que celui du noyau. Chez les mammifères, il ne contient que 37 gènes (c). Au cours de l'évolution, avec le temps, la plupart des gènes des mitochondries ont été transférés dans l'ADN du noyau, plus fiable (c). Il est plus sûr de commander à distance la dangereuse manipulation de l'oxygène. Curieusement, dans des cultures de fibroblastes, on n'a pas pu détecter d'augmentation du nombre de mitochondries mutantes avec le temps, probablement parce que la plupart des cellules les contenant meurent et sont éliminées.

(19 a). GRIST SA. : *In vivo human somatic mutation : frequency and spectrum with age*, Mutation Research, Vol. 266, 1992, p. 189-196.
(19 b). JOHNSON FB., SINCLAIR DA., GUARENTE L. : *Molecular biology of aging*, Cell, Vol. 96, 1999, p. 291-302.
(19 c). CUMMINS JM. : *Mitochondria : potential roles in embryogenesis and nucleocytoplasmic transfer,* Human Reproduction Update, Vol. 7, No.2, 2001, p. 217-228.

20. HART RW., SETLOW RB. : *Correlation between deoxyribonucleic acid excision-repair and life-span in a number of mammalian species*, Proc. Nat. Acad. Sci. USA, Vol. 71, No 6, 1974, p. 2169-2173.

21. WALFORD R. : *La vie la plus longue*, Robert Laffont, 1984.

22. CORTOPASSI GA., WANG E. : *There is a substantial agreement among interspecies estimates of DNA repair activity*, Mechanisms of Ageing and Development, Vol. 91, 1996, p. 211-218.

23. AUSTAD SN. : *Le pouvoir de la sélection naturelle*, La Recherche, n° 322, juillet/août 1999, p. 26-31.

24. CUTLER RG. : *Superoxide dismutase, longevity and specific metabolic rate. A reply.* Gerontology, Vol. 29, p. 113-120, 1983.

25. CUTLER RG. : *Antioxidants and aging*, Am.J.Clin.Nutr.,Vol. 53, 1991, p. 373S-379S.

26. CURTAY JP., SOUCCAR T. : *Le programme de longue vie*, Seuil, 1999.

27. MONTREUIL J. : *Primary structure of glycoprotein glycans. Basis for the molecular biology of glycoproteins*, Advances in carbohydrate chemistry and biochemistry, Vol. 37, 1980, p. 157-223.

28. PROUST J. : *Tout savoir sur la prévention du vieillissement*, Favre, 1999.

29. *The Maillard reaction in aging, diabetes, and nutrition,* Editors : Baynes JW., Monnier VM, Progress in clinical and biological research, Volume 304. Alan R.Liss, Inc., New York, 1989.

30. BOOTH AA. : *In vitro kinetic studies of formation of antigenic advanced glycation end products (AGEs)*, The Journal of Biochemical Chemistry, Vol. 272, No. 9, 1997, p. 5430-5437.

31. BOLDYREV AA. : *Carnosine, the protective, anti-aging peptide*, Bioscience Reports, Vol. 19, No 6, 1999, p. 581-587.

32. MÜNCH G. : *Advanced glycation endproducts in ageing and Alzeimer's disease*, Brain Research Reviews, Vol. 23, 1997, p. 134-143.

33. HIPKISS AR. : *Carnosine and protein carbonyl groups : a possible relationship*, Biochemistry, Vol. 65, No 7, 2000, p. 771-778.

34. GALLANT S. : *Carnosine as a potential anti-senescence drug*, Biochemistry, Vol. 65, No 7, 2000, p. 866-868.

35. STUERENBURG HJ. : *The roles of carnosine in aging of skeletal muscle and in neuromuscular diseases*, Biochemistry (Moscow), Vol. 65, No.7, 2000, p. 862-865.

36. HOLLIDAY R., McFarland GA. A *role for carnosine in cellular maintenance*, Biochemistry, Vol. 65, No 7, 2000, p. 843-848.

37. HARMAN D. : *Aging : prospects for further increases in the functional life span*, Age, Vol. 17, 1994, p. 119-146.

38. JAZWINSKI SM. : *Longevity, genes and aging*, Science, Vol. 273, 1996, p. 54-74.

39. SWISSHELM K. : *Age-related increase in methylation of ribosomal genes and inactivation of chromosome-specific rRNA gene clusters in mouse*, Mutation Research, Vol. 237, 1990, p. 131-146.

40. PARHAMI F., DEMER LL. : *Arterial calcification in face of osteoporosis in ageing : can we blame oxidized lipids ?* Current opinion in lipidology, Vol. 8, 1997, p. 312-314.

41. ATKINSON J. : *Arterial calcification. Mechanisms, consequences and animal models*, Pathologie Biologie, Vol. 47, n° 7, 1999, p. 677-684.

42. KLOTZ O. : *Studies of calcareous degeneration I. The process of pathological calcification*, J.Exp. Med., Vol. 7, 1905, p. 633-675.

43. ROBERT L. : *Cell-matrix interactions in the genesis of arteriosclerosis and atheroma. Effect of aging*, Annals New York Academy of Sciences, Vol. 673, 1992, p. 331-341.

44. MOON J. : *Hypothesis : etiology of atherosclerosis and osteoporosis : are imbalances in the calciferol endocrine system implicated ?* Journal of the American College of Nutrition, Vol. 11, N°. 5, 1992, p. 567-583.

45. SCHMID HA. : *Calcium, calcification, and melatonin biosynthesis in the human pineal gland : a postmortem study into age-related factors*, J.Pineal Research, Vol. 16, 1994, p. 178-183.

46. SCHMID HA. RAYKHTSAUM G. : *Age-related differences in the structure of human pineal calcium deposits : results of transmission electron microscopy and mineralographic microanalysis*, J.Pineal Research, Vol. 18, 1995, p. 12-20.

47. SCHMID HA. : *Decreased melatonin biosynthesis, calcium flux, pineal gland calcification and aging : a hypothetical framework*, Gerontology, Vol. 39, 1993, p. 189-199.

48. KLOEDEN PE. : *Does a centralized clock for ageing exist ?* Gerontology, Vol. 36, 1990, p. 314-322.

49. SANDYK R. : *Is postmenopausal osteoporosis related to pineal gland function ?* Intern. J.Neuroscience, Vol. 62, 1992, p. 215-225.

50. DONALDSON T. : *A Guide to AntiAging Drugs*, Periastron Books, California, USA 1994.

51. CAMPBELL : *Biology, Third Edition*, The Benjamin/Cummings Publishing Company, 1993.

52. *Sciences et Avenir* n° 586, décembre 1995.

53. PIERPAOLI W., REGELSON W. : *Le miracle de la mélatonine*, Robert Laffont, 1995.

54. ZEITZER JM. : *Do plasma melatonin concentrations decline with age?* The American Journal of Medicine, Vol. 107, 1999, p. 432-436.

55. WALDHAUSER F., KOVACS J., REITER E. : *Age-related changes in melatonin levels in humans and its potential consequences for sleep disorders.* Experimental Gerontology, Vol. 33, nos7/8, 1998, p.759-772.

56. RUDMAN D. : *Impaired growth hormone secretion in the adult population. Relation to age and adiposity*, J.Clin. Invest., Vol. 67, 1981, p. 1361-1369.

57. VERMEULEN A. : *Ageing, hormones, body composition, metabolic effects*, World J.Urol., Vol. 20, 2002, p. 23-27.

58. XU X., SONNTAG WE. : *Growth hormone and aging : regulation, signal transduction and replacement therapy*, Trends Endocrinol. Metab., Vol. 7, 1996, p. 145-150.

59. KANSARI D.N., GUSTAD T. : *Effects of long-term, low dose growth hormone therapy on immune function and life expectancy of mice*, Mech. Ageing Dev., Vol. 57, 1991, p. 87-100.

60. KHAN AS. : *Growth hormone, insulin-like growth factor-1 and the aging cardiovascular system*, Cardiovascular Research, Vol. 54, 2002, p. 25-35.

61. LONGO VD., CE. FINCH. : *Evolutionary medicine : from dwarf model systems to healthy centenarians ?* Aging review. Science, Vol. 299, 2003, p. 1342-1346.

62. BERMUDEZ F. : *High incidence of decreased serum triiodothyronine concentration in patients with nonthyroidal disease*, J.Clin. Endocrinol. Metab., Vol. 41, No 1, 1975, p. 27-40.

63. VERMEULEN A. : *Physiopathology of dehydroepiandrosterone and its sulfate. In : DHEA, a comprehensive review*, The Parthenon Publishing Group, 1999, p. 13-33.

64. BEAULIEU E.-E. : *Dehydroepiandrosterone (DHEA) : a Fountain of Youth?* Journal of Clinical Endocrinology and Metabolism, Vol.81, n°9, 1996, p. 3147-3151.

65. HERTOGHE T. NABET J.-J. : *Comment rester jeune plus longtemps*, Albin Michel, 2000.

66. ORENTREICH N. : *Age changes and sex differences in serum dehydroepiandrosterone sulfate concentrations throughout adulthood*, Journal of Clinical Endocrinology and Metabolism, Vol.59, No.3, 1984,p.551-555.

67. VERMEULEN A. : *Dehydroepiandrosterone sulfate and aging.* Annals New York Acad. Sci., Vol. 774, 1995, p. 121-127.

68. ORENTREICH N. : *Long-term longitudinal measurements of plasma dehydroepiandrosterone sulfate in normal men*, J. Clin. Endocrinol. Metab., Vol. 75, No 4, 1992, p. 1002-1004.

69. MAZAT L. : *Prospective measurements of dehydroepiandrosterone sulfate in a cohort of elderly subjects : relationship to gender, subjective health, smoking habits, and 10-year mortality*, Proc. Natl. Acad. Sci. USA, Vol. 98, No 14, 2001, p. 8145-8150.

70. BEAULIEU E.-E. : *Dehydroepiandrosterone (DHEA), DHEA sulfate, and aging : contribution of the DHEAge study to a sociobiomedical issue.* Proceedings of the National Academy of Sciences, Vol.97, No.8, 2000,p.4279-4284.

71. E.-E. BAULIEU : *Neuroactive neurosteroids : dehydroepiandrosterone and dehydroepiandrosterone sulfate, in : DHEA, a comprehensive review*, The Parthenon Publishing Group, 1999, p. 13-33.

72. LABRIE F. : *Role of DHEA transformation into androgens and estrogens in peripheral intracrine tissues, in : DHEA, a comprehensive review*, The Parthenon Publishing Group, 1999, p. 13-33.

73. KLINGELHUTZ AJ. : *The roles of telomeres and telomerase in cellular immortalization and development of cancer*, Anticancer research, Vol. 19, 1999, p. 4823-4830.

74. DE LANGE T. : *Le temps ronge les extrémité de nos chromosomes*, La Recherche, n° 322, juillet/août 1999, p. 58-60.

75. GOYNS MH., LAVERY WL. : *Review. Telomerase and mammalian ageing : a critical appraisal*, Mechanisms of ageing and development, Vol. 114, 2000, p. 69-77.

76. BODNAR AG. : *Extension of life-span by introduction of telomerase into normal human cells*, Science, Vol. 279, 1998, p. 349-352.

77. MORALES CP. : *Absence of cancer-associated changes in human fibroblasts immortalized with telomerase.* Nature Genetics, Vol. 21, 1999, p. 115-118.

DEUXIÈME PARTIE

1. SOUCCAR T., ROBARD I. : *Santé, mensonge et propagande*, Seuil, 2004.

2. CURTAY J.-P., SOUCCAR T. : *Le programme de longue vie*, Seuil, 1999.

3. FRASSETTO L. : *Diet, evolution and aging – the pathophysiologic effects of the post-agricultural inversion of the potassium – to – sodium and base – to - chloride ratios in the human diet,* Eur. J. Nutr., Vol. 40, 2001, p. 200-213.

4. CURTAY J.-P., SOUCCAR T. : *Le nouveau guide des vitamines*, Seuil, 1996.

5. JIANG Q. : *Gamma-tocopherol, the major form of vitamin E in the US diet, deserved more attention*, Am.J.Clin.Nutr., Vol. 74, 2001, p. 714-722.

6. PACKER L., SMITH JR. : *Extension of the lifespan of cultured normal human diploid cells by vitamin E*, Proceedings of the National Academy of Sciences, Vol. 71, 1974, p. 4763-4767.

7. HARMAN D. : *Free radical theory of aging : beneficial effect of antioxidants on the life span of male NZB mice ; role of free radical reactions in the deterioration of the immune system with age and in the pathogenesis of systemic lupus erythematosus*, Age, Vol. 3, 1980, p. 64-73.

8. PORTA E.A. : *Effects of the type of dietary fat at two levels of vitamin E in Wistar male rats during development and aging. I. Life span, serum biochemical parameters and pathological changes*, Mechanisms of ageing and development, Vol. 13, 1980, p. 1-39.

9. ENSTROM JE., PAULING L. : *Mortality among health-conscious elderly Californians*, Proc.Nat.Acad.Sci., Vol. 79, 1982, p. 6023-6027.

10. LEDERER J. : *Sélénium et Vitamine E*, Editions Nauwelaerts, 1986.

11. PEARSON D., SHAW S. : *Life Extension - guide scientifique et pratique pour vivre plus longtemps*, Anne Carrière, 1993.

12. TRABER MG. : *Vitamin E, nuclear receptors and xenobiotic metabolism,* Ach. Biochem. Biophys., Vol. 423, 2004, p. 6-11.

13. COLGAN M. : *Les Vitamines - Votre programme personnalisé pour mieux vivre et plus longtemps*, Solar, 1982.

14. PROUST J. : *Tout savoir sur la prévention du vieillissement*, Favre, 1999.

15. SCHROEDER HA., MITCHENER M. : *Selenium and tellurium in rats : effect on growth, survival and tumors*, J.Nutrition, Vol. 101, 1971 , p. 1531-1540.

16. MEDINA D., SHEPERD F. : *Selenium-mediated inhibition of mouse mammary tumorigenesis,* Cancer Letters, Vol. 8, 1980, p. 241-245.

17. WALFORD R. : *La vie la plus longue*, Robert Laffont, 1984.

18. LE CREN F. : *Les antioxydants*, Editions Quebecor, 1999.

19. SCHULZ-AELLEN M.-F. : *Aging and human longevity*, Birkhäuser, 1997.

20. SAX NI. : *Dangerous properties of industrial materials*, Reinhold, 1965.

21. MASSIE HR. : *Effect of dietary b-carotene on the survival of young and old mice*, Gerontology, Vol. 32, 1986, p.189-195.

22. RANDOIN L., LE GALLIC P., DUPUIS Y., BERNARDIN A., INSTITUT SCIENTIFIQUE D'HYGIÈNE ALIMENTAIRE : *Tables de composition des aliments,* Editions Jacques Lanore, 2000.

23. DONALDSON T. : *A Guide to AntiAging Drugs*, Periastron Books, California, USA,1994

24. PELTON RB., WILLIAMS R. : *Effect of pantothenic acid on the longevity of mice*, Proc. Soc. Exp. Biol. Med., Vol.99, 1958, p.632-633.

25. BLOCK G. : *Vitamin C and cancer prevention : the epidemiologic evidence*, Am. J. Clin. Nutr., Vol. 53, 1991, p. 270S-282S, 1991.

26. BLOCK G. : *Editorial. Vitamin C and reduced mortality*, Epidemiology, Vol. 3, 1992, p. 189-191.

27. ENSTROM JE. : *Vitamin C intake and mortality among a sample of the United States population*, Epidemiology, Vol. 3, 1992, p. 194-202.

28. FAHY GM. : *Short-term and long-term possibilities for interventive gerontology*, The Mount Sinai Journal of Medicine, Vol. 58, n°4, September 1991, p.328-340.

29. *La centrophénoxine stimule le cerveau et lutte contre son vieillissement*, Nutranews, juin 2003, p. 15-18.

30. Gill PJ., Hanson DM. : *Effect of centrophenoxine on human embryonic lung cells in culture.* In : Roberts J., Adelman RC., Cristofalo VJ., : Pharmacological intervention in the aging process, Plenum Press, New York, 1977, p. 277-284.

31. Hochschild R. : *Effect of dimethylaminoethanol on the life span of senile male A/J mice*, Exp. Gerontol., Vol. 8, 1973, p.185-191.

32. Hochschild R. : *Effect of dimethylaminoethyl p-chlorophenoxyacetate on the life span of male Swiss Webster albino mice*, Exp. Gerontol., Vol. 8, 1973, p. 177-183.

33. Bliznakov EG. Hunt GL. : *The miracle nutrient coenzyme Q10*, Bantam Books, 1986.

34. Sarter B. : *Coenzyme Q10 and cardiovascular disease : a review*, J.Cardiovasc. nursing, Vol. 16, 2002, p. 9-20.

35. Coles L.S., Harris S.B. : *Coenzyme Q-10 and lifespan extension*, Advances in Anti-aging Medicine, 1996, p. 205-215.

36. Löonrot K. : *The effects of lifelong ubiquinone Q10 supplementation on the Q9 and Q10 tissue concentrations and life span of male rats and mice*, Biochemistry and Molecular Biology International, Vol.44, 1998, p.727-737.

37. *Antioxydants / Le coenzyme Q10*, Nutranews, mars 2004.

38. Atkins R. : *Le régime anti-âge*, Marabout, 2003.

39. Heart Protection Study Collaborative Group : *MRC/BHF heart protection study of cholesterol lowering with simvastatin in 20 536 high-risk individuals : a randomised placebo-controlled trial*, The Lancet, Vol. 360, 2002, p. 7-22.

40. Lemiengre M. : *Statines et prévention cardiovasculaire : la « Heart Protection Study »*, Minerva, février 2003,Vol. 2, p.24-29.

41. Vouldoukis I. : *Antioxidant and anti-inflammatory properties of Cucumis melo LC. extract rich in superoxide dismutase activity*, Journal of Ethnopharmacology, Vol. 94, 2004, p. 67-75.

42. Vouldoukis I. : *Supplementation with gliadin-combined plant superoxide dismutase extract promotes antioxidant defences and protects against oxidative stress*, Phytother. Res., Vol. 18, 2004, p. 957-962.

43. Muth CM. : *Influence of an orally effective SOD on hyperbaric oxygen-related cell damage*, Free Radical Research, Vol. 38, 2004, p. 927-932.

44. Matsuo M. : *Resistance of cultured human skin fibroblasts from old and young donors to oxidative stress and their glutathione peroxidase activity*, Gerontology, Vol. 50, 2004, p. 193-199.

45. Leeuwenburgh C. : *Aging and exercise training in skeletal muscle : responses of glutathione and antioxidant enzyme systems*, American Journal of Physiology, Vol. 267 (2 Pt 2), 1994, p; R 439-445.

46. O'Donnell E. : *Dietary antioxidant supplementation reverses age-related neuronal changes*, Neurobiology of aging, Vol. 19, 1998, p. 461-467.

47. Bezlepkin VG. : *The prolongation of survival in mice by dietary antioxidants depends on their age by the start of feeding this diet*, Mechanisms of ageing and development, Vol. 92, 1996, p. 227-234.

48. Hertoghe T., Nabet J.-J. : *Comment rester jeune plus longtemps*, Albin Michel, 2000.

49. Souccar T. : *Une hormone en pleine croissance*, Sciences et Avenir, juin 2000, p. 50-51.

50. Baulieu E.-E. : *Dehydroepiandrosterone (DHEA) : a Fountain of Youth? Journal of Clinical Endocrinology and Metabolism*, Vol.81, n°9, 1996, p. 3147-3151.

51. Mazat L. : *Prospective measurements of dehydroepiandrosterone sulfate in a cohort of elderly subjects : relationship to gender, subjective health, smoking habits, and 10-year mortality*, Proc. Natl. Acad. Sci. USA, Vol. 98, No 14, 2001, p. 8145-8150.

52. Baulieu E.-E. : *Dehydroepiandrosterone (DHEA), DHEA sulfate, and aging : contribution of the DHEAge study to a sociobiomedical issue*, Proceedings of the National Academy of Sciences, Vol.97, No.8, 2000,p.4279-4284.

53. Naysayer : *Le débat sur la DHEA – DHEA et cancer*, Nutranews, mai 2004, p. 16-20.

54. Mc Cormick DL. : *Chemoprevention of hormone-dependent prostate cancer in the Wistar-Unilever rat*, Eur. Urol., Vol. 35, 1999, p. 464-467.

55. Schwartz AG. : *Inhibition of spontaneous breast cancer formation in female C3H (Avy/a) mice by long-term treatment with dehydroepiandrosterone*, Cancer Research, Vol. 39, 1979, p. 1129-1132.

56. Schwartz AG. : *Cancer prevention with dehydroepiandrosterone and non-androgenic structural analogs*, J.Cell Biochem-Suppl., Vol. 22, 1995, p. 210-217.

57. Casson P.R. : *The use and effects of DHEA in humans, in : DHEA, a comprehensive review*, The Parthenon Publishing group, 1999, p. 127-152.

58. Rao MS. : *Hepatocarcinogenicity of dehydroepiandrosterone in the rat*, Cancer Res., vol. 52, 1992, p. 2977-2979.

59. Tan DX. : *Melatonin : a potent, endogenous hydroxyl radical scavenger*, Endocrine J., Vol. 1, 1993, p. 57-60.

60. Tan DX. : *The pineal hormone melatonin inhibits DNA-adduct formation induced by the chemical carcinogen safrole in vivo*, Cancer Letters, Vol. 70, 1993, p. 65-71.

61. Pierpaoli W., Regelson W. : *Le Miracle de la Mélatonine*, Laffont, 1995.

62. PITTALIS S. : *Effect of a chronic therapy with the pineal hormone melatonin on cholesterol levels in idiopathic hypercholesterolemic patients*, Recenti Progressi in Medicina, Vol. 88, n° 9, Settembre 1997, p. 401-402.

63. DRAGO F. : *Acute low doses of melatonin restore full sexual activity in impotent male rats*, Brain Research, Vol. 878, 2000, p. 98-104.

64. HIPKISS A.R. : *Carnosine and protein carbonyl groups : a possible relationship*, Biochemistry (Moscow), Vol. 65, No 7, 2000, p. 771-778.

65. KYRIAZIS M. : *Carnosine can reduce urinary MDA concentration*, http://www.antiaging-systems.com/extract/carnosinetrial.htm

66. An interview with Marios Kyriazis M.D. about L-carnosine and N-acetylcarnosine, http://www.antiaging-systems.com/extract/kyriazis.htm

67. BABIZHAYEV MA. : *Lipid peroxidation and cataracts : N-acetylcarnosine as a therapeutic tool to manage age-related cataracts in human and in canine eyes*, Drugs-in-RandD, Vol. 5, 2004, p. 125-139.

68. *La benfotiamine prévient certaines complications du diabète*, Nutranews, juin 2004, p. 8-10.

69. HAMMES HP : *Benfotiamine blocks three major pathways of hyperglycemic damage and prevents experimental diabetic retinopathy*, Nat. Med. , Vol. 9, 2003, p. 294-299.

70. BOILEAU TW. : *Prostate carcinogenesis in N-methyl-N-nitrosourea (NMU)-testosterone-treated rats fed tomato powder, lycopene, or energy-restricted diets*, J. Natl. Cancer Inst., Vol. 95, 2003, p. 1578-1586.

71. THOMAS DONALDSON, dans son livre « *A Guide to AntiAging Drugs* » [23], a passé en revue une série de produits proposés contre le vieillissement. Il a sélectionné des produits pour lesquels on trouve des expériences où l'on a allongé la durée de vie moyenne de mammifères en bonne santé. Il mentionne des

produits dont nous venons de parler (la vitamine E, la vitamine B5, le déanol, la mélatonine, la coenzyme Q10), et d'autres dont l'usage nous semble trop risqué ou dont l'effet sur le vieillissement semble trop incertain, d'après les commentaires faits dans ce livre lui-même. Ces produits sont aussi proposés dans d'autres livres. J'expose ici mon opinion, mais certains spécialistes peuvent en avoir une différente. Il est donc nécessaire de les mentionner.

L'éthoxyquine (dihydroethoxytrimethylquinolone) est le produit qui allongea le plus la vie des souris dans les expériences de Harman de 1968. Mais elle a de sérieux problèmes de toxicité. De trop fortes doses endommagent les reins et le foie. Le BHT (*Butylated HydroxyToluene* = hydroxytoluène butylé) est un antioxydant liposoluble utilisé comme additif alimentaire autorisé pour préserver les aliments. Il fut avec la vitamine E un des deux premiers antioxydants étudiés sur les souris. Il semble toxique aux doses où il peut allonger la vie des souris, sauf quand la nourriture ne contient que peu de graisses. Si la nourriture est grasse, le BHT augmente le taux de cholestérol.

Le NDHGA (acide nordihydroguarétique) est un antioxydant utilisé pour la préservation de la nourriture. La longévité de rats n'a été allongée que dans une expérience avec 24 rats (12 supplémentés et 12 contrôles), ce qui est insuffisant.

L'utilisation de la cystéine peut présenter de sérieux dangers d'après certains rapports.

Souvent, les adultes, et encore plus les personnes âgées présentent des déficiences en vitamine B6. Mais la prise de vitamine B6 peut créer une dépendance. Elle peut modifier l'activité électrique du cerveau, provoquer de l'acné. Il est sans doute plus sûr de ne prendre des suppléments de vitamine B6 que sur prescription médicale. On doit cependant pouvoir sans crainte prendre parfois de toutes petites doses de vitamine B6, par exemple associées au magnésium dans le Magné B6. Les 5 mg que contient ce médicament sont très inférieurs aux 250 mg qu'on peut trouver dans des médicaments où seule la vitamine B6 est le principe actif. Ils sont aussi très inférieurs aux 500 mg ou plus suggérés par Thomas Donaldson d'après les expériences sur les souris pour lutter contre le vieillissement, comparables au seuil de toxicité.

La procaïne a été proposée en Roumanie par Anna Aslan en 1956. Mais les études ultérieures faites en double aveugle n'ont montré aucun effet bénéfique. La procaïne provoque très souvent des allergies.

Le déprényl est un antidépresseur qui est prescrit contre la maladie de

Parkinson. Il y a quelques années il a été beaucoup proposé comme anti-âge. Mais il est bien connu que les antidépresseurs sont des produits dangereux, à utiliser avec les plus grandes précautions. Le déprényl peut provoquer des nausées, des vertiges, des douleurs d'estomac, des hallucinations, de la dépression, de l'ivresse, de l'irritabilité, la bouche sèche, etc...
La levodopa est un médicament contre la maladie de Parkinson. Mais, si elle réduit les tremblements dus à la maladie, elle peut aussi causer des mouvements incontrôlables. Elle peut causer des troubles mentaux, du délire, de la dépression, des troubles du rythme cardiaque, des contractions prématurées des ventricules. Si, dans les expériences sur les souris, une augmentation moyenne de 50 % de la durée de vie a été observée, supérieure à ce qui a pu être observé avec tous les autres anti-âges (dans la seule série d'expériences qui ont été faites), celle-ci a été fortement raccourcie chez 13 % d'entre elles.
La phenformine a été utilisée contre le diabète. Dans certaines expériences, elle a rallongé la vie des souris, mais on s'est aperçu qu'elle raccourcissait celle des humains! La phénytoïne est un médicament contre l'épilepsie. Parmi ses nombreux effets secondaires, elle peut être toxique pour le foie et peut être cancérigène.
Le picolinate de chrome agit contre la glycation. Mais sa toxicité est mal connue.

72. Yu BP. : *Can antioxidant supplementation slow the aging process ?* BioFactors, Vol. 7, 1998, p. 93-101.

73. *Table de composition des aliments*, Afssa, août 2001.

74. Weber C. : *Coenzyme Q10 in the diet - daily intake and relative bioavailabilty*, Molec. Aspects Med., Vol. 18 Suppl., 1997, p. S251-S254.

75. Weber C. : *The coenzyme Q10 content of the average Danish diet,* Internat. J.Vit. Nutr. Res., Vol. 67, 1997, p. 123-129.

76. Kamei M. : *The distribution and content of ubiquinone in foods*, Internat. J. Vit. Nutr. Res., Vol. 56, 1985, p. 57-63.

77. CHAN KM. : *Endogenous skeletal muscle antioxidants*, Critical Reviews in Food Science and Nutrition, Vol. 34, 1994, p. 403-426.

78. PEREIRA-LIMA CI. : *Influence of heat treatment on carnosine, anserine and free amino acid composition of beef broth and its role in flavour development*, Eur. Food. Res. Technol., Vol 210, 2000, p. 165-172.

79. LEGOY M. : *Le coenzyme Q10*,
http://www.mhr-viandes.com/fr/docu/docu/d0002484.htm

80. SERAFINI M. : *Plasma antioxidants from chocolate*, Nature, Vol. 424, 2003, p. 1013.

81. HOLLMAN P.C. : *Addition of milk does not affect the absoption of flavonols from tea in man*, Free Radical Research, Vol. 34, 2001, p. 297-300.

82. LEONARD SW. : *Vitamin E bioavailability from fortified breakfast cereal is greater than that from encapsulated supplements*, Am. J. Clin. Nutr., Vol. 79, 2004, p. 86-92.

83. GUARENTE L. : *Ageless Quest*, Cold Spring Harhor, 2003.

84 J.O.HOLLOSZY. *Longevity of exercising male rats : effect of an antioxidant supplemented diet*, Mechanisms of ageing and development, Vol. 100, 1998, p. 211-219.

85. WILLCOX B., WILLCOX C., SUZUKI M. : *The Okinawa diet plan*, Clarkson N. Potter, New York, 2004.

86. SIMOPOULOS A., ROBINSON J (adapté par de LORGERIL M., SALEN P.) : *Le régime oméga 3. Le programme alimentaire pour sauver notre santé*, Collection Grenoble Sciences, EDP Sciences, 2004.

87. RENAUD S. : *Le Régime Santé*, Editions Odile Jacob, 1998.

88. http://www.sante.gouv.fr/htm/pointsur/nutrition/pol_nutri3323b.pdf

89. PAMPLONA R. : *Modification of the longevity-related degree of fatty acid unsaturation modulates oxidative damage to proteins and mitochondrial DNA in liver and brain*, Experimental Gerontology, Vol. 39, 2004, p. 725-733.

90. PAMPLONA R. : *Membrane fatty acid unsaturation, protection against oxidative stress, and maximum life span. A homeoviscous-longevity adaptation ?* Ann. N.Y. Acad. Sci., Vol. 959, 2002, p. 475-490.

91. OCHOA JJ. : *Aging-related oxidative stress depends on dietary lipid source in rat postmitotic tissues*, Journal of Bioenergetics and Biomembranes, Vol. 35, 2003, p. 267-275.

92. United Nations Population Division, World Population Prospects Population Database, The 2002 Revision, http://esa.un.org/unpp/index.asp?panel=2

93. QUILES JL. : *Coenzyme Q supplementation protects from age-related DNA double-strand breaks and increases lifespan in rats fed on a PUFA-rich diet*, Experimental Gerontology, Vol. 39, 2004, p. 189-194.

TROISIÈME PARTIE

1. CURTAY J.-P., SOUCCAR T. : *Le programme de longue vie*, Seuil, 1999.

2. WALFORD R. : *La vie la plus longue*, Robert Laffont. 1984.

3. AUSTAD SN. : *Le pouvoir de la sélection naturelle*, La Recherche, n° 322, juillet/août 1999, p. 26-31.

4. KLARSFELD A., REVAH F. : *Biologie de la mort*, Editions Odile Jacob, 2000.

5. *The life span of animals*, Nature Bulletin No. 486-A, March 24, 1973,

6. PROUST J. : *Tout savoir sur la prévention du vieillissement*, Favre, 1999.

7. Dans le cas particulier de la levure, les clones paraissent immortels, mais les cellules ne le sont pas. Une cellule de levure ne se divise pas en deux cellules filles égales, mais une suite d'une vingtaine à une cinquantaine de cellules filles bourgeonnent sur la cellule mère, qui finit par mourir. Des bourgeons se forment à leur tour sur ces cellules filles, et ainsi de suite *
* GUARENTE L. : *Ageless Quest*, Cold Spring Harhor, 2003.

8. ROSE MR. : *Laboratory evolution of postponed senescence in Drosophila Melanogaster*, Evolution, Vol. 38, 1984, p. 1004-1010.

9. DELIGEORGES S. : *Stress fatal chez les opossums*, La Recherche, n° 322, juillet/août 1999, p.44-46.

10. LE BOURG E. : *Le bestiaire de la gérontologie expérimentale*, La Recherche, n° 322, juillet/août 1999, p. 39-43

11. TATAR M., BARTKE A., ANTEBI A. : *The endocrine regulation of aging by insulin-like signals*, Science, Vol. 299, 2003, p. 1346-1351

12. JOHNSON FB., SINCLAIR DA., GUARENTE L. *Molecular biology of aging*, Cell, Vol. 96, 1999, p. 291-302

13. STOREY K., J. STOREY : *Gelés mais vivants*, Pour la Science n°160, février 1991, p. 40-45.

14. FERRIEUX C. : *La génétique en 15 balises, Sciences et Avenir hors série*, n°136, octobre/novembre 2003, p. 14-15.

15. MESHORER E., SOREQ H. : *Pre-mRNA splicing modulations in senescence*, Aging Cell, Vol. 1, 2002, p. 10-16.

16. LAKOWSKI B., HEKIMI S. : *Determination of life-span in caenorhabditis elegans by four clock genes*, Science, Vol. 272, 1996, p. 1010-1013.

17. MARTIN GM., AUSTAD SN., TJOHNSON E. : *Genetic analysis of ageing : role of*

oxidative damage and environmental stresses, Nature Genetics, Vol. 13, 1996, p. 25-34.

18. JAZWINSKI SM. : *Longevity, genes and aging*, Science, Vol. 273, 1996, p. 54-59.

19. LONGO VD., FINCH CE. : *Evolutionary medicine : from dwarf model systems to healthy centenarians ?* Aging review, Science, Vol. 299, 2003, p. 1342-1346.

20. KENNEDY BK. : *Redistribution of silencing proteins from telomeres to the nucleolus is associated with extension of life span in S.cerevisiae*, Cell, Vol. 89, 1997, p. 381-391

21. KENNEDY BK. : *Mutation in the silencing gene SIR4 can delay aging in S.cerevisiae*, Cell, Vol. 80, 1995, p. 485-496

22. SINCLAIR DA., GUARENTE L. : *Extrachromosomal rDNA circles – A cause of aging in yeast*, Cell, Vol. 91, 1997, p. 1033-1042

23. CAMPBELL : *Biology*, Third edition, The Benjamin/Cummings Publishing Company, 1993

24. KAEBERLEIN M. : *The SIR2/3/4 complex and SIR2 alone promote longevity in Saccharomyces cerevisiae by two different mechanisms*, Genes and Development, Vol. 13, 1999, p. 2570-2580.

25. SINCLAIR DA., MILLS K., GUARENTE L. : *Accelerated aging and nucleolar fragmentation in yeast sgs1 mutants*, Science, Vol. 277, 1997, p.1313-1316.

26. LIN Y-.J., SEROUDE L., BENZER S. : *Extended life-span and stress resistance in the drosophila mutant Methuselah*, Science, Vol. 282, 1998, p. 943-946.

27. CLANCY DJ. : *Extension of life-span by loss of CHICO, a drosophila insulin receptor substrate protein*, Science, Vol. 292, 2001, p. 104-106.

28. MIGLIACCIO E. : *The p66shc adaptator protein controls oxidative stress response and life span in mammals*, Nature, Vol. 402, 1999, p. 309-313.

29. SNELL GD. : *Dwarf, a new mendelian recessive character of the house mouse*, Proc. Natn.Acad. Sci. U.S.A., Vol. 15, 1929, p. 733-734

30. SCHAIBLE R., GOVEN JW. : *A new dwarf mouse*, Genetics, Vol. 56, 1961, p. 896.

31. FLURKEY K. : *The Snell dwarf mutation Pit1dw can increase life span in mice*, Mechanisms of ageing and development, Vol. 123, 2002, p. 121-130.

32. BROWN-BORG HM. : *Dwarf mice and the ageing process*, Nature, Vol. 384, 1996, p. 33.

33. FABRIS N. : *Lymphocytes, hormones and ageing*, Nature, Vol. 240, 1972, p. 557-559.

34. HOWITZ KT. : *Small molecule activators of sirtuins extend saccharomyces cerevisiae lifespan*, Nature, Vol. 425, 2003, p. 191-196.

35. SCHÄCHTER F. : *Enquête sur les gènes des centenaires*, La Recherche, n°322, juillet/ août 1999, p. 68-70.

36. ROSE MG : *Variability of Sirt3 gene, human silent information regulator Sir2 homologue, and survivorship in the elderly*, Experimental Gerontology, Vol. 38, 2003, p.1065-1070.

37. DE BENEDICTIS G. : *Recent advances in human gene-longevity association studies*, Mechanisms of ageing and development, Vol. 122, 2001, p. 909-920.

38. BONAFÈ M. : *Genetic analysis of paraoxonase (PON1) locus reveals an increased frequency of Arg 192 allele in centenarians*, European Journal of Human Genetics, vol. 10, 2002, p. 292-296

39. GERDES LU. : *Estimation of apolipoprotein E genotype-specific relative mortality risks from the distribution of genotypes in centenarians and middle-aged men : apolipoprotein E gene is a « frailty gene », not a « longevity gene »,* Genetic Epidemiology, Vol. 19, 2000, p. 202-210.

40. MAGNUSON VL. : *The alternative splicing of fibronectine pre-mRNA is altered during aging and in response to growth factors*, The Journal for Biological Chemistry, Vol. 266, 1991, p. 14654-14662.

41. HAMEED M. : *Expression of IGF-1 splice variants in young and old human skeletal muscle after high resistance exercice*, J.Physiol., Vol. 547, 2003, p. 247-254.

42. CHOPRA VS. : *HIP12 is a non-proapoptotic member of a gene family including HIP1, an interactive protein with huntingtin*, Mammalian Genome, Vol. 11, 2000, p. 1006-1015.

43. SELKOE DJ. : *Translating cell biology into therapeutic advances in Alzeimer's disease*, Nature, vol. 399, 1999, p. A23-A31.

44. EVIN G. : *Alternative transcripts of presenilin-1 associated with frontotemporal dementia*, Molecular Neuroscience, Vol. 13, 2002, p. 719-723.

45. MESHORER E. : *Alternative splicing and neuritic mRNA translocation under long-term neuronal hypersensitivity*, Science, Vol. 295, 2002, p. 508-512.

46. SAINTIGNY Y. : *Hélicase RecQ, syndrome de Werner, et réparation de l'ADN par recombinaison homologue*, Médecine/sciences, Vol. 18, 2002, p. 79-85.

47. ERIKSSON M. : *Recurrent de novo point mutations in lamin A cause Hutchinson-Gilford progeria synfrome*, Nature, Vol. 423, 2003, p. 293-298.

48. DE SANDRE-GIOVANNOLI A. : *Lamin A truncation in Hutchinson-Gilford progeria*, Science, Vol. 300, 2003, p. 2055.

49. Mounkes LC. : *A progeroid syndrome in mice is caused by defects in A-type lamins*, Nature, Vol. 423, 2003, p.298-301.

50. Vastag B. : *Cause of progeria's premature aging found : expected to provide insight into normal aging process*, Journal of the American Medical Association, Vol. 289, 2003, p. 2481-2482.

51. *Course à la progéria*, La Recherche, n° 365, juin 2003, p. 25.

52. Ameisen J.-C. : *La sculpture du vivant*, Seuil, 1999.

53. Ameisen J.-C. : *Apologie du suicide cellulaire*, La Recherche, n° 338, janvier 2001, p. 105-109.

54. Loughran O. : E*vidence for the inactivation of multiple replicative lifespan genes in immortal human squamous cell carcinoma keratinocytes*, Oncogene, Vol. 14, 1997, p. 1955-1964.

55. Martin GM. : *Replicative life-span of cultivated human cells. Effects of donor's age, tissue, and genotype*, Laboratory Investigation, Vol. 23, No 1, p. 86-92, 1970.

56. Shay JW. : *Defining the molecular mechanisms of human cell immortalization*, Biochimica et Biophysica Acta, Vol. 1072, 1991, p. 1-7.

57. Klingelhutz AJ. : *The roles of telomeres and telomerase in cellular immortalization and the development of cancer*, Anticancer Research, Vol. 19, 1999, p. 4823-4830.

58. Goyns MH., Lavery WL. : *Telomerase and mammalian ageing : a critical appraisal*, Mechanisms of ageing and development, Vol. 114, 2000, p. 69-77.

59. Lehninger AL. : *Biochimie*, Flammarion Médecine-Sciences, 1970.

60. Aisenberg AC. : *The Glycolysis and Respiration of Tumors*, Academic Press, 1961.

61. Weinhouse S. : *Changing perceptions of carbohydrate metabolism in tumors, in : Molecular Interrelations of Nutrition and Cancer*, Raven Press, New York, 1982, p. 167-181.

62. Weber G. : *Differential carbohydrate metabolism in tumor and host, in : Molecular Interrelations of Nutrition and Cancer*, Raven Press, New York, 1982, p. 191-208.

63. Osada H., Takahashi T. : *Genetic alterations of multiple tumor suppressors and oncogenes in the carcinogenesis and progression of lung cancer*, Oncogene, Vol. 21, 2002, p. 7421-7434.

64. Hahn WC. Weinberg RA. : *Modelling the molecular circuitry of cancer*, Nature reviews/cancer, Vol. 2, 2002, p. 331-340.

65. Masuda A., Takahashi T. : *Chromosome instability in human lung cancers : possible underlying mechanisms and potential consequences in the pathogenesis*, Oncogene, vol. 21, 2002 , p. 6884-6897.

66. Morales CP. : *Absence of cancer-associated changes in human fibroblasts immortalized with telomerase*, Nature Genetics, Vol. 21, 1999, p. 115-118.

67. Dianzani MU. : Lipid peroxidation and cancer : a critical reconsideration, Tumori, Vol. 75, 1989, p. 351-357.

68. Masotti L. : *Lipid peroxidation in tumor cells*, Free Radical Biology and Medicine, Vol. 4, 1988, p. 377-386.

69. Susuki Y. : *Role of antioxidant systems in human androgen-independent prostate cancer cells*, The Prostate, Vol. 43, 2000, p. 144-149.

70. Pani G. : *Deregulated manganese superoxide dismutase expression and resistance to oxidative injury in p53-deficient cells*, Cancer Research, Vol. 60, 2000, p. 4654-4660.

QUATRIÈME PARTIE

1. Etudes déjà faites sur le pouvoir anti-âge d'antioxydants.

ANTIOXYDANTS	Hayflick (doublements de cellules en culture) et nombre d'études	Nombre d'études de longévité sur des êtres vivants
VITAMINE E	1 étude, 65↗100 (35 doublements supplémentaires)	souris : 2 rats : 1 Pauling : homme : 1
SÉLÉNIUM	aucune étude	rats : 1
-CAROTÈNE	aucune étude	souris : 2
VITAMINE B5	aucune étude	souris : 1
Vitamine C	aucune étude	animaux : 0 homme : 2
POLYPHÉNOLS (ex. raisin et vin rouges)	aucune étude	levures : 1
CENTROPHÉNOXINE	1 étude, 3 concentrations, max. 11 % de plus	souris : 2
COENZYME Q10	aucune étude	souris : 3 rats : 1

Nombre de dosages étudiés	Accroissement de la durée de vie	Effets bénéfiques sur l'homme
souris : 2 rats : 1 homme : 100 à 1000 UI/jour (ou un peu plus)	souris déficientes : 7 % rats : 0 ou +9% selon la nourriture de base	Exp. Pauling : mortalité 2 fois plus faible 100 à 500 UI. Protège contre le cancer
1	survie 109 jours mâles +13 %, femelles +16 %	< 200 µg/jour, protège contre le cancer
1	souris, non significatif	Protège contre le cancer
1	souris, +20 %	Vigueur – cheveux (ND*)
homme, 2ème étude, doses de 0 à 750 mg/jour		Variation de mortalité : 1ère étude non significative, 2ème : avec dose optimale - 44 %. Contre le rhume, les microbes, le cancer
3	levures, meilleur dosage :+ 70 %	Protège le cœur, protège contre les cancers
3 souris: 2 rats : 1	dose ↗: +4 %, +16 %, puis<0 souris : + 20% ou 0 %, rats : + 24 %	stimulant mental, mémoire Protège le cœur

* Non démontré

Etudes sur le pouvoir anti-âge d'autres substances.

HORMONES	Hayflick (doublements de cellules en culture) et nombre d'études	Nombre d'études de longévité sur des êtres vivants
DHEA	aucune étude	souris : 1
Mélatonine	aucune étude	souris : 3
ANTIGLYCATION		
Carnosine	+ 20 % (10 doublements supplémentaires)	souris : 1
TÉLOMÉRASE	**60 ➤ 280**	
Cancer	nombreuses études, nombre de doublements infini	

2. DONALDSON T. : *A Guide to AntiAging Drugs*, Periastron Books, California, USA 1994.

3. BUSHBY SRN : *Toxicity in chemotherapy*, in Schnitzer R.J., Hawking. F. : *Experimental Chemotherapy*, Vol. 1, Academic Press, NY, 1963, p. 25-53.

4. Nous avons vu que 21 mg et 60 mg/kg de souris et par jour ont allongé leur durée de vie moyenne de respectivement 4 et 16 %. Une souris pèse de 10 à 20 grammes. La dose la plus petite qu'on peut en déduire pour l'homme se calcule en comparant à une souris de 10 g. 21 mg et 60 mg/kg de souris, qui ont rallongé leurs durées de vie respectivement de 4 et 16 %,

Nombre de dosages étudiés	Accroissement de la durée de vie	Effets bénéfiques sur l'homme
1	souris : inchangée	Si naturellement peu de DHEA : la mortalité ↗, les maladies de cœur ↗
1	souris : + 20 %	bonne pour le sommeil
1	souris : + 40 % de survivantes à 14 mois.	Concentration naturelle ↙ 63 % de 10 à 70 ans

correspondent respectivement à 0,21 et 0,6 mg pour une souris de ce poids. La puissance 2/3 du rapport du poids d'un homme de 60 kg à celui d'une souris de 10 g vaut $(60000/10)^{(2/3)} = 100 \times 6^{(2/3)} = 330$. $0,21 \times 330 \approx 69$ mg et $1,2 \times 330 = 198$ mg. La première dose est à comparer aux 1260 mg obtenus en supposant que des doses aux effets comparables sont proportionnelles au poids. Il y a presque un facteur 20 entre les deux !

5. BLATT DH. : *Vitamin E kinetics and the function of tocopherol regulatory proteins*, Nutrition, Vol. 17, 2001, p. 799-805.

6. Quiles JL. : *Coenzyme Q supplementation protects from age-related DNA double-strand breaks and increases lifespan in rats fed on a PUFA-rich diet*, Experimental Gerontology, Vol. 39, 2004, p. 189-194.

7. Löonrot K. : *The effects of lifelong ubiquinone Q10 supplementation on the Q9 and Q10 tissue concentrations and life span of male rats and mice*, Biochemistry and Molecular Biology International, Vol.44, 1998, p.727-737.

8. Yu BP. : *Can antioxidant supplementation slow the aging process ?* BioFactors, Vol. 7, 1998, p. 93-101.

9. Kenneth B. : *The free radical theory of aging matures*, Physiological Reviews, Vol. 78, No 2, 1998, p. 547-581.

10. de Jaeger C. : *Les techniques de lutte contre le vieillissement*, Que sais-je ?, 1999.

11. Verma I. : *La thérapie génique.* Pour La Science, dossier hors série, avril 1994.

12. Mallet J. : *Thérapie génique et réparation médullaire*, www.irme.org/report/mallet14.pdf

13. *Thérapie génique*, http://www.snof.org/maladies/therapiegen.html

14. Kittler R. : *An endoribonuclease-prepared siRNA screen in human cells identifies genes essential for cell division*, Nature, Vol. 432, 2004, p. 1036-1040.

15. Loughran O. : *Evidence for the inactivation of multiple replicative lifespan genes in immortal human squamous cell carcinoma keratinocytes*, Oncogene, Vol. 14, 1997, p. 1955-1964.

16. Qu'est-ce que la recombinaison homologue ?
On appelle spermatogenèse et ovogenèse la suite de transformations cellulaires menant à la formation des spermatozoïdes et des ovules. Une étape très importante de ces transformations s'appelle la méiose, qui se passe de la même manière pour la formation des spermatozoïdes et des ovules. Lors de la méiose, comme

lors de n'importe quelle division cellulaire, les chromosomes deviennent visibles au microscope, sous forme de deux chaînes de chromosomes, portant face à face les chromosomes homologues, chacun étant lui-même constitué d'une double hélice d'ADN. Puis des échanges se font entre chromosomes homologues, de deux manières. Les transpositions consistent en des échanges de morceaux homologues de doubles hélices. Chaque chromosome contient alors une suite de morceaux provenant alternativement du futur grand-père et de la future grand-mère. Une nouvelle combinaison, originale, de gènes, est ainsi constituée, pour faire un nouvel individu, ne ressemblant exactement à aucune autre personne. Mais ce type d'échanges n'entraîne pas de corrections. En outre, en certains endroits des chromosomes, de simples brins de doubles hélices s'échangent. Un simple brin issu du grand-père se met alors en face d'un simple brin issu de la grand-mère. C'est ce qu'on appelle la recombinaison homologue *. Sur les deux simples brins ainsi placés face à face, les bases de l'ADN ne sont parfois pas complémentaires. Cela provient de ce que les gènes homologues ne sont pas écrits de la même façon. Ces deux façons peuvent être correctes : deux allèles différents, mais fonctionnant normalement, se trouvent face à face. Ou bien un des gènes contient une erreur, qui lui ferait coder pour une protéine défectueuse. Dans les deux cas, un système de correction se met en route pour remplacer une des deux bases non appariées par la base complémentaire. Les différents systèmes de correction sont décrits par exemple au chapitre 16 de la référence 17. Dans le cas simple de la division d'une cellule pour en faire deux, c'est le nouveau brin qui est corrigé. Ce sont donc les erreurs dues à la réplication qui sont corrigées. Le système de correction reconnaît quels sont l'ancien et le nouveau brin par une différence de méthylations. Dans le cas de la méiose, il n'est pas dit comment le système reconnaît de quel côté se trouve l'erreur.
*LEWIN B. : *Genes VI*, Oxford University Press, 1997.

17. BOUTRON P. : *Le Virus de Jouvence*, La Pensée Universelle, 1975.

18. WOWK B., FAHY GM. : *Toward large organ vitrification : Extremely low critical cooling and warming rates of M22 vitrification solution*, Cryobiology, Vol. 51, 2005, p. 362.

19. Storey K., Storey J. : *Gelés mais vivants*, Pour la Science n° 160, février 1991, p. 40-45.

20. Pour en savoir plus sur la cryobiologie, je vous invite à vous rendre sur le site Internet des éditions Thierry Souccar : www.thierrysouccar.com

CINQUIÈME PARTIE

1. Inscription écrite en haut des marches menant aux Channel Gardens, Rockefeller Center, Manhattan, New York, USA, où elle est suivie de l'ensemble du credo de Rockefeller.

2. Lemler JB. : *Alcor Life Extension Foundation : An Introduction*, Lisa L. Lock, 2001, p. 57-58.

3. Comme le dit si bien Michael Rose qui dirige en Californie un laboratoire où l'on rallonge la durée de vie de mouches drosophiles par sélection artificielle, « *au cours des 150 dernières années les interventions médicales, notamment par des pionniers comme Pasteur, ont pratiquement doublé l'espérance de vie. Donc on a déjà vu ça. Ça n'a rien de tellement nouveau. Ça s'est déjà produit avant (...) Tout ce que je propose, c'est de la doubler à nouveau (...) au lieu de vivre 80 ans en moyenne, vivre 160 ans* »
Emission « Enquête d'Immortalité », Lignes de Vie, France 2, documentaire en 3 parties de Bernard Martino, 1998.

4. Smith. AU. : *Frosbite, hypothermia, and resuscitation after freezing*, dans *Current trends in Cryobiology,* Plenum Press, 1970 p. 204.

5. Interview de Ralph Andrews, producteur de jeux télévisés, puis fondateur de la société de biotechnologies MRX Biosciences en Californie, dans l'émission « Enquête d'Immortalité » Lignes de Vie, France 2, 1998.

6. Le Goff L. : *Manger Bio*, Dominos, Flammarion, 2001.

7. Walford R. : *La vie la plus longue*, Robert Laffont. 1984.

8. BOUTRON P. : *Le Virus de Jouvence*, La Pensée Universelle, 1975.

9. FREUD S. : Angoisse et vie pulsionnelle, dans Nouvelles conférences d'introduction à la psychanalyse, Gallimard, collection Folio/Essais, 1984, p. 144-145.

10. Interview de Michel Allard, dans l'émission « Enquête d'immortalité », Lignes de Vie, France 2, documentaire en 3 parties de Bernard Martino, 1998

11. *Candide*, Voltaire.

12. SOUCCAR T. : *L'homme au service de L'ADN*, *Rester jeune jusqu'à 120 ans*, Sciences et Avenir, mars 1999, p.36-50.

13. MICHAEL ROSE (voir note 3) dans l'émission « Enquête d'Immortalité », Lignes de Vie, France 2, documentaire en 3 parties de Bernard Martino, 1998

14. GUIGNARD J.-L. : *Abrégés - Botanique, systématique moléculaire*, Masson, 12ème édition, 2001.